奇方妙药

中医百首经典名方解读与应用

全世建 主编

U0386148

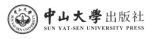
中山大学出版社
SUN YAT-SEN UNIVERSITY PRESS

· 广州 ·

图书在版编目（CIP）数据

奇方妙药：中医百首经典名方解读与应用/全世建主编 . —广州：中山大学出版社，2023. 12

ISBN 978 - 7 - 306 - 08008 - 0

Ⅰ．①奇…　Ⅱ．①全…　Ⅲ．①验方—汇编　Ⅳ．①R289.2

中国国家版本馆 CIP 数据核字（2023）第 246371 号

出 版 人：王天琪
策划编辑：鲁佳慧
责任编辑：鲁佳慧
封面设计：曾　婷
责任校对：吴茜雅
责任技编：靳晓虹
出版发行：中山大学出版社
电　　话：编辑部 020 - 84110283，84113349，84111997，84110779，84110776
　　　　　发行部 020 - 84111998，84111981，84111160
地　　址：广州市新港西路 135 号
邮　　编：510275　　　　　传　真：020 - 84036565
网　　址：http://www.zsup.com.cn　　E-mail：zdcbs@ mail. sysu. edu. cn
印 刷 者：佛山市浩文彩色印刷有限公司
规　　格：787mm×1092mm　1/16　20.75 印张　380 千字
版次印次：2023 年 12 月第 1 版　2023 年 12 月第 1 次印刷
定　　价：88.00 元

如发现本书因印装质量影响阅读，请与出版社发行部联系调换

本书编委会

主　　编：全世建

编写人员：李　晖　　章　杰

　　　　　胡立贤　　蒋希羽

作者简介

　　全世建　医学博士，教授，主任医师，博士研究生导师。现任广州中医药大学方剂学教研室主任，广州中医药大学第一附属医院内科主任医师。兼任广州中医药大学国家"双一流"学科中医学二级学科方剂学带头人、中华中医药学会方剂学分会副主任委员、广东省中医药学会中药贴敷专业委员会主任委员、广东省药理学会内分泌代谢专业委员会副主任委员。

　　长期从事方剂学课程的教学、科研及临床工作。教学上提出"因方施教，学以致用"的教学改革理念，教学效果突出，获评"广东省南粤优秀教师"，被聘为国家卫生健康委员会"十四五"规划教材《方剂学》主编。科研方面，主要基于"心肾相交"理论开展糖尿病及并发症的发病机制与方药干预的研究，主持和参与国家级及省级课题10多项，发表学术论文40多篇。临床上遵从六经辨证理论，善于运用经典名方治疗糖尿病及并发症（糖尿病肾病、糖尿病神经病变、糖尿病胃肠病）、甲状腺疾病（甲状腺功能亢进、甲状腺功能减退、甲状腺结节、桥本甲状腺炎），以及高脂血症、痛风、失眠等内分泌代谢疾病。年接诊量1万人次以上，深受患者好评。

内容简介

　　本书对国家中医药管理局公布的《古代经典名方目录（第一批）》的100首经方进行解读，按功效将其分为解表、清热、温里、泻下、理气、理血、补益、祛湿、祛痰、和解、治风11类，对每首经方的方源、组方药物、用法与用量进行考证，同时分析、归纳、总结这些方剂的组方及临床运用思路，力图让读者对每首经方有全面、准确的认识。本书的编写特色：一是专业性强。通过文献分析与考证，准确把握每首经方的内容和特点，传承经典名方的特色和优势。二是实用性强。每首经方都介绍了作者的临床用方体会以及其他名家运用该方的医案，说明该方的临床使用方法、用方要点、病证选择等，对临床具有较强的指导作用。三是兼顾中医药的基础理论和临床知识。根据中医辨证论治体系，从"理、法、方、药"四个方面对每首经方进行解读。四是通俗易懂。本书尽可能使用通俗易懂的语言，深入浅出地介绍清楚这些经典名方的特色与用方要点。

　　本书适合临床医生、医学院校的学生及中医药爱好者学习、使用。

前言

　　方剂又称为处方，是在辨证审因、决定治法之后，选择适宜的药物，依据组方原则，酌定用量、用法，妥善配伍而成的处方。方剂是中医理、法、方、药的重要组成部分，是中药临床应用的基本形式，对患者直接发挥治疗作用，是中医临床治病的主要工具之一。辨证用方是中医医生必备的技能之一，提高临床医生的辨证用方水平是提高中医临床疗效的重要方法之一。从"最早的方书"——春秋时期的《五十二病方》，到"方书之祖"东汉张仲景的《伤寒杂病论》、唐代的《千金要方》、宋代的《太平惠民和剂局方》、明代的《普济方》等，历代医家留给后人大量临床疗效确切的方剂，这些方剂也是这些医家临床经验的总结和智慧的结晶。掌握这些名家方剂，了解他们的组方思路，继承他们的用方经验，对提高临床用方水平有重要意义。但历代医家留下的方剂太多，汉代的《伤寒杂病论》载方314首，唐代的《外台秘要》载方6000余首，宋代的《太平圣惠方》载方16834首，明代的《普济方》载方61739首。新中国成立后，南京中医药大学编写的《中医方剂大辞典》载方96592首。掌握如此多的方剂有一定的难度，基于这种情况，国家中医药管理局组织相关专家，将历代方剂进行了筛选，并于2018年公布了第一批100首古代经典名方。这些方剂均具有较好的临床疗效，组方配伍有自身特色，学习和应用这些方剂对提高中医临床水平具有重要意义。但国家中医药管理局只是公布了这些方剂的基本情况，要准确掌握这些方剂还必须对这些方剂进行全面的解读。本书就是基于这种背景而编写的。

　　本书在编写过程中特别注意了以下四个方面：一是对方剂本身的认识，

准确把握方剂的组方药物、剂型、剂量、配伍特点。"药有个性之专长,方有合群之妙用",知己知彼,方能百战不殆。二是对主治证的辨析,抓住病机本质,有针对性地选方。中医辨证论治理论强调方证相应,同一种病在发病的不同阶段、不同环境、不同季节以及不同人体上,病因、病机可能有所不同,证候也就不同,用方也不一样。反过来,不同疾病在发病过程中,也可能出现相同的病机、相同的证候,针对相同的病机,采用一样的方剂也可以取得较好疗效。三是结合临床上的代表性医案,对用方过程中的主治证辨析、药物用量及配伍等用方要旨做重点介绍,进行有针对性的分析。四是用通俗易懂的语言深入浅出地将方剂深奥的组方配伍理论解释清楚。

唐代文学家韩愈说"师者,所以传道受业解惑也",明末清初思想家顾炎武说文须"有益于天下,有益于将来"。笔者既是一名具有 30 多年临床经验的医师,也是一名中医药大学教师,撰写本书的目的就是希望本书有益于提高临床医生的用方水平,并向广大群众普及中医药知识,为中医药的发展尽微薄之力。

全世建
2023 年 3 月

目录

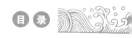

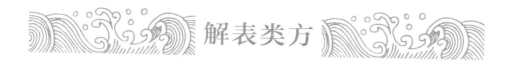

解表类方

本类方是以解表药为主，具有发汗解肌、疏达腠理、透邪外出等作用，主治表证的方剂。

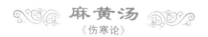

《伤寒论》

> 麻黄（去节）三两，桂枝（去皮）二两，甘草（炙）一两，杏仁（去皮尖）七十个。上四味，以水九升，先煮麻黄，减二升，去上沫，内诸药，煮取二升半，去滓，温服八合，覆取微似汗，不须啜粥，余如桂枝法将息。

一、方源考证

本方出自东汉著名医家张仲景的代表著作《伤寒论》第 35 条："太阳病，头痛，发热，身疼，腰痛，骨节疼痛，恶风无汗而喘者，麻黄汤主之。"第 46 条："太阳病，脉浮紧，无汗，发热，身疼痛，八九日不解，表证仍在，此当复发汗。服汤已，微除，其人发烦目瞑，剧者必衄，衄乃解。所以然者，阳气重故也，宜麻黄汤。"第 149 条："脉浮而紧，浮则为风，紧则为寒，风则伤卫，寒则伤荣，荣卫俱病，骨节烦疼，可发其汗，宜麻黄汤。"张仲景因其对中医的卓越贡献，被后世称为"医圣"，其著作《伤寒论》被称为"方书之祖"，也是后代学习中医的"四大经典"之一，书中记载的方剂被称为"经方"。张仲景在《伤寒论》中首次融理、法、方、药于一体，创立了六经辨证理论体系，是中医辨证论治理论的核心内容。清代著名医家俞根初在《通俗伤寒论》中提出"以六经钤百病"，即六经辨证可以指导临床各种病种治疗，不限于外感病。他的这一观点为后世医家普遍认可。

二、组方药物

本方由麻黄、桂枝、炙甘草、杏仁（苦杏仁）4味药组成。其中，麻黄去节，桂枝去皮，甘草炙用，苦杏仁去皮尖。

麻黄为麻黄科植物草麻黄、中麻黄或木贼麻黄的干燥草质茎。其茎中有节，节间长2～6 cm，在原方中都注明麻黄去节，就是不要节，只要茎。麻黄之形，中空而虚，取其散通之意，故能发汗；其节有节制之意，故去之。现代药理研究结果也证实，麻黄茎发汗之力强于麻黄节。有研究报道，以麻黄茎、全节和节间三者进行小鼠毒性试验，节的毒性最大，可致惊厥。麻黄自古以来去节使用，在理论上是有依据的，但操作起来费时费力，难以执行，现临床一般不去节使用。

关于桂枝去皮，有两种不同看法：一是认为不应去皮，以吴谦为代表，他在《医宗金鉴·订正仲景全书》中说道："桂枝汤方，桂枝下有去皮二字。夫桂枝气味辛甘，全在于皮，若去皮，是枯木矣，如何有解肌发汗之功？宜删此二字。"后仿此。二是认为该桂枝应为肉桂，以吴鞠通为代表；近代经方大家黄煌也有类似看法。目前，临床运用的桂枝是不去皮的桂树嫩枝。

苦杏仁去皮尖是一种传统的炮制法。苦杏仁皮尖有毒，主要毒性成分为苦杏仁苷，80%以上分布在皮尖部。去除皮尖可降低和制约其毒性，因此临床运用以去皮尖苦杏仁为宜。

甘草炙用，即临床采用蜜烘制的甘草。

三、用法与用量

原方剂型为汤剂。原方制法中强调"先煮麻黄，减二升，去上沫"，即麻黄先煮去沫，这种煮法的目的是舒缓药力，避免发汗过猛。宋本《金匮玉函经》卷7"方药炮制"指出："（麻黄）皆先煮数沸，生则令人烦，汗出不止。"麻黄属于"六陈"（陈皮、半夏、枳壳、麻黄、狼毒、吴茱萸）之一，久放、久煎均可致发汗力减弱。后世医家也多认同此种说法。但目前麻黄在汤剂的使用中已基本没有先煮去沫的用法，多用常规的水煎方法。

用量方面，通过对出土文物的分析，柯雪帆等考证《伤寒杂病论》中的药物剂量问题时认为，东汉张仲景用药量 1 两等于 15.625 g，一铢等于 0.65 g，1 斗等于 2000 mL，1 升等于 200 mL。该剂量目前为多数临床医生认可。在本方中麻黄 3 两，相当于47 g，远远超过《中国药典》（2020 年版）中麻黄的用量 10 g，其他药物也有类似情况。麻黄汤原方用法中，"以水九升，先煮麻黄，减二升，去上沫，内诸药，煮取二升半"，煮麻黄时用水九升，最后取药汁二升半，浓缩了 3 倍多，这需要较长时间的煎煮。"煮取二升半，去滓，温服八合"，每次服用量仅是总量的三分之一，相当于 15 g。"余如桂枝法将息"，桂枝汤中的服用方法明确提出，"若一服汗出病差，停后服，不必尽剂"，即不是一次服 47 g，而是以 15 g 为度，患者先服此剂量，无效后再服，一日最大剂量 47 g。但目前的临床用量以《中国药典》（2020 年版）的标准为宜，麻黄 2～10 g，桂枝 3～10 g，炙甘草 1.5～9 g，苦杏仁 5～10 g。配伍比例遵原方比例，即麻黄 9 g，桂枝 6 g，炙甘草 3 g，苦杏仁 6 g。

四、组方解析

本方具有发汗解表、宣肺平喘之功效，主治风寒表实证。其病机为外感风寒、肺气失宣。风寒之邪外袭肌表，使卫阳被遏，腠理闭塞，营阴郁滞，经脉不通，故见恶寒、发热、无汗、头身痛；肺主气属卫，外合皮毛，寒邪外束于表，影响肺气的宣降，则上逆为喘；舌苔薄白、脉浮紧皆是风寒袭表的反应。治宜发汗解表，宣肺平喘。方中麻黄味苦、辛，性温，辛温解表，发汗平喘，既可祛在表之风寒，又宣肺平喘，为君药。桂枝解肌发表，温通经脉，与麻黄相须为用，既可助麻黄增强发汗之力、发散表邪，又通经止痛、缓解身体疼痛之症，为臣药。苦杏仁降利肺气，与麻黄相伍，一宣一降，以恢复肺气之宣降，加强宣肺平喘之功，为佐药。炙甘草既能调和麻黄、苦杏仁之宣降，又能缓和麻黄、桂枝相合之峻烈，使汗出不致过猛而耗伤正气，为使药。四药配伍，表寒得散，经脉得通，肺气得宣，则诸症可愈。

五、临床运用

本方是治疗外感风寒表实证的代表方，临床应用以恶寒发热、无汗而喘、脉浮紧为辨证要点。临床应用过程中可根据其透表宣肺的作用特点，将本方用于治疗内科、皮肤科等疾病。

（一）临床治疗的常见疾病

（1）以发热为主症的感染性疾病，如感冒、流行性感冒、风湿热、肺炎、脑膜炎等，以恶寒发热、无汗、脉浮紧为特点。

（2）以疼痛为主症的神经免疫系统疾病，如风湿性关节炎、类风湿性关节炎、腰肌劳损、雷诺病、肩周炎、强直性脊柱炎、坐骨神经痛、三叉神经痛等，以关节肌肉疼痛而无汗、遇寒加重、脉浮紧为特点。

（3）以咳喘为主症的呼吸系统疾病，如支气管哮喘、喘息性支气管炎、慢性支气管炎、花粉症、慢性阻塞性肺气肿等，以咳嗽气喘、无汗、脉浮紧为特点。

（4）以皮肤干燥、瘙痒为主症的皮肤科疾病，如湿疹、荨麻疹等，以皮肤干燥、瘙痒、无汗、脉浮紧为特点。

（二）医案解读与应用

1. 风寒表证

章次公医案：章氏在《经方实验录》中有用麻黄汤治疗曹颖甫夫人外感病的记载："盖被卧，恶寒甚，覆以重衾，亦不能温。口角生疮，而目红，又似热证，腹中和，脉息浮紧有力。温覆已久，汗仍不出，身仍无热。当以天时炎暑，但予：麻黄二钱，桂枝二钱，苦杏仁三钱，甘草一钱。服后，温覆一时，不动声色。再作一剂，麻桂均改为三钱，仍不效。更予一剂，如是续作续投，计天明至中午，连进四剂，了无所出。计无所出，乃请章次公来商。次公按脉察证，曰：先生胆量，何其小也？曰：如之何？曰：当予麻桂各五钱，甘杏如前。服后，果热作，汗大出……"（曹颖甫. 经方实验录［M］. 北京：中国医药科技出版社，2018.）

按语：本例患者是典型麻黄汤证，以恶寒、发热、脉浮紧为特点。曹颖甫本来用方无误，但其在半日内给患者服下4剂麻黄汤后，病情未见好转，曹氏对自己的处方开始怀疑。章次公的临床经验和自信心更强，继续予麻黄汤，麻黄、桂枝加量，果然"不满半小时即知"。本案例也给麻黄汤的临床运用两个方面提示：一是麻黄汤临床运用中，要发挥其发表散寒的作用，麻黄、桂枝用量不能太小；二是麻黄汤的使用以临床辨证为依据，即使是炎暑季节，若有麻黄汤适应证，该方亦可用。

2. 荨麻疹

闫云科医案：闫氏在《临证实验录》中介绍了其用麻黄汤治疗荨麻疹的经验。患者男，25岁，高城农民。素体健身强，保田护秋，披星戴月，餐风沐露，甚为辛苦。秋分之际，早晚寒气袭人，一朝归来，自觉全身不适，稍顷便恶寒、头痛，肢体外露之处出疹起块，与肤一色，淡而不红，集汇成片，唇肿睑臃，眼睛仅露一缝。痒甚，抓之呈痕。口服苯海拉明，注射氯化钙，疹块不退，身痒不止。舌淡红，苔薄白，脉象浮紧。观其脉症，知为风寒外袭，邪郁肌肤。荨麻疹者，古之瘾疹也。《诸病源候论·风瘙身体瘾疹候》云："邪气客于皮肤，复逢风寒相折，则起风瘙瘾疹。"本案形似风水，实非风水，但治疗与风水同，须从汗而解。忆赵守真先生治风水一案用麻黄45 g。患者体壮禀盛，故亦大剂治之，拟麻黄汤：麻黄15 g，桂枝9 g，苦杏仁9 g，炙甘草4.5 g。一剂服后时许，汗出如洗，肿痒俱消，霍然病已。（闫云科. 临证实验录［M］. 北京：中国中医药出版社，2005.）

按语：本例患者为荨麻疹，其临床表现以皮肤瘙痒为主症，伴恶寒、头痛、脉浮紧，可辨为风寒表实证，为麻黄汤适应证，故用麻黄汤取效。本案例提示，运用麻黄汤治疗皮肤病时，取麻黄宣肺解表作用，量宜大。清代著名医家张山雷强调："麻黄轻清上浮，专疏肺郁，宣泄气机……虽曰解表，实为开肺，虽曰散寒，实为泄邪。"

3. 便秘

笔者曾治患者，女性，46岁，习惯性便秘3年。平时皮肤粗糙，汗出少，经常胸闷，舌质淡，苔白腻，脉沉紧。考虑肺与大肠相表里，此为肺气郁闭、腑气不通所致，予麻黄汤加桔梗、枳壳，3剂，服后大便通畅。后每遇此类便秘情况，屡试不爽。

桂枝芍药知母汤
《金匮要略》

桂枝四两，芍药三两，甘草二两，麻黄二两，生姜五两，白术五两，知母四两，防风四两，附子（炮）二两。上九味，以水七升，煮取二升，温服七合，日三服。

一、方源考证

本方出自东汉张仲景的代表著作《金匮要略》："诸肢节疼痛，身体魁羸，脚肿如脱，头眩短气，温温欲吐，桂枝芍药知母汤主之。"《金匮要略》出自张仲景原著《伤寒杂病论》。该书在流传的过程中，经后人整理编纂，将其中外感热病内容结集为《伤寒论》，将内伤杂病及妇人妊娠、产后、急救中毒等内容结集为《金匮要略》，对疾病的治疗以脏腑辨证为主。

二、组方药物

本方由桂枝、芍药（白芍）、甘草、麻黄、生姜、白术、知母、防风、附子组成。这里主要介绍附子。

附子为毛茛科植物乌头的子根的加工品。味辛甘，性大热，归心、肾、脾经，具有回阳救逆、补火助阳、散寒止痛之功效。《神农本草经》载："风寒咳逆邪气，温中，寒湿，拘挛膝痛，不能行步，破症坚积聚血瘕，金疮。"《本草纲目》载："治三阴经证，及阴毒伤寒，阴阳易病。"临床上附子的使用分为生用和炮用两种方式。附子有大毒，主要以炮制和配伍等方法来减轻及制约其毒性。张仲景善于运用附子，他根据主治的病证不同，选用不同的附子。例如，在治疗脾肾阳虚重证的四逆汤中用生附子，而在本方中则使用炮附子。汉代炮附子是将附子烫或用武火烧，去皮，切片后再入方剂使用。汉以后附子炮制的方法越来越多，包括清水煮、加辅料炮制等，如黑豆制、盐制、醋制、甘草制等方法。目前，临床上使用的炮附子主要有盐附子、黑顺片、白附片等。将生附子浸入胆巴的水溶液过夜，再加食盐，继续浸泡，每日取出晾晒，至析出盐霜，体质变硬，习称"盐附子"。将生附子洗净，浸入胆巴的水溶液中数日，连同浸液煮至透心，捞出，水漂，纵切成厚约 0.5 cm 的片，再用水浸漂，用调色液使附片染成浓茶色，取出，蒸至出现油面、光泽后，烘至半干，再晒干或继续烘干，习称"黑顺片"。将生附子洗净，浸入胆巴的水溶液中数日，连同浸液煮至透心，捞出，剥去外皮，纵切成厚约 0.3 cm 的片，用水浸漂，取出，蒸透，晒干，习称"白附片"。取盐附子，用清水浸漂，每日换水 2～3 次，至盐分漂尽，与甘草、黑豆加水共煮透心，至切开后口尝无麻舌感时，取出，除去甘草、黑豆，切薄片，晒干，习称"淡附片"。

三、用法与用量

原方剂型为汤剂。目前临床上使用含附子的汤剂，附子均需先煎 0.5 ～ 2 小时。本方可先将淡附片煎 1 小时，再加入其他 8 味药物同煎 0.5 小时。

本方现代临床参考剂量如下：桂枝 15 g，白芍 10 g，甘草 6 g，生姜 15 g，麻黄 10 g，白术 30 g，知母 15 g，防风 15 g，淡附片 15 g（先煎）。水煎服。

四、组方解析

本方具有祛风除湿、温阳散寒之功效，主治风寒湿侵犯肌肉、经络、关节所致痹证。风寒湿邪侵袭肢体关节，则肢体关节肿大疼痛，受凉加重；气阴受损，则身体虚弱消瘦；气虚血瘀，经脉不通，则两脚肿胀、麻木不仁，或似有身体关节欲脱散；气虚不能温煦于上，则头晕、目眩、短气；阴虚内热，热扰胸中，则心中郁闷、心烦、急躁；热扰逆于胃，胃气上逆，则恶心、呕吐；舌红、苔薄白或薄黄、脉沉均为气阴两虚、虚热内扰之证。治当祛风散寒除湿、益气清热益阴。方中麻黄发汗解表，疏散风寒，为君药。桂枝解肌发表，温通经脉；防风祛风除湿。共为臣药。君臣相配，共奏祛风散寒除湿之效。附子温阳散寒；白术益气健脾燥湿；白芍、知母既滋阴清热，又防诸温燥之药伤阴；生姜温胃和中。共为佐药。生甘草调和药性，为使药。诸药相配，共奏祛风散寒除湿、温筋通络之效。

五、临床运用

本方主治风寒湿侵犯肌肉、经络、关节所致痹证，临床多用于治疗感染性疾病、神经肌肉疾病、免疫性疾病等多种疾病，以关节、肌肉疼痛、肿胀伴体倦乏力、口苦为辨证要点。

（一）临床治疗的常见疾病

（1）以关节疼痛为主症的风湿免疫性疾病、骨伤科疾病，如风湿性关节炎、类风湿性关节炎、强直性脊柱炎、肩周炎、椎间盘突出症等。此类疾病以肢体关节的疼痛、肿胀为特点，病程长，反复发作。

（2）以头晕、气喘为主症的呼吸系统疾病，如麻疹并发肺炎、气管炎、肺源性心脏病伴心力衰竭等。

（3）其他内科疾病，如下肢静脉血栓、内耳眩晕、结节性红斑等。

（二）医案解读与应用

1．肩周炎

岳美中医案：患者女，50 岁，1960 年 11 月为风寒所袭，发热，左肩关节疼痛不能活动，左拇指第一指节红肿热痛，两膝关节不可屈伸。至 1961 年 3 月来诊时已难自己行走，当时上午体温 38 ℃，脉象细弱而数，92 次/分，自诉午后每发寒热。投与桂枝芍药知母汤后，热通，3 剂后自己能行动。继服 10 余剂，诸症皆除。（中医研究院．岳美中医案集［M］．北京：人民卫生出版社，1978．）

按语：本例患者左肩关节疼痛，伴午后每发寒热，脉象细弱而数，表明外感风寒湿兼有气阴两虚、虚热内热。故用桂枝芍药知母汤祛风除湿，兼滋阴清热，取得较好疗效。

2．下肢水肿（深静脉血栓形成）

唐祖宣医案：患者男，27 岁，于 1977 年元月 25 日入院治疗。腹部手术后不明原因引起左下肢肿胀热痛，不能行走，经上级医院确诊为髂肢静脉血栓形成，服用抗生素和中药活血化瘀及清热解毒药物无效，介绍入我院治疗。症见：形体较胖，面色萎黄，舌质淡，苔黄腻；左下肢全腿肿胀，色呈潮红，抬高患肢后减轻，下垂则肿胀严重，不能行走，凉痛，气候变化遇冷加重；身常觉恶寒，四肢无力，脉象滑数。此乃寒湿热内郁，治宜温阳除湿，清热祛风。方用：白芍、知母、防风各 30 g，白术、桂枝、防己、炮附子、黄柏各 15 g，麻黄、生姜、甘草各 9 g。上方服 10 剂后认为疼痛减轻，温度好转，下肢肿胀减轻，但舌仍黄腻，脉滑数，认为此寒湿好转，热仍内郁，于上方加苍术 15 g，薏苡仁 60 g，金银花 30 g。服 10 剂后，舌苔退，脉变缓涩，腿肿全消，已能行走，寒湿俱减。再改用活血化瘀，上方先后加桃仁、红花、苏木、刘寄奴、乳香、没药等药物，调治而愈。现已参加工作，追访 3 年未复发。（唐祖宣，许保华，黄永奇，等．桂枝芍药知母汤的临床运用［J］．云南中医杂志，1984（5）：49 - 51．）

按语：本例患者左下肢肿胀为风寒湿痹阻下肢经脉所致。患者疼痛为凉痛，伴四肢无力，气候变化遇冷加重，身常觉恶寒，为阳气虚弱的表现；患者脉象滑数，表明湿郁有化热之证。治宜温阳散寒，祛风除湿兼清热。选择桂枝芍药知母汤，方证相应，取得较好疗效。

3. 椎间盘突出

笔者曾治患者，女，52岁，腰痛2天。有5年的腰痛病史，曾多次反复发作，平素以针灸、药物治疗，效果尚可。国庆期间外出旅游，劳累而发作。发病后，不能站立，痛如刀绞，遂回家诊治，当地医院CT诊断为L4、L5椎间盘突出，进行了针灸、中药治疗，治疗2天无缓解。患者腰痛，无法起床上厕所。就诊时症见腰痛剧烈，咳嗽、喷嚏时疼痛加剧，腰痛以右侧为重，并伴右侧臀部、大腿、小腿疼痛。L4、L5椎体间压痛，右侧腰部压痛明显。直腿抬高试验、加强试验皆阳性。形体中等，面色淡白，表情痛苦，微恶寒，无发热，微汗出，口不渴，小便微黄，大便两日未解，舌质淡红，苔黄微厚，脉涩。拟桂枝芍药知母汤加减：桂枝15g，知母15g，熟附子10g（先煎），防风15g，赤芍15g，白芍15g，白术30g，麻黄10g，杜仲20g，炙甘草12g，生姜20g，葛根30g，土鳖虫5g，蜈蚣10g。7剂，水煎服。三诊：患者自诉服药后第二天早上便可起床，虽疼痛稍有反复，但不影响活动，行走如常。无口渴、心烦、口舌麻木等症状。继续上方14剂，并配小活络丸中成药治疗。嘱其避免重体力劳作，多休息。三诊：患者自诉疼痛症状完全消失，可自由活动。

按语：本例患者腰痛为风寒湿痹阻腰部经络所致。腰痛剧烈，咳嗽、喷嚏时疼痛加剧，脉涩，表明经络瘀阻较甚，故加土鳖虫、蜈蚣，加强通络止痛之效。

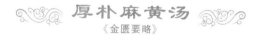

厚朴麻黄汤
《金匮要略》

厚朴五两，麻黄四两，石膏（如鸡子大），杏仁半升，半夏半升，干姜二两，细辛二两，小麦一升，五味子半升。上九味，以水一斗二升，先煮小麦熟，去滓，内诸药，煮取三升，温服一升，日三服。

一、方源考证

本方出自东汉张仲景的《金匮要略》："咳而脉浮者，厚朴麻黄汤主之。"

二、组方药物

本方由厚朴、麻黄、石膏、杏仁（苦杏仁）、半夏、干姜、细辛、小麦、五味子组成。这里主要介绍干姜、细辛和五味子。

干姜、细辛、五味子是张仲景治疗肺有水饮的常用药组合。细辛、干姜温肺化饮，五味子敛肺止咳，三药相配，散收并用。如《伤寒论》中小青龙汤、苓甘五味姜辛汤、苓甘五味姜辛夏仁汤、苓甘五味姜辛夏仁大黄汤、真武汤、小柴胡汤、四逆散、射干麻黄汤等。正如清代著名医家陈修园在《医学三字经》"咳嗽篇"中所说："姜细味，一齐烹，长沙法，细而精。"

三、用法与用量

本方中细辛的用量存在争议。该药首载于《神农本草经》，书中将其列为上品，无剂量和限量的记载。细辛限量的记载始于宋代陈承的《本草别说》："细辛单用末，不可过半钱匕，多即气闷塞不通者死。……非本有毒，但以不识多寡之用，因以有此。"这里说的是"半钱匕"，而且是用"末"（钱匕是古代的质量单位，1 钱匕约为 1.5 g）。到了明代，李时珍的《本草纲目》载："承曰：细辛……若单用末，不可过一钱，多则气闷塞不通者死，虽死无伤。"李时珍把细辛的限量由陈承的"半钱匕"（1 g）提高到了"一钱"（3 g）。至此，细辛"不过钱"已经成为历代本草的主流思想。1949 年后，国家以法典的形式对细辛的用量、用法进行了规范。如《中国药典》1963 年版规定细辛的用量为"三分至一钱"，1977 年版规定为"1 ～ 3 g"，1985 年版规定为"1 ～ 3 g，外用适量"。此后，历版《中国药典》皆沿用此规定，但未对细辛的限量条件作出具体明确的规定。目前临床运用中，如果单用细辛，应遵循《中国药典》（2020 年版）的标准；如复方使用，尤其是入汤剂煎服，剂量可适当增加。

本方现代临床参考剂量如下：厚朴 15 g，麻黄 12 g，石膏 24 g，苦杏仁

9 g，干姜 6 g，细辛 3 g，淮小麦 30 g（以淮小麦为准），五味子 15 g，半夏 15 g。水煎服。

四、组方解析

本方具有散寒化饮、降逆平喘之功效，主治外感风寒、水气内阻证，即外感风寒，表邪引动内饮，痰饮阻肺，肺气不宣。其病机以痰饮阻肺、肺气不宣为主。唐代著名医家孙思邈认为该方的主治证包括咳嗽、上气、脉浮、胸满、喉中有水鸡声等症状："厚朴麻黄汤治咳而大逆，上气胸满，喉中不利，如水鸡声，其脉浮者。"［《千金要方》（卷57）］近代中医名家赵锡武认为"稀稠混合痰，而听诊为混合啰音者，厚朴麻黄汤主之"。针对该病机，治宜宣肺散寒，降逆平喘。方中麻黄发散风寒，宣肺平喘，为君药。细辛、干姜温肺化饮，为臣药。半夏燥湿化痰；厚朴行气化痰，消胀除满；苦杏仁降利肺气，与麻黄相配，宣降肺气，止咳平喘；五味子收敛肺气，与细辛、干姜相配，散收并用；石膏清热除烦；小麦安中养正。共为佐药。诸药配伍，共奏散寒化饮、降逆平喘之效。

五、临床运用

本方用于治疗外感风寒、水气内阻证，以咳喘不能平卧、痰多色白黏稠、脉浮而苔滑等为辨证要点。

（一）临床治疗的常见疾病

（1）以咳喘为主症的呼吸系统疾病，如上呼吸道感染、肺炎、支气管哮喘、肺气肿等。

（2）以胸闷气促为主症的心血管系统疾病，如冠心病、肺心病等。

（二）医案解读与应用

肺心病

毛德西医案：患者男，53 岁，于冬季就诊。刻诊：患慢性支气管炎、肺气肿10年，曾因咳喘住院3次并以肺心病治疗。就诊时频频咳嗽，痰多而稠，张口抬肩，喘闷不能平卧，烦躁气促，舌质暗，苔白滑润，脉浮大，重按无力。体征：口唇青紫，颈静脉怒张，桶状胸。听诊：心音弱，两肺可闻及干湿啰音。脉症合参，归属中医"肺胀，痰饮"等病范畴，属饮邪夹热上迫于肺所致。治宜蠲饮清热，止咳平喘，宁心保肺，方取厚朴麻黄汤加味治之。处方：炙麻黄 10 g，厚朴 10 g，石膏 30 g，炒苦杏仁 10 g，姜半夏 10 g，淡干姜 6 g，五味子 6 g，细辛 5 g，小麦 30 g，百部 10 g，瓜蒌 15 g。5 剂，水煎服。服用 5 剂后，咳喘略平稳，烦躁气促减轻。上方加葶苈子 12 g，继服 10 剂，已能平卧，脉略有根，两肺啰音减少。后以上方加倍制成蜜丸，每丸 9 g，每日 3 次，每次 1 丸，温开水送服，回家调理。3 个月后随访，病情稳定，咳痰喘明显减轻，未再做其他治疗。（毛德西. 毛德西方药心悟［M］. 北京：人民卫生出版社，2015.）

按语：本例患者以咳喘为主症，且苔白滑润，脉浮大，重按无力，表明以痰湿阻肺、肺气上逆为主；无明显表证，表明外无风寒或风寒不甚。故原方麻黄改为炙麻黄。方证相应，取得理想效果。

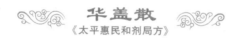

华盖散
《太平惠民和剂局方》

> 紫苏子（炒）、赤茯苓（去皮）、桑白皮（炙）、陈皮（去白）、杏仁（去皮、尖，炒）、麻黄（去根、节）各一两，甘草（炙）半两。右七味为末。每服二钱，水一盏，煎至七分，去滓，食后温服。

一、方源考证

本方出自宋代太医局编制的《太平惠民和剂局方》："治肺感寒邪，咳嗽上气，胸膈烦满，项背拘急，声重鼻塞，头昏目眩，痰气不利，呀呷有声。"古时称帝王的车盖为"华盖"，《古今注·舆服》云："华盖，黄帝所作也……常有五色云气，金枝玉叶，止于帝上，有花葩之象，故因作华盖也。"这里的"华盖"特指肺脏，因肺居诸脏腑之上，其色状宛如华美的车盖，故称肺为五脏六腑之"华盖"。本方宣降肺气，主治肺部疾病，故被称为"华盖散"。《太平惠民和剂局方》是我国历史上第一部由政府编制的成药药典，载方 788 首，对后世临床产生深远影响，书中多数方剂至今还广泛用于临床。

二、组方药物

本方由紫苏子、赤茯苓、桑白皮、陈皮（陈皮去白即橘红）、杏仁（苦杏仁）、麻黄、炙甘草组成。这里主要介绍赤茯苓和陈皮。

赤茯苓最早收录于《本草经集注》。赤茯苓与白茯苓都属于茯苓的干燥菌核。赤茯苓选用菌核近外皮淡红色部分，味甘淡，性平，归心、脾、膀胱经，具有行水利湿热之功效。《本草纲目》认为，赤茯苓能够"泻心、小肠、膀胱湿热，利窍行水"。

陈皮是成熟的橘皮经晒干或晾干制成，一般放置 2 年后才可以使用。陈皮有理气调中、燥湿化痰的功效。陈皮去白即新鲜的橘皮去掉内部白色部分后晒干制成，即橘红。明代杜文燮的《药鉴》云："陈皮（去白）气温，味辛微苦，气薄味浓，无毒，可升可降，阳中之阴也。必须年久者为美。去白性热，能除寒发表。存白性温，能补胃和中。"

三、用法与用量

本方用法为"右七味为末。每服二钱，水一盏，煎至七分，去滓，食后温服"。这涉及方剂的一种特殊剂型——煮散，即将组方药物制成细粉或粗粉，加入水或引药煎煮，连同药沫一起或去渣服用的一种剂型。该剂型临床运用较早，《伤寒论》里的麻杏苡甘汤，即是煮散。但在宋代以前运用不多，如在《外台秘要》里正式标明煮散的有 20 余方，到了宋代煮散被大量使用。《太平惠民和剂局方》共载 788 个处方，其中煮散的方子就占 237 个（包括不同类型的煮散）。煮散的优点是节约药材（约为一剂汤药的三分之一或四分之一量），易携带，易保存，制作方便（粗碾一下即可），使用方便。中国中医研究院中药研究所对大黄黄连泻心汤和四逆汤的饮片汤剂与粗末汤剂（煮散）两种方法做了部分有效含量的测定并进行比较，得出的结论是"粗末减少了用药量，而煎出药汤的质量并没有显著的降低，应用粗末汤剂除了节约药材外，其他与普通饮片汤剂差别不大"。

本方现代临床参考剂量如下：若临床用原剂型即煮散剂，则各取组方药物 6 g，水煎服。若采用汤剂，则：紫苏子 5 g，赤茯苓 15 g，炙桑白皮 15 g，橘红 5 g，苦杏仁 10 g，麻黄 10 g，炙甘草 6 g。水煎服。

四、组方解析

本方具有宣肺平喘、祛痰止咳之功效，主治痰热阻肺合并外感风寒证。外感风寒，肺气不宣，故声重鼻塞，项背拘急，头昏目眩。痰热壅肺，肺气上逆，故咳嗽上气，胸膈烦满，呀呷有声。治宜宣肺降逆，解表祛痰。方中麻黄解表散寒，宣肺平喘，为君药。紫苏子、苦杏仁降利肺气，祛痰止咳，为臣药。君臣相伍，宣降肺气，以恢复肺的宣发肃降功能。陈皮去白理气行滞，气顺则痰消；桑白皮泻肺热平喘；赤茯苓利水渗湿，清热。共为佐药。炙甘草调和诸药，为使药。诸药相伍，共奏宣肺平喘、祛痰止咳之效。

五、临床运用

本方是治疗痰热阻肺兼外感风寒证的常用方，以咳嗽气喘、喉间痰鸣、恶寒发热、舌苔白润、脉浮紧为辨证要点。

（一）临床治疗的常见疾病

以咳嗽为主症的呼吸系统疾病，如感冒、流行性感冒、急性支气管炎、支气管哮喘等。

（二）医案解读与应用

支气管扩张合并感染

笔者曾治患者，女，46岁，咳嗽1周。患者1年前开始出现间断咳嗽，咳黄痰，量多，痰量由少渐多，咳时尤甚，多由感冒诱发，曾在当地医院就诊，诊断为支气管扩张合并感染，服抗生素及多种中成药后病情有所缓解，但仍反复发作。1周前再次发作前来就诊，症见咳嗽呈阵发性发作，咳黄黏痰，伴恶寒，口干鼻燥，胃口差，二便尚可，舌红，苔黄厚，脉浮数而滑。诊断为咳嗽，属痰热阻肺兼外感风寒证，拟方华盖散加减：生麻黄10 g，苦杏仁10 g，炙甘草6 g，紫苏叶10 g，桑白皮15 g，赤茯苓15 g，黄芩10 g，炒紫苏子15 g，川贝母10 g，法半夏9 g，陈皮6 g，鱼腥草30 g。7剂，水煎服。二诊：咳嗽减轻，咳痰较多，气短，咽干、咽痛，舌红，苔黄，脉滑数。上方加芦根15 g，麦冬30 g，桔梗10 g，五味子5 g，太子参10 g，天花粉15 g。7剂，水煎服。三诊：咳嗽大减，咳痰减少，未诉其他不适，舌

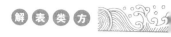

质淡红，苔薄白，脉滑。继服 14 剂后基本控制病情。

按语：本例患者以咳嗽、咳黄痰为主症，证属痰热犯肺证，因脉数而滑，肺热较重，加黄芩、鱼腥草、川贝母，以加强清热化痰之力。服药 7 天后，症状有所缓解，气短、咽干、咽痛，表明有气阴两伤，故在原方基础上加芦根、麦冬、桔梗、五味子、太子参、天花粉以益气养阴、润肺生津，方证相应，故取得理想效果。

新加香薷饮
《温病条辨》

香薷二钱，银花三钱，鲜扁豆花三钱，厚朴二钱，连翘二钱。水五杯，煮取二杯，先服一杯，得汗止后服，不汗再服，服尽不汗，再作服。

一、方源考证

本方出自清代医家吴瑭的《温病条辨·上焦篇》："手太阴暑温，如上条证，但汗不出者，新加香薷饮主之。"吴瑭为清代著名温病学家，他根据《内经》中的三焦概念，在卫气营血辨证的基础上，结合温热病的传变规律，创立三焦辨证，认为"凡温病者，始于上焦，在手太阴"，上焦温病，邪在肺卫者，治以轻清宣透，药用辛凉，"盖肺位最高，药过重，则过病所"。本方为吴瑭治疗上焦温病的代表方剂之一。吴瑭善于借鉴他人之长化裁新方，本方以宋代《太平惠民和剂局方》之香薷散为基础，去方中扁豆之呆滞，加入金银花、连翘辛凉解散，扁豆花清热解暑，变辛温之剂为辛温复辛凉之剂。

二、组方药物

本方由香薷、银花（金银花）、鲜扁豆花、厚朴、连翘组成。这里主要介绍香薷和鲜扁豆花。

香薷为唇形科植物石香薷或江香薷的干燥地上部分。味辛，性微温，归肺、胃经，具有发汗解表、化湿和中之功效，被称为"夏月之麻黄"。《本草纲目》指出："世医，治暑病，以香薷饮为首药。然暑有乘凉饮冷，致阳气为阴邪所遏，遂病头痛发热恶寒，烦躁口渴，或吐或泻，或霍乱者，宜用此药，以发越阳气，散水和脾。若饮食不节，劳役作丧之人伤暑，大热大渴，汗泄如雨，烦躁喘促，或泻或吐者，乃劳倦内伤之证，必用东垣清暑益气汤、人参白虎汤之类，以泻火益元可也。若用香薷之药，是重虚其表而又济之以热矣。盖香薷乃夏月解表之药，如冬月之用麻黄，气虚者尤不可多服，而今人不知暑伤元气，不拘有病无病，概用代茶，谓能辟暑，真痴人说梦也。且其性温，不可热饮，反致吐逆，饮者惟宜冷服，则无拒格之患。其治水之功，果有奇效。"

鲜扁豆花为豆科植物扁豆 7～8 月间采收未完全开放的花，晒干或阴干。味甘淡，性平，无毒，归经脾、胃、大肠经，具解暑化湿、和中健脾的功效。《本草便读》指出："扁豆花赤者入血分而宣瘀，白者入气分而行气，凡花皆散，故可清暑散邪，以治夏月泄痢等证也。"

三、用法与用量

原方剂型为汤剂。本方现代临床参考剂量如下：香薷 6 g，金银花 9 g，鲜扁豆花 9 g，厚朴 6 g，连翘 6 g。水煎服。出汗后，停服；不汗继续服，至出汗。

四、组方解析

本方具有祛暑解表、清热化湿之功效，主治外感风寒、内伤暑湿所致的阴暑证。夏月感寒，邪滞肌表，则见恶寒发热、无汗、头身疼痛等风寒表实证；夏月喜冷饮，湿伤脾胃，气机不畅，则胸闷泛恶、腹痛泄泻；舌苔白腻则是寒湿之候。治宜外散肌表之寒邪，内化脾胃之湿滞。香薷辛温芳香，可解表除寒，祛暑化湿，是夏月解表之要药，为君药。暑湿内郁，法当涤暑化湿，鲜扁豆花芳香微寒，散邪解暑而不伤津液，且可健脾和胃，清热化湿；金银花、连翘辛凉解散，清上焦之暑热。三药辛凉宣散，清透暑热，共为臣药。湿为阴邪，非温不化，故以厚朴苦辛性温，燥湿化滞，行气消闷，助香薷理气化湿，为佐药。诸药相合，共奏祛暑解表、清热化湿之效。本方配伍特点有二：一为清温合用，以清为主，金银花、连翘之凉，正合暑为阳邪、非凉不清之旨；香薷、厚朴之温，正合湿为阴邪、非温不化之旨。二为集一派辛味药，辛温以散在表之寒邪、化内蕴之湿滞，辛凉以清内郁之暑热。

五、临床运用

本方是治疗外感风寒、内伤暑湿所致的阴暑证的代表方，以发热恶寒、头痛无汗、身重酸痛、口渴、苔腻为辨证要点。

（一）临床治疗的常见疾病

（1）以发热为主症的感染性疾病，如夏季热、感冒、流行性感冒、中暑。

（2）以呕吐、泻泄为主症的消化系统疾病，如急性胃肠炎、细菌性痢疾等。

（二）医案解读与应用

暑湿感冒

笔者曾治患者，男，56 岁，恶寒发热 3 天。患者 3 天前冒着酷暑外出，回家后身热汗出，体倦乏力，遂将空调温度调至 18 ℃，睡眠 3 小时，起床后出现恶寒发热、头痛症状，自服维 C 银翘片 3 天无效。就诊时症见恶寒发热，头痛，胸闷泛恶，口微渴，不欲饮水，无汗，大小便如常，舌质红，苔白腻，脉略滑。诊断为暑湿兼外感风寒证，予新加香薷饮加减：香薷 15 g，金银花 15 g，连翘 15 g，厚朴 10 g，薄荷 15 g，牛蒡子 15 g，扁豆花 10 g，生甘草 6 g。7 剂，水煎服。7 剂后症状消失。

按语：本例患者酷暑外出，感受暑热，出现身热汗出、体倦乏力的中暑症状，回家后空调温度过低，风寒外袭，属阴暑证。自服维 C 银翘片 3 天，因该药为风热表证而设，方证不符，故无效。后改为新加香薷饮，方证相应，故取得理想效果。

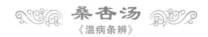 桑杏汤
《温病条辨》

> 桑叶一钱，杏仁一钱五分，沙参二钱，象贝一钱，香豉一钱，栀皮一钱，梨皮一钱。水二杯，煮取一杯，顿服之，重者再作服。

一、方源考证

本方出自清代吴瑭的《温病条辨》："秋感燥气，右脉数大，伤手太阴气分者，桑杏汤主之。"

二、组方药物

本方由桑叶、杏仁（苦杏仁）、沙参、象贝（浙贝母）、香豉（淡豆豉）、栀皮、梨皮组成。这里主要介绍象贝、香豉、栀皮。

象贝即"浙贝母"，又称"大贝"，为中国四大贝母（川贝母、浙贝母、土贝母、伊贝母）之一，因产于浙江象山而得名。味苦，性寒，归心、肺经，具有清热化痰止咳、解毒散结消痈之功效。

香豉即"淡豆豉"，又称"豆豉"，为豆科植物大豆的干燥成熟种子（黑豆）的发酵加工品。味苦、辛，性凉，归肺、胃经，具有解表、除烦、宣发郁热之功效。其最早出自《名医别录》。《本草纲目》载："下气，调中。治伤寒温毒发痘，呕逆。"

栀皮为栀子的皮。栀子为茜草科植物栀子的果实，味苦，性寒，归心、肺、胃、三焦经。栀子功效为清热、泻火、凉血、解毒、利湿，栀皮善于达表而去肌肤之热，栀子仁善于走里而清内热。注意将栀皮与栀子皮相鉴别，栀子皮为大风子科植物栀子皮的根，具有祛湿、化瘀之功效。

三、用法与用量

原方药物用量偏小，除苦杏仁用 4.5 g 外，其他药均用 3 g。本方现代临床运用可适当加大用量，其中枙皮多用整个栀子，不单独用皮。

本方现代临床参考剂量如下：桑叶 15 g，苦杏仁 15 g，沙参 20 g，浙贝母 15 g，淡豆豉 10 g，栀子 10 g，梨皮 15 g。水煎服。

四、组方解析

本方具有轻宣凉润、清肺止咳之功效，主治温燥外袭、肺津受灼之轻证。因秋感温燥之气，伤于肺卫，其病轻浅，故身热不甚；燥气伤肺，耗津灼液，肺失清肃，故口渴、咽干鼻燥、干咳无痰，或痰少而黏。本方证虽似于风热表证，但因温燥为患，肺津已伤，治当外以清宣燥热、内以润肺止咳。方中桑叶清宣燥热，透邪外出，为君药。苦杏仁宣利肺气，润燥止咳，为臣药。淡豆豉辛凉透散，助桑叶轻宣透热；浙贝母清化热痰，助苦杏仁止咳化痰；沙参养阴生津，润肺止咳。共为臣药。栀皮质轻而入上焦，清泄肺热；梨皮清热润燥，止咳化痰。共为佐药。本方的配伍特点为轻宣、润燥、清热合用，且诸药用量较轻，使燥热除而肺津复，则诸证自愈。

五、临床运用

本方为治疗温燥伤肺轻证的常用方，以身热不甚、干咳无痰或痰少而黏、右脉数大为辨证要点。

（一）临床治疗的常见疾病

以咳嗽为主症的呼吸系统疾病，如上呼吸道感染、慢性支气管炎、支气管扩张咯血、百日咳等。

（二）医案解读与应用

喉源性咳嗽

笔者曾治患者，女，38 岁，咳嗽 1 周。患者 2 周前感冒发烧，体温高达 38.6 ℃，在当地医院经抗炎、抗病毒等对症治疗，1 周后体温正常，但

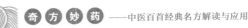

咳嗽不止。就诊时症见咳嗽，干咳少痰，自觉咽喉干痒，痒则必咳，夜晚咳嗽次数增多。胸透未见异常，咽部黏膜轻度充血，舌质偏红少津，苔薄黄，脉细。拟方桑杏汤加减：桑叶 15 g，苦杏仁 10 g，川贝母 15 g，沙参 20 g，桔梗 15 g，甘草 6 g，蝉蜕 10 g，牛蒡子 15 g，炙枇杷叶 15 g，牡丹皮 15 g，金银花 15 g，连翘 15 g。7 剂，水煎服。服药后咳嗽、咽痒等症状明显减轻。上方继服 7 剂，咳嗽消失，咽部无充血。

按语：喉源性咳嗽临床以咳嗽咽痒、咽痒则咳为特征，痰或多或少，咽部不适明显，相当于现代医学的"慢性咽炎""上呼吸道感染"。其病因多为外邪由口鼻而入或服寒凉收涩之药物或长期乱用抗生素等，伤津耗气，导致肺阴虚损。咽喉为肺之门户，肺阴虚则液不养咽，津不润喉，故而出现咽干、咽痒即咳之症。干祖望教授将此病命名为"喉源性咳嗽"。顾名思义，其咳嗽的根源在喉而不单在肺，因此在治疗上除了养阴润肺止咳外，宜配伍祛风利咽药。

清热类方

本类方是以清热药为主，具有清热、泻火、凉血、解毒等作用，主治里热证的方剂。

竹叶石膏汤
《伤寒论》

> 竹叶二把，石膏一斤，半夏（洗）半升，麦门冬（去心）一升，人参二两，甘草（炙）二两，粳米半斤。上七味，以水一斗，煮取六升，去滓，内粳米，煮米熟，汤成去米，温服一升，日三服。

一、方源考证

本方出自东汉张仲景的《伤寒论》："伤寒解后，虚羸少气，气逆欲吐，竹叶石膏汤主之。"

二、组方药物

本方由竹叶、石膏、半夏、麦门冬（麦冬）、人参、炙甘草、粳米组成。这里主要介绍石膏和粳米。

石膏为硫酸盐类矿物石膏的矿石，主要成分为含水硫酸钙，煅石膏为无水硫酸钙。石膏味甘、辛，性大寒，归肺、胃经，生用具清热泻火、除烦止渴之功效，煅用具敛疮生肌、收湿、止血之功效。《本草衍义补遗》云："石膏，本阳明经药，阳明主肌肉，其甘也，能缓脾益气，止渴去火，其辛也，能解肌出汗，上行至头，又入手太阴、少阳，而可为三经之主者。"清代名医陆懋修云："药之能起死回生者，惟有石膏、大黄、附子、人参。有此四药之病一剂可以回春。舍此之外则不能。"陈士铎在《本草秘录》中有言："石膏救死之药也，用石膏能变死为生。"

粳米，即稻米，味甘，性平，归脾、胃、肺经，具有补中益气、健脾和胃、除烦渴、止泻痢之功效。《本草纲目》云："粳米粥：利小便，止烦渴，养肠胃。炒米汤：益胃除湿。"《名医别录》指其："主益气，止烦，止泄。"

三、用法与用量

本方证以热盛津伤为主，故石膏、麦冬用量宜大；半夏温燥，易伤津耗气，用量宜小。

本方现代临床参考剂量如下：竹叶 15 g，石膏 30 g，半夏 6 g，人参 10 g，麦冬 20 g，炙甘草 6 g，粳米 10 g。先煎煮他药，再加粳米，待米熟汤成去米。

四、组方解析

本方具有清热生津、益气和胃之功效，主治热病后期余热未清、气津两伤证。热病后期，高热虽除，但余热留恋气分，故身热、汗出不解，脉数；余热内扰，故心胸烦热；气津两伤，则见神疲乏力、脉虚数。方中竹叶、石膏清透气分余热，除烦止呕，为君药。人参配麦冬，补气养阴生津，为臣药。半夏和胃降逆止呕，为佐药。炙甘草、粳米和脾养胃，为使药。

五、临床运用

本方用于伤寒、暑病、温病余热未清、气津两伤证，以身热多汗、心胸烦热、气逆欲呕、气短神疲、舌红少苔、脉虚数为辨证要点。

（一）临床治疗的常见疾病

（1）以发热为主症的感染性疾病，如肺炎、乙型脑炎、流行性脑脊髓膜炎、麻疹、流行性感冒、流行性出血热、猩红热等。

（2）以体倦乏力为主症的术后副作用，如手术后感染，以及肿瘤患者的放疗或化疗、硬化剂治疗过程中出现的毒副反应。

（3）以口渴多饮为主症的疾病，如糖尿病、神经衰弱、日射病、口腔炎、小儿夏季热、红斑狼疮等。

（二）医案解读与应用

1．暑疫

浅田宗伯（日本明治初期日本汉方医家）医案：患者为中川左右卫门之弟，刚满 20 岁，患暑疫，数日热不解，体瘦而衰，舌上无苔而干燥，喜饮冷水，绝谷数日。烦躁已处于危笃之状。于是予竹叶石膏汤，2～3 日烦渴消解、食欲增进，但脉频数仍如故，气血枯燥又大便难，予参胡芍药汤，徐徐恢复，免于危急。热性病，小便色赤者竹叶石膏汤效佳（《橘窗书影》2 卷）。又治今井氏之女，外感后实热数日不解，咳嗽吐痰，食欲大减，渐渐显著消瘦如患肺结核之状，服柴胡剂数百帖无效。余诊之，此乃暑邪内伏不得解，宜祛暑逐伏热，故予竹叶石膏汤加杏仁，5～6 日热解咳嗽止，食欲增进，予人参当归散调理，元气恢复（浅田宗伯．浅田宗伯方论医案集［M］．北京：人民卫生出版社，2019．）。

按语：中医在日本被称为汉方医，汉方医家用方多遵仲景经方，注重主要症状辨识。本案例中第一位患者数日热不解，体倦乏、力衰，舌上无苔而干燥，喜饮冷水，暑病后期余热未解，气津两伤，病机确切，故用竹叶石膏汤取效。第二位患者实热数日不解，咳嗽吐痰，食欲大减，渐渐显著消瘦，也为余热未解、肺气津两伤证，服柴胡剂无效，为方不对证。

2．2 型糖尿病

笔者曾治患者，男，53 岁，口烦渴 1 周。患者有糖尿病病史 10 年，平时不规律服用二甲双胍治疗，血糖控制不理想。近 1 周来，口烦渴，饮水不解渴，多食，体倦乏力，小便多，空腹血糖 11.6 mmol/L，舌质淡红，苔薄而干，尺脉沉细，余脉略弦。诊断为消渴气阴两虚、热盛津伤证。拟竹叶石膏汤加减：竹叶 15 g，石膏 30 g，红参 10 g，半夏 9 g，炙甘草 6 g，麦冬 20 g，干姜 5 g，山楂 15 g，鸡内金 15 g，山药 15 g，五味子 5 g，红花 5 g。7 剂，每日 1 剂，水煎服，分 2 次服用。二诊：患者症状均好转，空腹时血糖值降至 9.7 mmol/L，嘱咐患者按原方继服 4 周，空腹时血糖值降至 7.2 mmol/L。

按语：本例患者病程较长，久病必虚，久病必瘀，出现气阴两虚证；同时烦渴多食，表明有虚热。故用竹叶石膏汤清胃热，益气养阴。为防石膏寒凉伤阳，以干姜温中健脾，佐山楂、鸡内金、山药以消食、健脾、生津。全方攻补兼施，方证对应，故取得较好疗效。

黄连汤
《伤寒论》

黄连三两，甘草（炙）三两，干姜三两，桂枝（去皮）三两，人参二两，半夏（洗）半升，大枣（擘）十二枚。上七味，以水一斗，煮取六升，去滓，温服，昼三服夜二服。

一、方源考证

本方出自东汉张仲景的《伤寒论》："伤寒胸中有热，胃中有邪气，腹中痛，欲呕吐者，黄连汤主之。"

二、组方药物

本方由黄连、炙甘草、干姜、桂枝、人参、半夏、大枣组成。这里主要介绍黄连。

黄连为毛茛科植物黄连、三角叶黄连或云连的干燥根茎。味苦，性寒，其味入口极苦，有俗语云"哑巴吃黄连，有苦说不出"，即道出了其中滋味。归心、脾、胃、肝、胆、大肠经，具有清热燥湿、泻火解毒之功效。《本草纲目》载："黄连大苦大寒，用之降火燥湿，中病即当止。"此强调在临床运用中要注意该药苦寒伤胃之弊。

三、用法与用量

方中黄连和桂枝是全方的主要药物，用量也最大。桂枝温阳散寒，黄连苦以清热除烦，属苦辛配伍法，寒热并治。原方中两药剂量的比例是 1:1，但也可临证适当调整。如胃肠寒甚、不欲食、腹泻而舌淡红者，桂枝用量大于黄连；如心烦而脉滑者，黄连用量大于桂枝。关于本方服法，原方为一日五服，昼三夜二。这可能与呕吐不能进食、不可大量服用药液有关。故黄连汤当少量频服。

本方现代临床参考剂量如下：黄连 15 g，炙甘草 15 g，干姜 10 g，桂枝 15 g，人参 10 g，姜半夏 15 g，大枣 20 g。水煎服。

四、组方解析

本方具有辛开苦降、散结除痞之功效。主治中焦寒热错杂证。症见胸中烦热、欲呕吐、舌苔黄，乃胸中有热之见证；腹中痛、肠鸣泄泻、脉弦紧是胃肠有寒的表现。本方由半夏泻心汤去黄芩加桂枝而成。方中黄连苦寒，清胸中之热，兼降逆和胃，为君药。干姜散中焦之寒止痛，为臣药。半夏和胃降逆止呕，宽胸散结消痞；桂枝辛温散寒；人参、大枣益气健脾。共为佐药。炙甘草调和诸药，为使药。全方温通发散，辛开苦降，补泻同施，但以辛开温通为主。

本方与半夏泻心汤同属辛开苦降之剂，具有调和肠胃、散结消痞之功效，皆治寒热错杂、肠胃不和之痞满吐利。两方虽仅一味之差，但半夏泻心汤有黄芩，故偏于苦降，重在泻热除痞；而黄连汤有桂枝，则偏于辛开，重在平调寒热。

五、临床运用

本方主治中焦寒热错杂证，以胸中烦热、欲呕吐、腹痛、肠鸣泄泻、舌苔黄、脉弦紧为辨证要点。

（一）临床治疗的常见疾病

（1）以腹痛、泄泻为主症的消化系统疾病，如急慢性胃炎、胃及十二指肠溃疡、溃疡性结肠炎等。

（2）以心烦、胸痛为主症的神经及心血管系统疾病，如胃肠神经官能症、冠心病等。

（二）医案解读与应用

1. 慢性非特异性溃疡性结肠炎

刘渡舟医案：患者男，52 岁，1994 年 4 月 18 日就诊。患者腹痛下利数年，某医院诊断为慢性非特异性溃疡性结肠炎，服用抗生素及中药治疗，收效不显。刻下：腹中冷痛，下利日数行，带少许黏液，两胁疼痛，口渴，欲呕吐，舌边尖红，苔白腻，脉沉弦。辨为上热下寒证。拟方黄连汤加减：黄连 10 g，桂枝 10 g，半夏 15 g，干姜 10 g，党参 12 g，炙甘草 10 g，大枣 12 枚，柴胡 10 g。服药 7 剂，腹痛、下利、呕吐明显减轻，但仍口苦、口渴、胁痛。又用柴胡桂枝干姜汤清胆热温脾寒，服 7 剂而病愈。（刘渡舟，王庆国，刘燕华. 经方临证指南 [M]. 北京：人民卫生出版社，2013.）

按语：患者腹中冷痛，下利日数行，为胃有寒；口渴，舌边尖红，为上有热。上有热，下有寒，寒热阻拒，阴阳不交。治以黄连汤清上热，温下寒，交通上下阴阳，方证相应，故取得理想治疗效果。

2. 呕吐

赵守真医案：患者男，25 岁，久泻愈后，又复呕吐，医进人参、白术、砂仁、半夏，复进竹茹、麦冬、芦根，诸药杂投无效。其证身微热，呕吐清水，水入则不纳，时有冲气上逆，胸略痞闷，口不知味，舌光红燥，苔腻不渴，脉阴沉迟而阳浮数，乃上热中虚之证，应用黄连汤。方中干姜、桂枝、人参、炙甘草温脾胃而降冲逆，黄连清胸热，伴半夏以止呕吐，为一寒一热错综之良方。服药呕吐渐止。再剂，证全除，能进稀粥。后用五味异功散加生姜温胃益气而安。（刘元苑，伍悦，林霖. 赵守真、祝味菊、范中林三家医案 [M]. 北京：学苑出版社，2009.）

按语：本例患者胸中有热，则胸脘痞满，舌光红燥，寸脉浮数；胃中有寒，则呕吐清水，苔腻不渴，关脉沉迟。此上热下寒，为黄连汤主治证，方证相应，是故二剂而安。

3. 胃痛呕吐

笔者曾治患者，男，48 岁，胃痛、呕吐 1 周。患者 1 周前晚间，突然胃脘疼痛，呕吐不已，在当地医院急诊以急性胃炎治疗，经抗炎、对症治疗后呕吐缓解回家。近 1 周，心胸烦热，同时阵发性呕吐。就诊时症见心胸烦热，胃脘疼痛，饮水、进食即吐，下利水样便，舌尖边赤，苔黄薄，脉象弦数。证属胸中有热，肠中有寒，寒热不调，阴阳升降失常。拟方黄连汤加减：黄连 15 g，干姜 5 g，姜半夏 10 g，党参 30 g，桂枝 10 g，炙甘草 6 g，大枣 20 g。7 剂，嘱患者每次少量饮药，徐徐饮之，以防将药呕出。3 日后复诊，呕吐已止，唯脘部尚有微痛。仍宗原方 7 剂，以巩固疗效。

按语：本例患者症状符合黄连汤主证，即"胸中有热，胃中有邪气，腹中痛，欲呕吐者"，方证相应，故取得较好疗效。

泻白散

《小儿药证直诀》

地骨皮（洗去土，焙）、桑白皮（细锉炒黄）各一两，甘草（炙）一钱。上锉散，入粳米一撮，水二小盏，煎七分，食前服。

一、方源考证

本方出自宋代著名医家钱乙的《小儿药证直诀》："治小儿肺盛，气急喘嗽。"肺配五行、五色，与白色相配，本方方名指其能治肺热。《小儿药证直诀》是北宋钱乙的弟子闫孝忠收集其师的临证经验编成的儿科专著，载方剂124首。全书论治始终遵循"小儿脏腑柔弱，易虚易实，易寒易热"这一生理、病理特点，遣方用药寒温适度，补泻并用，扶正祛邪兼顾，以柔养脏腑为本。本方也体现了钱乙的学术思想。

二、组方药物

本方由地骨皮、桑白皮、炙甘草、粳米组成。这里主要介绍地骨皮。

地骨皮，别名枸杞皮，味甘，性寒，归肺、肝、肾经，具有凉血除蒸、清肺降火之功效。《本草新编》指出："地骨皮，非黄柏、知母之可比，地骨皮虽入肾而不凉肾，止入肾而凉骨耳，凉肾必至泄肾而伤胃，凉骨反能益肾而生髓，黄柏、知母泄肾伤胃，故断不可多用以取败也，骨皮益肾生髓，断不可少用而图功。欲退阴虚火动，骨蒸劳热之症，用补阴之药，加地骨皮或五钱或一两，始能凉骨中之髓，而去骨中之热也。"

三、用法与用量

原方剂型为煮散剂。现代应用也可以改为汤剂。本方现代临床汤剂参考剂量如下：地骨皮30 g，桑白皮30 g，炙甘草6 g，粳米15 g。水煎，空腹服。

四、组方解析

本方具有清泻肺热、止咳平喘之功效，主治肺有伏热、肺热喘咳证。肺有伏热，肺气失宣，故见喘咳；肺合皮毛，肺热外蒸于皮毛，故皮肤蒸热，日晡尤甚。治法上除清肺热外，还需要滋补肺阴。方中桑白皮既能降肺气、止咳平喘，又能清肺热而不燥，为君药。地骨皮养阴清热，既针对肺之伏热，又能滋阴伤之肺阴，为臣药。粳米、炙甘草培土生津以养肺阴，为佐药。本方清热和养阴的作用都较为平和，主要针对小儿体质，小儿为至阴之体，肺中一有积热很容易伤阴。本方清泻肺中伏热，同时有一定的养阴作用，标本兼顾。

五、临床运用

本方用于肺热喘咳证，以气喘咳嗽、皮肤蒸热、日晡尤甚、舌红苔黄、脉弦数为辨证要点。

（一）临床治疗的常见疾病

（1）以咳、喘为主症的呼吸系统疾病，如上呼吸道感染、小儿百日咳、肺结核等。

（2）以皮肤瘙痒为主症的皮肤科疾病，如荨麻疹、神经性皮炎等。

（二）医案解读与应用

1. 咳嗽伴甲状腺功能亢进症

笔者曾治患者，女，56岁，剧烈咳嗽2周。患甲状腺功能亢进症（简称"甲亢"）3年，口服甲巯咪唑治疗，甲状腺功能控制尚可，目前属维持治疗阶段，每天5 mg。2周前感冒，服用治疗感冒的中西药，用药不详，服药后其他症状改善，但咳嗽明显，无好转，时轻时重，伴有体倦乏力，查甲状腺功能，FT3、FT4升高，TSH下降，甲亢复发。就诊时症见咳嗽剧烈，夜间咳甚，干咳少痰，下午低烧，伴胸闷，气短乏力，心悸，汗出较多，舌红，苔薄黄，脉细数。诊为咳嗽，证属肺有伏热型，予泻白散加减：桑白皮30 g，地骨皮30 g，炙甘草6 g，粳米20 g，西洋参15 g，麦冬15 g，五味子10 g，煅牡蛎30 g。1周后复诊，咳嗽减轻，夜间可以安睡，偶有胸中不畅，舌淡红，苔少，脉细。前方加栀子 15 g，淡豆豉 10 g，继服用 2 周。诸症消失，随即复查甲状腺功能，结果正常，继续以原剂量维持。

按语：本例患者初诊时以咳嗽为主，伴下午低烧、汗出，舌红，苔薄黄，脉细数，符合泻白散方证特点，邪热伏于内，气阴损伤，拟方泻白散加生脉散，脉症相符，故取得较好疗效。二诊诸证减轻，因仍有胸闷心烦、苔少，为热扰心胸，故加栀子、淡豆豉清热除烦。

2. 荨麻疹

笔者曾治患者，女，65 岁，皮肤瘙痒 3 年，加重 1 个月。患者皮肤瘙痒已有 3 年，时发时止，严重时心烦，夜难入睡。当地医院诊断为顽固性荨麻疹，治疗后病情有所缓解。1 个月前，因需照料孙儿来到广州，病情复发。就诊时症见皮肤瘙痒难忍，搔之随手增大，尤以胸背部为重，遇热加剧，得冷稍减，触摸疹块处有灼热感，伴胸闷心烦，舌质红，苔薄黄，脉细数。诊断为风疹，证属肺有伏热，拟泻白散加减：桑白皮 30 g，地骨皮 30 g，生甘草 6 g，制何首乌 15 g，蒺藜 30 g，地肤子 15 g，土茯苓 30 g，蝉蜕 20 g。7 剂，水煎服。服用 1 周后，症状明显好转，继续本方 2 周，诸症消除。

按语：本例患者初诊时以皮肤瘙痒为主，伴心烦，舌红，苔薄黄，脉细数，符合泻白散热伏阴分的方证特点。肺外合皮毛，肺热外蒸，皮肤瘙痒，以泻白散清泻肺热；痒自风来，以定风丹（制何首乌，蒺藜）息风止痒，故取得较好疗效。

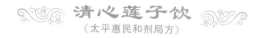

清心莲子饮
《太平惠民和剂局方》

> 黄芩、麦门冬（去心）、地骨皮、车前子、甘草（炙）各半两，石莲肉（去心）、白茯苓、黄芪（蜜炙）、人参各七钱半。右㕮散。每三钱，麦门冬十粒，水一盏半，煎取八分，去滓，水中沉冷，空心，食前服。

一、方源考证

本方出自宋代的《太平惠民和剂局方》："治心中蓄积，时常烦躁，因而思虑劳力，忧愁抑郁，是致小便白浊，或有沙膜，夜梦走泄，遗沥涩痛，便赤如血；或因酒色过度，上盛下虚，心火炎上，肺金受克，口舌干燥，渐成消渴，睡卧不安，四肢倦怠，男子五淋，妇人带下赤白；及病后气不收敛，阳浮于外，五心烦热。药性温平，不冷不热，常服清心养神，秘精补虚，滋润肠胃，调顺血气。"

二、组方药物

本方由黄芩、麦门冬（麦冬）、地骨皮、车前子、炙甘草、石莲肉（莲子肉）、白茯苓（茯苓）、炙黄芪、人参组成。这里主要介绍石莲肉。

石莲肉，又名莲子肉，为睡莲科植物莲的种子。味甘、涩，性平，归脾、肾、心经，具有补脾止泻、止带、益肾涩精、养心安神之功效。《神农本草经》将其列为上品："主补中、养神、益气力。除百病，久服轻身、耐老、不饥、延年。"莲子心为莲子的绿色幼叶及胚根，具有清心安神、交通心肾、涩精止血之功效。本方在临床运用中如心火盛，保留莲子心效果更好。

三、用法与用量

原方剂型为煮散剂。本方现代临床汤剂参考剂量如下：黄芩15 g，麦冬30 g，地骨皮15 g，车前子15 g，炙甘草12 g，莲子肉30 g，茯苓15 g，炙黄芪20 g，人参10 g。水煎服。

四、组方解析

本方具有清心利湿、益气养阴之功效，主治心火上炎、气阴不足、湿热下注证。心藏神，属火；肾藏精，属水。生理状态下，心火下暖肾水，肾水上济心火，心肾相交，水火既济。若肾阴亏损，不能制约心火，会导致心火上炎。心神被扰，则心烦、夜卧不安。心与小肠相表里，心火亢盛，循经移热于小肠，导致小便赤涩疼痛、小便白浊。心火熏灼肺金，肺金受灼，津伤液损，故口舌干燥。肾阴不足，虚热内生，故见五心烦热。火盛伤津耗气，气阴两伤，终成虚实夹杂之证。本证立法应以清心火为本，辅以益气养阴，生津止渴。方中莲子肉滋阴降火，安神养心，为君药。黄芩、地骨皮清退虚热，为臣药。茯苓、车前子渗利水湿，使心热从小便而解；人参、炙黄芪、麦冬益气养阴。共为佐药。炙甘草调和诸药，为使药。诸药合用，共奏清心利湿、益气养阴之效。

五、临床运用

（一）临床治疗的常见疾病

（1）以小便混浊为主症的泌尿系统疾病，如乳糜尿、泌尿道感染等。

（2）以下腹胀痛为主症的泌尿系统、生殖系统炎症，如前列腺炎、附件炎等。

（二）医案解读与应用

1. 乳糜尿

刘渡舟医案：患者男，25 岁，商人，由于日夜操劳，心神不宁，发生小便混浊 1 年有余，屡服清热利湿之凉剂不效。现症见小溲不畅，尿浊如米泔水，贮之有沉淀物。当地医院诊断为乳糜尿。就诊时兼见腰背酸痛、头晕、口干、心烦不得眠、纳食减少、大便溏泻等症。舌尖红而苔白腻、脉来细数。辨为心肾气阴两虚、中挟湿热所致。治宜益气养阴，交通心肾，清热利湿止淋。予清心莲子饮方：莲子肉 10 g，车前子 12 g，麦冬 20 g，地骨皮 10 g，黄芪 10 g，黄芩 10 g，炙甘草 10 g，党参 10 g，茯苓 30 g。上方服 14 剂，淋浊大为减轻。原方莲子肉加至 15 g，再加萆薢 10 g。又服 14 剂，小便混浊逐渐消失，诸症亦随之而愈。 （王庆国. 刘渡舟医论医话 100 则 ［M］. 北京：人民卫生出版社，2013.）

按语："白浊"是指小便混浊，白如米泔的一种病症，多由肾虚肾不藏精，随寒湿或湿下注而成。《丹溪心法》曰："人之五脏六腑，俱各有精，然肾为藏精之府，而听命于心，贵乎水火升降，精气内持。若调摄失宜，思虑不节，嗜欲过度，水火不交，精元失守，由是而为赤白浊之患。"本例患者见心烦少寐，舌尖红，脉细数，即为心阴不足、虚火上亢之候；腰背酸痛无力，头目眩晕，为肾水亏于下之证。便溏，苔腻，饮食减少，为脾虚湿浊下注之证。治以清心莲子饮，益气阴，清心火，交心肾，泌别淋浊，方证相应，取得理想效果。

2. 前列腺炎

笔者曾治患者，男，46岁，尿道分泌白色黏液1个月。有慢性前列腺炎病史4年，反复发作。近1个月，病情再次发作前来就诊。症见尿道分泌白色黏液，排尿不畅，小便涩痛感，伴小腹、会阴胀痛，大便干结，神疲乏力，失眠多梦，心烦口苦，舌边尖红，苔黄腻，脉滑数。予清心莲子饮加减：莲子肉30 g，莲子心5 g，莲须10 g，车前子15 g，麦冬15 g，黄芩15 g，地骨皮15 g，地榆15 g，茯神15 g，香附15 g，川楝子10 g，川木通10 g，当归15 g，苦参15 g，浙贝母15 g。7剂，水煎服。服药1周后，大便畅，小腹、会阴胀痛减轻，睡眠与神乏有改善，仍有小便余沥，会阴部不适，苔薄黄，脉弦滑。在前方基础上加减：水蛭10 g，大黄5 g，地鳖虫5 g。21剂，服药3周后，诸症缓解。

按语：慢性前列腺炎指各种病因引起前列腺组织的慢性炎症，包括慢性细菌性前列腺炎和非细菌性前列腺炎两种。其中，非细菌性前列腺炎是以尿道刺激症状和慢性盆腔疼痛为主要临床表现且常合并精神心理症状的疾病，临床表现多样。病程缓慢，迁延不愈。该类疾病出现的症状与中医心肾不交证相似。本例患者尿道分泌白色黏液，排尿不畅，小便有涩痛感伴小腹、会阴胀痛，为湿热下注的表现；失眠多梦，心烦口苦，为心火盛，舌边尖红，苔黄腻，脉滑数，为湿热内蕴的表现。予清心莲子饮，方证相应，取得较好疗效。

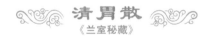

清胃散
《兰室秘藏》

> 当归身、择细黄连、生地黄（酒制）各三分，牡丹皮五分，升麻一钱。上为细末，都作一服，水一盏半，煎至一盏，去滓，带冷服之。

一、方源考证

本方出自金代著名医家李东垣的《兰室秘藏》："治因服补胃热药，致使上下牙疼痛不可忍，牵引头脑、满面发热，大痛。足阳明之别络入脑，喜寒恶热，乃是手足阳明经中热盛而作也。其齿喜冷恶热。"书名"兰室"取自《素问·灵兰秘典论》"藏灵兰之室"一语，表示所载方论有珍藏的价值。李东垣也叫李杲，字明之，是我国医学史上著名的"金元四大家"之一。李杲重视调理脾胃和培补元气，扶正以驱邪。其母王氏患重病，请了家乡好多医生，几乎吃遍各种方药，病情不但不见好转，反而日益加剧，最终病逝。李杲因不懂医学，只能眼睁睁看着亲人被疾病折磨而丧生，感到十分悲痛。他发誓说，如果遇到良医一定拜其为师，以补缺憾。当时张元素为燕赵名医，李杲不惜远离家乡四百余里，变卖家产携千金拜其为师。经过数年的刻苦学习，李杲"尽得其法"。

二、组方药物

本方由当归身、黄连、生地黄、牡丹皮、升麻组成。这里主要介绍当归身。

当归为伞形科植物当归的干燥根。味甘、辛，性温，归肝、心、脾经，具有补血活血、调经止痛、润肠通便之功效。根据部位可将当归分为全当归（全根）、当归身（主根）、当归头（根头）及当归尾（侧根及根梢部）。根部膨大部位为归头，根部中间主干部位为归身，二者均擅长补血、润肠通便；根部末端支根部位为归尾，归尾擅长活血调经止痛；全当归集头、身、尾于一体，故既能补血润肠通便，又能活血调经止痛。唐诗有云"胡麻好种无人种，正是归时又不归"。我国传统习俗中，妻子承担生儿育女重任，月经不调是女性常见病、多发病，当归是治疗该类疾病的良药，妻子得病时用此药，特别想念丈夫归家，因此此药有"当归"之名。

三、用法与用量

原方剂型为煮散剂。宋金元时期，一分为 2.5 钱，一钱为 4 g。现代临床参考剂量如下：当归身、黄连、生地黄各 6 g，牡丹皮 9 g，升麻 4 g。将全部药物粉碎成末，水煎，去滓，一次服用。若使用汤剂，现代临床参考剂量如下：当归身 10 g，黄连 10 g，生地黄 10 g，牡丹皮 15 g，升麻 6 g。水煎服。

四、组方解析

本方具有清胃凉血之功效，主治胃热上攻证。本证多由胃有积热、热循足阳明经脉上攻所致，治疗以清胃凉血为主。足阳明胃经循鼻入上齿，手阳明大肠经入下齿，牙痛牵引头疼、面颊发热、唇舌颊腮肿痛、牙龈腐烂等，皆是火热攻窜为害。胃为多气多血之腑，胃热每致血分亦热，故易患牙宣出血等症。方用苦寒之黄连直泻胃府之火，为君药。升麻清热解毒，升而能散，故为臣药，可宣达郁遏之伏火，有"火郁发之"之意；与黄连配伍则泻火而无凉遏之弊，升麻得黄连则散火而无升焰之虞。胃热则阴血亦必受损，故以生地黄凉血滋阴；牡丹皮凉血清热。共为臣药。当归养血和血，为佐药。升麻兼以引经为使。诸药合用，共奏清胃凉血之效。

五、临床运用

（一）临床治疗的常见疾病

（1）以口腔溃疡、牙龈疼痛为特征的复发性口腔溃疡、牙周炎等口腔疾病。

（2）以疼痛为特征的三叉神经痛、血管神经痛等神经系统疾病。

（二）医案解读与应用

1. 口腔溃疡疼痛

笔者曾治患者，男，35岁，反复口腔溃疡1个月。患者南方人，诉1个月前出差北方，多食辛辣刺激食物后出现反复口腔溃疡。就诊时症见口腔内多个溃疡，色鲜红，发性头痛，体倦乏力，纳差食少，失眠，小便黄，大便偏干，舌质红，苔黄腻，脉滑数。诊断为胃中积热，循经上扰。拟清胃散加减：广藿香15克，佩兰15 g，升麻6 g，牡丹皮20 g，生地黄30 g，大黄5 g，当归10 g，防风15 g，甘草6 g，黄连15 g。7剂，水煎服。二诊：患者服药后，症状明显减轻，未再出现新的溃疡，原成片的溃疡已愈合，仅余1个，疼痛不显，头痛未作，纳食、睡眠均改善，仍轻度乏力，心烦，舌质红，苔薄黄微腻，脉浮滑。上方加淡豆豉15 g，栀子10 g，再服7剂。三诊时，诸症消失。

按语：患者为青年男性，因食辛辣刺激食物，脾胃积热，湿热交蒸，循阳明经络上攻，而出现口腔溃疡、头痛等症。清胃散方中以黄连、生地黄清热泻火为主，配合当归、牡丹皮清热凉血和血，升麻既有发散之意，又有引经之用。脾胃之积热，"火郁发之"。在原方的基础上，加防风升散伏火，因其为风药中之润剂，无伤阴之痹；配合大黄、栀子等清降之品；再加藿香醒脾，使散伏火而不燥热，清泻而不伤脾阳。

2．三叉神经疼痛

笔者曾治患者，男，50 岁，2015 年 6 月 13 日就诊，自诉右侧头痛 1 年余，初始右侧耳部前后疼痛但较轻，只服用止痛片等疼痛即能缓解。近数月来，患者病情逐渐加重，疼痛遍及右侧耳部前后及颜面部，西医诊断为右侧三叉神经痛。患者曾肌内注射止痛药和口服卡马西平，虽能控制症状但不持久，且药量逐日递增，由原来每次服 1 片增加至每天每次服用 3 片。就诊时症见右侧头痛，牵扯右侧牙龈疼痛，有时会出现牙龈出血，面颊发热，伴口干、口苦，舌红，苔黄，脉滑数。伴痛苦面容，神志清醒，语言自如，进食触及右侧牙齿即有如闪电样疼痛并放射至右侧颜面部。诊断为偏头痛（右侧三叉神经痛），属胃热上扰所致。治宜清胃凉血。拟清胃散加减：当归 10 g，生地黄 20 g，白芍 15 g，赤芍 15 g，黄连 15 g，升麻 6 g，牡丹皮 15 g，红花 12 g，全蝎 10 g，蜈蚣 1 条，甘草 12 g。7 剂，水煎服。二诊：服 10 剂后，疼痛明显好转，虽疼痛，但能忍受。效不更方，继服上方 14 剂，服法如前。三诊时患者病情稳定，一般无痛感，但不定时局部偶有不适感觉，别无大碍。

按语：三叉神经痛属于中医学所说的头痛范畴。其疼痛部位在头部一侧，或左或右，以及颜面部位，与足阳明胃经分布相符。牙龈出血，面颊发热，伴口干、口苦，舌红，苔黄，脉滑数，是胃热上攻之表现。故用清胃散见效，加红花、全蝎、蜈蚣是为加强活血疏风止痛之效。

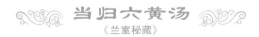

当归六黄汤

《兰室秘藏》

当归、生地黄、熟地黄、黄柏、黄芩、黄连各等分，黄芪加一倍。上为粗末，每服五钱，水二盏，煎至一盏，食前服。小儿减半服之。

一、方源考证

本方出自金代李东垣的《兰室秘藏》："治盗汗之圣药也。"

二、组方药物

本方由当归、生地黄、熟地黄、黄柏、黄芩、黄连、黄芪组成。这里主要介绍地黄。

本方中同时用了生地黄和熟地黄。地黄为玄参科植物地黄的新鲜或干燥块根。秋季采挖，除去芦头、须根及泥沙，洗净，鲜用，习称"鲜地黄"。将鲜地黄缓缓烘至约八成干，习称"生地黄"。将洗净的生地黄，加黄酒拌匀，置罐内或适宜容器内，密闭，隔水蒸至酒被吸尽，显乌黑色光泽，味转甜，取出，晒至外皮黏液稍干，切厚片，干燥，称为"熟地黄"。鲜地黄味甘苦，性寒，归心、肝、肾经，具有清热生津、凉血止血之功能，用于热病伤阴，舌绛烦渴，发斑发疹，吐血，衄血，咽喉肿痛等。生地黄味甘，性寒，归心、肝、肾经，具有清热凉血、养阴、生津之功效，用于热病舌绛烦渴，阴虚内热，骨蒸劳热，内热消渴，吐血，衄血，发斑发疹等。熟地黄味甘，性微温，归肝、肾经，具有滋阴补血、益精填髓之功效，用于肝肾阴虚，腰膝酸软，骨蒸潮热，盗汗遗精，内热消渴，血虚萎黄，心悸怔忡，月经不调，崩漏下血，眩晕，耳鸣，须发早白。

三、用法与用量

原方剂型为煮散剂。本方现代临床汤剂参考剂量如下：当归15 g，生地黄30 g，熟地黄30 g，黄柏15 g，黄芩15 g，黄连10 g，黄芪30 g。水煎，空腹服。

四、组方解析

本方具有滋阴降火、固表止汗之功效，主治阴虚火旺证。该证多由阴虚不能制阳、阳亢化火所致。肾阴亏虚不能于心火，虚火伏于阴分，助长阴分伏火，迫使阴液失守而盗汗；虚火上炎，故见面赤心烦；火耗阴津，乃见口干唇燥；舌红、苔黄、脉数皆为内热之象。方中当归养血增液，血充则心火可制；生地黄、熟地黄入肝肾而滋肾阴，清虚火。三药合用，使阴血充则水能制火，共为君药。盗汗因于水不济火，火热熏蒸，故以黄连为臣药，清泻心火；合以黄芩、黄柏泻火以除烦，清热以坚阴。君臣相合，热清则火不内扰，阴坚则汗不外泄。汗出过多，导致卫虚不固，故倍用黄芪为佐药，一以益气实卫以固表，一以固未定之阴；且可合当归、熟地黄益气养血。诸药合用，共奏滋阴泻火、固表止汗之效。

五、临床运用

（一）临床治疗的常见疾病

（1）以自汗、盗汗为主症的围绝经期综合征、自主神经紊乱等。
（2）以心悸为主症的甲亢等内分泌系统疾病。

（二）医案解读与应用

1. 围绝经期综合征

笔者曾治患者，王某，女，48 岁，面部烘热汗出 1 年，加重 1 个月。患者近 1 年来面部烘热，阵发性潮热汗出，盗汗严重，夜晚睡觉时汗出，醒后汗止，因汗出太多，睡衣全湿，需要每天换衣。曾服六味地黄丸、玉屏风颗粒等药无明显效果。近 1 个月症状加重，前来就诊，症见汗出多时，面色发红，以两面颊明显，伴见胸闷、头晕，月经量少，周期不规则，大便偏干、小便略黄，舌红，苔薄黄，脉细数。血压 160/100 mmHg。辨为阴虚火旺证，治宜泻火滋阴止汗。拟方当归六黄汤加减：生地黄 30 g，当归 15 g，黄芩 10 g，黄芪 30 g，熟地黄 30 g，黄柏 15 g，黄连 5 g，山茱萸 15 g，醋鳖甲 30 g（先煎），煅牡蛎 30 g（先煎），浮小麦 30 克。服药 14 剂，盗汗停止，血压降至 120/80 mmHg，诸症皆随之而消失。

按语：《素问·阴阳应象大论》曰"阴在内，阳之守也；阳在外，阴之使也"，阴阳互根互用。本例患者处围绝经期，肝肾阴虚，虚火迫津外泄，故自汗、盗汗；汗为心液，营阴亏虚，不能滋养卫阳，则卫阳虚而不能固护。形成恶性循环。方用当归、生地黄、熟地黄滋阴清热；黄芩、黄柏、黄连则泻火坚阴；配黄芪之温益气固表，以止盗汗；煅牡蛎、浮小麦收敛止汗。故取得较好效果。

2. 甲状腺功能亢进症

笔者曾治患者，女，38 岁。自觉心悸、体倦乏力 1 个月，在当地医院就诊，诊断为甲亢。开始接受抗甲亢治疗，先后服用甲巯咪唑、丙硫氧嘧啶，患者均出现皮疹等过敏症状。只能停服西药，求诊中医。就诊时症见甲状腺弥漫性肿大，伴两颊潮红，体倦乏力，汗出多，活动后症状加重，易激动，兼见胸闷，烦躁，口干，头痛，纳食不振，失眠，两目胀痛，手颤，舌红，苔薄黄，脉细数。拟当归六黄汤加减：黄柏 15 g，黄连 5 g，黄芩 10 g，生地黄、熟地黄各 30 g，煅牡蛎 30 g，山茱萸 15 g，当归 15 g，党参 30 g，麦冬 30 g，五味子 5 g。7 剂，水煎服，服药后症状改善。后连续服药 45 剂，在原方基础上稍做加减，症状相继消失，复查甲状腺功能正常。

按语：甲亢属中医瘿病范畴。临床除了甲状腺肿大、突眼症等局部症状外，还伴有全身高代谢综合征，包括心率过速，有时可见心律失常、多食易饥、易激动等。本例患者出现两颊潮红、心悸、盗汗、五心烦热、体倦乏力等症，为阴虚内热伴气阴两虚，故予当归六黄汤加生脉散取效。

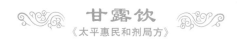

甘露饮
《太平惠民和剂局方》

> 枇杷叶（刷去毛）、干熟地黄（去土）、天门冬（去心，焙）、枳壳（去瓤，麸炒）、山茵陈（去梗）、生干地黄、麦门冬（去心，焙）、石斛（去芦）、甘草（炙）、黄芩。右等分，为末。每服二钱，水一盏，煎至七分，去滓温服，食后，临卧。小儿一服分两服，仍量岁数加减与之。

一、方源考证

本方出自宋代太平惠民和剂局编写的《太平惠民和剂局方》："治丈夫、妇人、小儿胃中客热，牙宣口气，齿龈肿烂，时出脓血，目睑垂重，常欲合闭；或频饥烦，不欲饮食，及赤目肿痛，不任凉药，口舌生疮，咽喉肿痛，疮疹已发、未发，皆可服之。又疗脾胃受湿，瘀热在里，或醉饱房劳，湿热相搏，致生疸病，身面皆黄，肢体微肿，胸满气短，大便不调，小便黄涩，或时身热，并皆治之。"

二、组方药物

本方由枇杷叶、干熟地黄（熟地黄）、天门冬（天冬）、枳壳、山茵陈（茵陈）、生干地黄（生地黄）、麦门冬（麦冬）、石斛、炙甘草、黄芩组成。这里主要介绍枳壳和山茵陈。

宋代以前只有枳实，无枳壳。枳壳作为药材使用，具有破气、行痰、消积之功效，始载于宋《开宝本草》："主风痒麻痹，通利关节，劳气咳嗽，背膊闷倦，散留结、胸膈痰滞，逐水，消胀满、大肠风，安胃，止风痛。"枳壳是酸橙及其栽培变种的干燥未成熟果实，而枳实是酸橙及栽培变种或甜橙的干燥幼果。

山茵陈即茵陈，为菊科植物滨蒿或茵陈蒿的干燥地上部分。味苦、辛，性微寒，归脾、胃、肝、胆经，具有清利湿热、利胆退黄之功效。

三、用法与用量

原方剂型为煮散剂。若用汤剂，现代临床参考剂量如下：枇杷叶 15 g，熟地黄 20 g，天冬 15 g，炒枳壳 10 g，茵陈 15 g，生地黄 20 g，麦冬 20 g，石斛 15 g，炙甘草 6 g，黄芩 10 g。水煎，空腹、睡前服。

四、组方解析

本方具有行气利湿、养阴清热之功效，主治脾胃阴虚挟湿热内阻证。方中生地黄、熟地黄两药相配，滋阴清热，为君药。麦冬、天冬、石斛助君药滋阴清热，为臣药。黄芩、枇杷叶清泻肺胃中之热；茵陈清利湿热；枳壳调畅气机。共为佐药。炙甘草益气和中，调和诸药，为使药。脾胃阴亏，则当治以甘寒滋润，然甘寒滋润则有碍于湿热；湿热内蕴，当治以轻利，然轻利之品又有伤阴之弊。本方滋阴生津与清热祛湿、理气药配伍，共奏行气利湿、养阴清热之效。

五、临床运用

（一）临床治疗的常见疾病

（1）以口腔溃疡、疼痛为主症的口腔炎、咽炎、齿龈炎、慢性扁桃体炎等口腔疾病。

（2）以胃脘疼痛为主症的胃炎、慢性肝炎、胆囊炎、慢性胰腺炎、慢性肠炎等消化系统疾病。

（3）以口渴、多饮为主症的糖尿病，以及更年期综合征等神经内分泌系统疾病。

（二）医案解读与应用

口臭

笔者曾治患者，女，26 岁，口臭半年。患者为酒店前台职员，自诉近半年来，口臭加重，脸部好发痤疮，已影响工作，内心难受，特来就诊。就诊时症见口气臭秽，面部成簇丘疹，瘙痒，胸闷心烦，口干、口苦，体倦乏力，舌红，苔黄腻，脉细数。拟方甘露饮加减：枇杷叶 15 g，熟地黄 20 g，天冬 15 g，炒枳壳 10 g，茵陈 15 g，生地黄 20 g，麦冬 20 g，石斛 15 g，炙甘草 6 g，黄芩 10 g，党参 20 g，佩兰 15 g，砂仁 6 g（后下）。7 剂，水煎服。服药 1 周，症状明显改善，面部痤疮减少。继服上方加减 1 个月，诸症全消。继服上方加减 1 个月以巩固疗效。

按语：口臭有饮食性和病理性两种。饮食性方面：食入某些本身具有异味、臭味的食物，如大蒜、霉变食物，在口腔中留有异味、臭味，本人或旁人都能闻到。病理性方面：往往是由口腔疾病、消化系统或呼吸系统疾病而致，如齿龈炎、龋齿、口腔溃疡、舌炎、口腔霉菌感染、食管炎、胃炎、十二指肠炎、胃及十二指肠溃疡、便秘、慢性的肺部感染、支气管扩张症、老年性慢性支气管炎、肺脓肿等。中医认为肺胃郁热，或阴虚湿热内阻，均可导致口臭。甘露饮既能清胃肠湿热，又能清肺滋肾凉肝，是治疗胃肠湿热、肺肝肾阴虚型口臭的特效中医良方。

玉女煎
《景岳全书》

生石膏三五钱，熟地三五钱或一两，麦冬二钱，知母、牛膝各一钱半。水一盅半，煎七分，温服或冷服。

一、方源考证

本方出自明代张景岳的《景岳全书》："治水亏火盛，六脉浮洪滑大，少阴不足，阳明有余，烦热干渴，头痛牙疼，失血等证。若大便溏泄者，乃非所宜。"

张景岳是明代杰出医学家，温补学派的代表人物。其于医之外，亦旁通象数、星纬、堪舆、律吕等学。张景岳根据《黄帝内经》"阴平阳秘，精神乃治"，提出"阳非有余""真阴不足"及"人体虚多实少"等理论，主张补益真阴元阳，慎用寒凉和攻伐方药，在临证上常用温补方剂，被称为"温补学派"。时人称其为"医术中杰士""仲景以后，千古一人"。因其善用熟地黄，人称"张熟地"。本方也体现了张景岳的学术思想。

二、组方药物

本方由生石膏、熟地（熟地黄）、麦冬、知母、牛膝组成。这里主要介绍牛膝。

牛膝为苋科植物牛膝的干燥根。味苦、甘、酸，性平，归肝、肾经，具有逐瘀通经、补肝肾、强筋骨、利尿通淋、引血下行之功效。川牛膝为苋科植物川牛膝的干燥根。味甘、微苦，性平，归肝、胃经，具有通瘀通经、通利关节、利尿通淋之功效。两药共同的功效是活血通经、强筋骨、补益肝肾、利尿通淋；不同之处是牛膝偏于补肝肾、强筋骨、引血下行，川牛膝强于活血化瘀，本方使用前者较好。

三、用法与用量

原方剂型为煮散剂。本方现代临床汤剂参考剂量如下：石膏15 g，熟地黄30 g，麦冬6 g，知母4.5 g，牛膝4.5 g。水煎，饭后冷服。

四、组方解析

本方具有清胃滋肾之功效，主治胃热上攻、肾阴亏损证。阳明胃经上行头面，入上齿中，胃热循经上攻，则见头痛、牙痛；热伤胃经血络，则牙龈出血；热耗少阴阴精，故见烦热干渴；舌红、苔黄且干，为肾阴亏虚之表现。方中石膏辛甘大寒，清胃火，生津止渴，故为君药。熟地黄甘而微温，以滋肾水之不足，故为臣药。君臣相伍，清热滋阴，虚实兼顾。知母苦寒质润，一助石膏清胃热而止烦渴，一助熟地黄滋养肾阴；麦冬微苦甘寒，助熟地黄滋肾，而润胃燥，且可清心除烦。共为佐药。牛膝导热引血下行，且补肝肾，为佐使药。诸药合用，共奏清胃滋肾之效。

五、临床运用

（一）临床治疗的常见疾病

（1）以口腔溃疡、疼痛为主症的急性口腔炎、牙龈炎、舌炎等。
（2）以头面疼痛为主症的三叉神经痛、血管神经性疼痛等。
（3）以口渴为主症的2型糖尿病等。

（二）医案解读与应用

2型糖尿病

笔者曾治患者，男，48岁，体倦乏力1个月。患者既往糖尿病病史5年，不规律用药（格列齐特和二甲双胍）1年，无明显不适。近1个月自觉体倦乏力加重，故前来就诊。就诊时症见烦热口渴，体倦乏力，舌红苔黄而干，脉细数。查空腹血糖13.3 mmol/L，餐后2小时血糖16.5 mmol/L。诊断为消渴病，证属胃热阴虚。拟玉女煎加减：石膏30 g，熟地黄30 g，麦冬15 g，知母15 g，牛膝20 g，西洋参15 g，五味子10 g。7剂，水煎服。二诊：

服后口渴、乏力好转，睡眠可，空腹血糖 9.8 mmol/L。前方有效，效不更方，继服前方 14 剂。三诊：患者诉药后仍稍困倦，空腹血糖 7.4 mmol/L。前方加黄芪 30 g，7 剂，水煎服，每日 1 剂，后测空腹血糖 6.0 mmol/L，餐后血糖 7.8 mmol/L。

按语：根据中医消渴理论，糖尿病可分上、中、下三消，针对肺燥、胃热、肾虚立法。本例属中消，但兼气阴两虚证。因此，在滋阴清热的基础上益气养阴，取得理想效果。

枇杷清肺饮
《医宗金鉴》

人参三分，枇杷叶（刷去毛，蜜炙）二钱，甘草（生）三分，黄连一钱，桑白皮（鲜者佳）二钱，黄柏一钱。水一盏半，煎七分，食远服。

一、方源考证

本方出自清代吴谦的《医宗金鉴》："此证由肺经血热而成。每发于面鼻，起碎疙瘩，形如黍屑，色赤肿痛，破出白粉汁，日久皆成白屑，形如黍米白屑。宜内服枇杷清肺饮。"《医宗金鉴》是清乾隆四年（1739 年）由太医吴谦负责编修的一部医学教科书，是我国综合性中医医书中比较完善而又简要的一部医书。全书采集了上自春秋战国、下至明清时期历代医书的精华。图、说、方、论俱备，并附有歌诀，便于记诵，尤其切合临床应用。

二、组方药物

本方由人参、枇杷叶、甘草、黄连、桑白皮、黄柏组成。这里主要介绍枇杷叶和桑白皮。

枇杷叶为蔷薇科植物枇杷的干燥叶，又名巴叶、芦橘叶。味苦，性微寒，归肺、胃经，具有清肺止咳、降逆止呕之功效。枇杷叶分生用和蜜炙两种。生用者，用水喷润，切丝，干燥。蜜炙者，取枇杷叶丝，用蜜水拌炒。

枇杷叶生用治肺热咳嗽，气逆喘急，胃热呕逆，烦热口渴；蜜炙则润肺下气，止咳逆。

桑白皮为桑科植物桑的干燥根皮。味甘、性寒，归肺经，具有泻肺平喘、利水消肿之功效。原方中强调鲜者佳，该药鲜用清泻肺热功效较好。

三、用法与用量

原方剂型为汤剂，剂量偏小。本方现代临床参考剂量如下：人参 5 g，枇杷叶 30 g，甘草 5 g，黄连 15 g，桑白皮 35 g，黄柏 20 g。水煎，空腹服。

四、组方解析

本方具有清热泻肺、益气化湿之功效，主治肺经蕴热挟湿证，临床表现为鼻面部有红色痤疮、粉刺，舌红、苔薄黄、脉数等。肺外合皮毛，肺经蕴热，郁于肌肤，不能透散所致。治宜清热肺泻热。方用枇杷叶清肺泻热，为君药。桑白皮清肺泻热助君药，为臣药。黄连、黄柏清燥湿热；人参益气托毒外出，同时防苦寒之药伤胃。共为佐药。甘草清热解毒，调和诸药，为使药。诸药合用，共奏清热泻肺、益气化湿之效。

五、临床运用

（一）临床治疗的常见疾病

以皮肤瘙痒为主症的痤疮、脂溢性皮炎等。

（二）医案解读与应用

1. 痤疮

笔者曾治患者，男，28 岁，面部痤疮反复发作 1 年。就诊时症见面部痤疮，鼻旁、双颧、前额、口周密布红色丘疹，伴皮肤瘙痒，可挤出脓血与粉汁，伴有大便干结，舌质红，苔黄腻，弦滑数。诊断为痤疮（肺经热盛），治宜清肺泻热，益气化湿。拟方枇杷清肺饮加减：人参 6 g，枇杷叶 30 g，甘草 12 g，黄连 15 g，桑白皮 30 g，黄柏 15 g，土茯苓 30 g，赤芍 15 g，制何首乌 15 g，蒺藜 15 g，地肤子 15 g。7 剂，水煎服。二诊：服药后疮疡变小，皮肤瘙痒减轻，原方加乌梢蛇 30 g，服 14 剂。三诊：疮疡基本消失。

按语：本例痤疮为肺经蕴热所致，因患者年轻，枇杷叶量加大。另因患者皮肤瘙痒，加用定风丹（制何首乌、蒺藜）。方证相应，故取得较好疗效。

2．脂溢性皮炎

笔者曾治患者，女，46 岁，面部反复出现红斑 2 年，加重 2 个月。患者 2 年前无明显诱因出现面颊部大片淡红斑，在红斑基础上被覆油腻性鳞屑，伴瘙痒。就诊时症见面部皮肤瘙痒，鼻旁、鼻唇沟及面颊部见大片界限清楚的潮红斑，灼热，口渴，心烦易怒，大便秘结、臭秽，舌质红，苔黄腻，脉滑数。拟枇杷清肺饮加减：人参 6 g，枇杷叶 30 g，甘草 12 g，黄连 10 g，桑白皮 30 g，黄柏 15 g，土茯苓 30 g，制何首乌 15 g，蒺藜 15 g，紫草 10 g，牡丹皮 15 g，白芷 10 g，红花 10 g。7 剂，水煎服。二诊：服上方后未发新疹，面部瘙痒、灼热症状皆减轻，潮红斑变淡，口渴稍改善，大便两日一次，故黄连减为 5 g，黄柏减至 10 g，继服前方 7 剂，水煎服。三诊：诸症悉减，舌质淡红，舌苔薄白，脉细。守上方，黄连减至 3 g，继服 14 剂，嘱其节制饮食。后随诊 2 个月，未见复发。

按语：脂溢性皮炎是由皮脂腺分泌功能亢进引起。表现为头皮多脂、油腻发亮、脱屑较多，在皮脂发达部位较易发生，是发生在皮脂溢出基础上的一种慢性炎症，损害表现为鲜红或黄红色斑片，表面附有油腻性鳞屑或痂皮，常伴有不同程度瘙痒，成年人多见。本证表现为肺热炽盛，瘀热蕴结，故在原方基础上加活血化瘀、清热凉血之品。

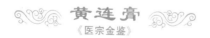

黄连膏
《医宗金鉴》

黄连三钱，当归尾五钱，生地一两，黄柏三钱，姜黄三钱。香油十二两，将药炸枯，捞去渣；下黄蜡四两溶化尽，用夏布将油滤净，倾入瓷碗内，以柳枝不时搅之，候凝为度。

一、方源考证

本方出自清代吴谦的《医宗金鉴》："此证生于鼻窍内，初觉干燥疼痛，状如粟粒，甚则鼻外色红微肿，痛似火炙。由肺经壅热，上攻鼻窍，聚而不散，致成此疮。内宜黄芩汤清之，外用油纸捻粘辰砂定痛散，送入鼻孔内。若干燥者，黄连膏抹之立效。"本方为外用膏剂。膏剂是中医药主要传统剂型之一，此类制剂在临床广泛应用于皮肤科与外科等，通过皮肤或黏膜起局部治疗作用。

二、组方药物

本方由黄连、当归尾、生地（生地黄）、黄柏、姜黄组成。这里主要介绍姜黄。

姜黄为姜科植物姜黄的干燥根茎。味辛、苦，性温，归脾、肝经，具有破血行气、通经止痛之功效。《唐本草》指其："主心腹结积，瘕忤，下气，破血，除风热，消痈肿。功力烈于郁金。"

三、用法与用量

原方剂型为膏剂。本方现代临床参考剂量如下：黄连 9 g，当归尾 15 g，生地黄 30 g，黄柏 9 g，姜黄 9 g。香油 360 g，用香油将药炸枯，去渣；下黄蜡 120 g 收膏。外用，摊纱布上，敷疮面；亦可直接涂搽于疮面，采用暴露疗法。

四、组方解析

本方具有清热解毒、消疮散结之功效，主治热毒炽盛所致的疮毒肿痛。方中黄连清热燥湿，泻火解毒，为君药。黄柏清热燥湿、泻火解毒，为臣药。姜黄、当归尾活血化瘀，行气止痛，消散痈肿；生地黄清热凉血。共为佐药。诸药合用，共奏清热解毒、活血化瘀、消肿散结、镇痛止痛之效。

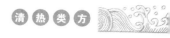

五、临床运用

（一）临床治疗的常见疾病

以皮肤、指甲、五官红肿热痛为主症的甲沟炎、皮肤、五官疮疡等。

（二）医案解读与应用

甲沟炎

张金花、张合会医案：该方用于治疗甲沟炎取得较好效果。甲沟炎多因手刺伤、撕剥肉刺、剪指（趾）甲过深，或踢伤、划伤、挤压伤，指（趾）甲嵌入甲沟组织内，或甲沟软组织不断受到挤压而影响局部血液循环，产生炎症感染。若治疗失宜，会迅速引起化脓或甲下积脓。采用黄连膏外敷。方药：黄连、黄柏、姜黄、当归、生地黄各 12 g。水煎，滤取药液，浓煎至膏状，用适量凡士林混合均匀，装瓶备用。使用时，先清洁患处，再用 75%酒精棉球消毒病变部位，取适量黄连膏均匀涂抹在纱布上，厚度约 0.5 cm，外敷于患指（脚趾）处，包扎，并用绷带固定。2 日外敷 1 次，6 日为 1 个疗程，取得满意疗效。（张金花，张合会. 黄连膏外敷治疗甲沟炎临床观察〔J〕. 湖北中医杂志，2011，33（3）：43 – 44.）

按语：本方用凡士林调和诸药，性质稳定，不酸败，具有适宜的稠度和涂展性，且对皮肤与黏膜无刺激性。对治疗无效的患者，应根据医嘱行切开引流或拔甲治疗，经换药后即可痊愈。

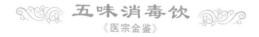

五味消毒饮

《医宗金鉴》

金银花三钱，野菊花、蒲公英、紫花地丁、紫背天葵子各一钱二分。水二盅，煎八分，加无灰酒半钟，再滚二三沸时，热服。渣，如法再煎服，被盖出汗为度。

一、方源考证

本方出自清代吴谦的《医宗金鉴》："夫疔疮者，乃火证也。……初起俱宜服蟾酥丸汗之；毒势不尽，憎寒壮热仍作者，宜服五味消毒饮汗之。"

二、组方药物

本方由金银花、野菊花、蒲公英、紫花地丁、紫背天葵子组成。这里主要介绍野菊花和紫背天葵子。

野菊花与菊花，二者同科属植物，极易混淆。而且均味辛行散，苦寒沉降，皆主归经于肺与肝，均具有清热解毒之功效，均可用于热毒蕴结、痈疽疔疮、咽喉肿痛诸证，尤善解疔毒，为外科疔痈之要药。野菊花苦寒之性胜过菊花，清热解毒之功独擅，疔疮痈疡肿毒之证多用之。菊花辛散之力较强，疏散上焦，头目风热之证多用之。

紫背天葵子为毛茛科植物天葵的块根，又称天葵子。味甘、苦，性寒，归肝、胃经，具有清热解毒、消肿散结之功效。而紫背天葵为菊科植物紫背千里光的全草，具有祛瘀、活血、调经之功效。注意两者相鉴别。

三、用法与用量

原方剂型为汤剂。本方现代临床参考剂量如下：金银花15 g，野菊花6 g，蒲公英6 g，紫花地丁6 g，紫背天葵子6 g。水煎，加酒少量。药渣捣烂可敷患部。加酒同煎的目的是借酒行气血、通经络，助行药势、增强药效。

四、组方解析

本方具有清热解毒、消散疔疮之功效，主治热毒壅滞于肌肤证，该证由热毒蕴于肌肤、瘀热互结所致。方中金银花入肺胃，可解肺胃热毒，为君药。野菊花、蒲公英、紫花地丁均具清热解毒之效，为痈疮疔毒之要药；蒲公英兼能利水通淋，泻下焦之湿热，与紫花地丁相配，善清血分之热结；紫背天葵子能清热解毒，消肿散结，利水通淋。共为臣佐药。诸药合用，共奏

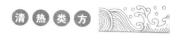

清热解毒、消散疔疮之效。

五、临床运用

（一）临床治疗的常见疾病

用于以皮肤或局部组织器官红肿热痛为主症的化脓性炎症，如蜂窝织炎、疖肿、深部脓肿初起等。

（二）医案解读与应用

荨麻疹和毛囊炎

笔者曾治患者，男，18 岁，头皮、前胸、后背起红疹 1 年，加重 1 个月。患者近 1 年来，遇身热出汗或刺激性食物，则头皮、前胸、后背起红疹，又痛又痒，搔破后流血水或黄水，恶热，心烦，尿黄，大便干。在当地医院诊断为荨麻疹和毛囊炎。内服外用中西药治疗，效果不理想。就诊时症见头皮及前胸、后背散发多个米粒大红疹，舌红，苔薄，脉数。予消风散加五味消毒饮加减：当归 15 g，生地黄 20 g，防风 15 g，蝉蜕 15 g，知母 15 g，苦参 30 g，荆芥 15 g，苍术 15 g，胡麻仁 20 g，牛蒡子 15 g，石膏 30 g，川木通 10 g，野菊花 30 g，蒲公英 30 g，紫花地丁 20 g，紫背天葵子 20 g，甘草 6 g。7 剂，水煎服。服后瘙痒症状减轻，效不更方，继服 3 周，胸背皮疹消退。

按语：本例为风湿热郁于肌腠所致的风疹、湿疹。方中消风散合五味消毒饮疏风清热、祛湿解毒，取得较好疗效。本例也提示五味消毒饮具有清热解毒、消散疔疮之功效，用于热毒壅滞于肌肤所致痈疮。但该方只是治标之法，临床运用时针对复杂病情，需要根据病机特点，配伍其他方剂联合治疗，才能取得更好效果。

凉血地黄汤
《外科大成》

归尾一钱五分，生地二钱，赤芍一钱，黄连（炒）二钱，枳壳一钱，黄芩（炒黑）一钱，槐角（炒黑）三钱，地榆（炒黑）二钱，荆芥（炒黑）一钱，升麻五分，天花粉八分，甘草五分。右一剂。加生侧柏二钱，用水二大盅，煎一盅，空心服三四剂，则痛止肿消，更外兼熏洗。

一、方源考证

本方出自清代祁坤的《外科大成》："治痔肿痛出血。"清顺治年间祁坤被征召为御医，后又受到康熙帝之嘉许，累擢为太医院判官。祁坤深感外科理论需要发展和创新，认为"大约内科一门，前贤之论似详且尽，而外科诸书，或博而寡要，或隐而未备，鹤长凫短，豕腹龙头，心窃疑之"（《外科大成·自叙》）。因此，祁坤致力于外科理论的钻研与临证实践，收集了前人有关痈疽肿疡等外科疾患之论述，于1665年撰成《外科大成》四卷，详述各部位痈疽肿疡之病因、证候、诊治、方药、预后等。

二、组方药物

本方由归尾（当归尾）、生地（生地黄）、赤芍、黄连、枳壳、黄芩、槐角、地榆、荆芥、升麻、天花粉、甘草、生侧柏（侧柏叶）组成。这里主要介绍槐角。

槐角为豆科植物槐的干燥成熟果实。味苦，性寒，归肝、大肠经，具有清热泻火、凉血止血之功效。用于肠热便血、痔肿出血、肝热头痛、眩晕目赤。槐角炒炭后，寒性降低，并具收涩之性，长于收敛止血，用于便血、痔血、崩漏等出血证。

三、用法与用量

原方剂型为汤剂，剂量偏小。本方现代临床参考剂量如下：当归尾 10 g，生地黄 15 g，赤芍 10 g，黄连 6 g，枳壳 6 g，黄芩 9 g，槐角 15 g，地榆 15 g，荆芥 6 g，升麻 3 g，天花粉 10 g，侧柏叶 10 g，甘草 6 g。水煎服，同时可以外用熏洗局部。

四、组方解析

本方具有清热燥湿、凉血止血之功效，主治湿热蕴结肠道所致的痔疮出血证。痔疮出血是痔疮最常见的症状之一。痔疮是由直肠黏膜的静脉曲张造成。中医认为该病是由湿热蕴结肠道，灼伤肠道络脉，迫血妄行、血不循经所致。治宜清热燥湿，凉血止血。方中槐角苦寒，入大肠经，清热泻火，凉血止血，为君药。黄连、黄芩两药相须为用，清热燥湿，为臣药。生地黄、当归尾凉血养阴以降火，并能活血消肿；地榆、侧柏叶、赤芍凉血止血，消肿敛疮。共为臣药。天花粉、荆芥、升麻、枳壳祛风透疹，理气，消肿排脓，为佐药。甘草清热解毒，调和药理，为使药。诸药合用，共奏清热燥湿、凉血止血之效。

五、临床运用

（一）临床治疗的常见疾病

以便血和肛周疼痛为主症的肛周疾病，如肛周脓肿、肛门湿疹、痔疮、肛乳头肥大、肛门瘙痒、肛门疣病、肛瘘、肛裂等。

（二）医案解读与应用

痔疮

笔者曾治患者，男，48 岁，痔疮出血 3 天。患者平时喜食肥甘，有内痔病史，平时有阵发性便血。近 3 天因聚餐，吃火锅，喝烈性酒，便血发作，排便时痔疮出血，出血呈喷射状，伴口干口苦，舌质红，苔黄腻，脉滑数。诊断为湿热蕴结所致的痔疮，以凉血地黄汤加减：当归尾 10 g，生地黄

30 g，赤芍 10 g，黄连 15 g，枳壳 10 g，黄芩 10 g，槐角炭 20 g，地榆炭 20 g，荆芥炭 10 g，升麻 3 g，天花粉 10 g，甘草 6 g，侧柏叶 20 g。7 剂，水煎服，同时熏洗肛周。服药后，便血止，痔核明显缩小，嘱其继服 14 剂，以巩固疗效及消除痔核。

按语：痔疮是一种常见的肛肠疾病，包括内痔、外痔、混合痔。因其病理特点，其易反复发作，并较难根治。痔疮乃因血瘀阻滞，湿热下注，毒邪壅结，久而形成痔核所致，治当活血行瘀、消肿止痛、清热解毒、凉血止血。运用凉血地黄汤加减，方证相应，效果明显。

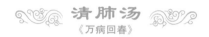

清肺汤
《万病回春》

> 黄芩（去朽心）一钱半，桔梗（去芦）、茯苓（去皮）、陈皮（去白）、贝母（去心）、桑白皮各一钱，当归、天门冬（去心）、山栀、杏仁（去皮尖）、麦门冬（去心）各七分，五味子七粒，甘草三分。上锉，生姜、枣子煎，食后服。

一、方源考证

本方出自明代龚廷贤的《万病回春》："治一切咳嗽，上焦痰盛。"龚廷贤，字子才，号云林山人，又号悟真子，江西金溪人。幼攻举业，后随父学医。其承家学，又访贤求师，医名日隆，曾任太医院吏目。因治愈鲁王张妃臌胀，被赞为"天下医之魁首"，并赠以"医林状元"匾额。其方剂学成绩令人瞩目，《中医方剂大辞典》收录龚廷贤自创新方 1981 首，约占全书的 2%；在日本，龚氏《万病回春》方与经方相提并论。

二、组方药物

本方由黄芩、桔梗、茯苓、陈皮（陈皮去白即橘红）、贝母（川贝母）、桑白皮、当归、天门冬（天冬）、山栀（栀子）、杏仁（苦杏仁）、麦门冬（麦冬）、五味子、甘草、生姜、大枣组成。这里主要介绍桔梗和苦杏仁。

桔梗为桔梗科植物桔梗的干燥根。味苦、辛，性平，归肺经，具有宣

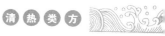

肺、利咽、祛痰、排脓的功效。原方中强调"去芦","芦"又称"斧头"。一般指根头、根茎、残茎、叶基等部位。历代医家认为"芦"为非药用部位，有的且"致吐"，故应去掉。

　　苦杏仁为蔷薇科植物山杏、西伯利亚杏、东北杏或杏的干燥成熟种子。味苦，性微温，有小毒，归于肺、大肠经，具有降气止咳平喘、润肠通便的功效。《神农本草经》中未说明其炮制方法。东汉时张仲景在《伤寒杂病论》中强调要"去皮尖"。现代研究证明，杏仁尖中苦杏仁苷的含量略高于整个杏仁，苦杏仁苷分解出来的氢氰酸是有毒的，这种有毒成分80%以上都分布在皮尖，去皮尖就是为了减轻毒性。

三、用法与用量

　　原方剂型为煮散剂，用量较小。本方现代临床汤剂参考剂量如下：黄芩9 g，桔梗10 g，茯苓10 g，橘红6 g，川贝母15 g，桑白皮15 g，当归10 g，天冬15 g，栀子10 g，苦杏仁10 g，麦冬20 g，五味子5 g，甘草6 g，生姜10 g，大枣15 g。水煎，食后服。

四、组方解析

　　本方具清肺润燥、化痰止咳之功效。龚廷贤虽然指其可治"一切咳嗽"，但从组方药物来看，还以燥痰犯肺所致的咳嗽为主。燥痰犯肺，肺失宣降，故咳嗽；燥热伤阴，故出现阴虚津伤的症状。方中川贝母清热润肺、化痰止咳，为君药。陈皮（去白）理气化痰，为臣药，助君药化痰止咳。栀子、桑白皮、黄芩清泄肺热；麦冬、天冬、当归滋阴清肺；桔梗宣肺止咳；茯苓健脾祛湿，杜绝生痰之源；生姜、大枣益气和胃；苦杏仁降气润肺、化痰止咳；五味子敛肺止咳。共为佐药。甘草调和诸药，为使药。诸药配伍，共奏清肺润燥、化痰止咳之效。

五、临床运用

（一）临床治疗的常见疾病

以咳嗽、咳痰为主症的慢性支气管炎、支气管扩张症、肺炎、肺结核、慢性咽喉炎、支气管哮喘等。

（二）医案解读与应用

慢性支气管炎

笔者曾治患者，女，42 岁，咳嗽气喘发作 1 周，有 10 年慢性支气管炎病史，近来咳嗽气喘加重，故前来诊治。就诊时症见咳嗽，气喘，痰少而黏、色黄难咯，伴胸闷，体倦乏力，口渴，舌质红，苔薄黄，脉细数。辨为燥痰阻肺证。治当清燥化痰，润肺止咳。给予清肺汤加减：黄芩 10 g，桔梗 15 g，茯苓 15 g，橘红 6 g，川贝母 15 g，桑白皮 15 g，当归 10 g，天冬 15 g，栀子 10 g，苦杏仁 10 g，麦冬 15 g，五味子 5 g，甘草 6 g。7 剂，水煎服。二诊时咳嗽减轻，咯痰减少，原方继服 7 剂。三诊时诸症减轻，原方加太子参 15 g，7 剂。后诸症悉除。

按语：本案根据患者痰少而黏、色黄难咯及阴虚的表现，辨为燥痰阻肺证，选用清肺汤，方证相应，故取效。用方过程中可根据患者症状变化进行加减，如三诊时伴有体倦乏力症状，表明气虚较重，原方加太子参，与方中麦冬、五味子配伍为生脉散，有益气养阴、润肺止咳之效。

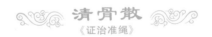

清骨散
《证治准绳》

银柴胡一钱五分，胡黄连、秦艽、鳖甲（醋炙）、地骨皮、青蒿、知母各一钱，甘草五分。水二盅，煎八分，食远服。

一、方源考证

本方出自明代王肯堂的《证治准绳》类方卷一："专退骨蒸劳热。"王肯堂为明代官吏兼医学家，中进士，曾授予翰林院检讨，后引疾归里，遂致志于医学。《证治准绳》为王肯堂的代表作，历经 11 年始完成，共 44 卷、220 万字，是一部集明代以前医学大成的名著，书中对各种疾病的证候和治法的叙述"博而不杂，详而又要"，为历来医家所推崇。

二、组方药物

本方由银柴胡、胡黄连、秦艽、醋鳖甲、地骨皮、青蒿、知母、甘草组成。这里主要介绍胡黄连。

胡黄连为玄参科植物胡黄连的干燥根茎。要注意其与黄连的区别。两药均为大苦大寒之品，具有清热燥湿、凉血之功效。不同之处是，《本草正义》认为，胡黄连"惟其质重色黑，沉降性尤其速，故清导下焦湿热，其力愈专，其效较川黄连为捷"；此外，胡黄连长于退骨蒸劳热，而黄连长于泻心火、解毒之力。

三、用法与用量

原方剂型为煮散剂。本方现代临床汤剂参考剂量如下：银柴胡 12 g，胡黄连 9 g，秦艽 9 g，鳖甲（醋炙）30 g，地骨皮 9 g，青蒿 9 g，知母 9 g，甘草 6 g。水煎，空腹服。

四、组方解析

本方具有滋补肝肾、退蒸除热之功效，主治肝肾阴亏、虚火内扰证。阴虚生内热，虚热蕴蒸，故见骨蒸劳热、心烦口渴；虚火上炎，故见唇红颊赤；虚火迫津外泄，故见夜寐汗出；阴液亏损，无法濡养肌肤，故见形体消瘦。治疗以清虚热、退骨蒸为主。方中银柴胡清虚热，退骨蒸，为君药。地骨皮、胡黄连、知母内清阴分之热，为臣药。青蒿、秦艽除肝胆之热；鳖甲滋阴清热，退骨蒸。共为佐药。甘草调和诸药，为使药。全方共奏滋补肝肾、退蒸除热之效。

五、临床运用

（一）临床治疗的常见疾病

（1）以低烧为主症的结核性疾病、不明原因发热，如肺结核、肾结核等。

（2）以烘热、皮肤瘙痒为主症的围绝经期综合征、荨麻疹等。

（二）医案解读与应用

1．术后发热

笔者曾治患者，女，44岁，子宫肌瘤手术后反复发热1个月。患者1个月前在外院行子宫肌瘤切除手术。出院后出现反复发热症状，每日下午4点以后出现发热，以夜间为甚。既往有结核性胸膜炎病史，曾先后应用头孢、克林霉素等抗生素，症状未见好转。就诊时症见发热，以夜间为甚，体温波动在37.5～38.5℃，纳差，口渴，自汗并伴有盗汗，小便频数，大便干。辨证属阴虚发热。治宜养阴清热，佐以益气活血。方用清骨散加减：银柴胡10 g，胡黄连10 g，秦艽15 g，鳖甲30 g（先煎），地骨皮30 g，青蒿15 g，知母15 g，甘草12 g，生地黄30 g，沙参10 g，麦冬15 g，当归15 g，牡丹皮10 g，黄芪15 g。7剂，水煎服。患者服药后，体温降至正常，食纳好转，二便正常，自汗减少但仍有盗汗，舌质淡，苔白，脉弦细数。上方加重黄芪30 g、太子参15 g，服药14剂。患者体温降至正常，食纳及二便好转。

按语：术后发热是临床常见病，患者有手术创伤，既往有胸膜炎病史，致阴血亏损，血虚伤阴，治宜养阴清热，佐以益气活血。治疗时除用清骨散以外，加用益气活血药当归、黄芪，同时重用生地黄，以加强养阴清热作用。

2．荨麻疹

笔者曾治患者，女，54岁，全身皮肤瘙痒2个月。患者全身皮肤瘙痒，发作不定时，以下午及晚间加重，局部触之有灼热感，得凉则舒适。其间曾内服外用抗过敏药，只能暂时止痒。就诊时症见皮肤红色丘疹，身体瘦弱，颧赤午后加重，伴口渴，烦躁不宁，头晕，手足心热，舌质红，苔少，脉细数。诊断为荨麻疹，证属阴虚内热，虚风内动。治宜滋阴清虚热，疏风止痒。拟方清骨散加减：银柴胡10 g，胡黄连15 g，青蒿10 g，鳖甲30 g，生地黄30 g，麦冬15 g，知母15克，地骨皮30 g，牡丹皮10 g，白鲜皮15 g，乌梢蛇30 g，地肤子20 g，蝉蜕9 g。7剂，水煎服。嘱其忌食辛辣之物。服药后，皮疹发生的次数明显减少，痒感大减，皮肤灼热感已去大半，颧赤、头晕、口渴烦躁、手足心热症状皆减轻，舌质由红变淡红，苔转润。原方去青蒿，继服7剂后诸症皆愈。

按语：本例荨麻疹为阴虚风动所致，痒自风来。患者全身皮肤瘙痒，发作不定时，以下午及晚间加重，符合阴虚生风特征，故选用清骨散有效。因风邪较重，瘙痒明显，在清骨散的基础上增加了祛风止痒的乌梢蛇、地肤子、蝉蜕等。

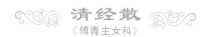

清经散
《傅青主女科》

丹皮三钱，地骨皮五钱，白芍（酒炒）三钱，大熟地（九蒸）三钱，青蒿二钱，白茯苓一钱，黄柏（盐水浸，炒）五分。水煎服。

一、方源考证

本方出自清代傅山的《傅青主女科》："妇人有先期经来者，其经甚多，人以为血热之极也，谁知是肾中水火太旺乎。……治之法但少清其热，不必泄其水也。方用清经散。"傅山，字青竹，改字青主，明末清初道家思想家、书法家、医学家。傅山与顾炎武、黄宗羲、王夫之、李颙、颜元一起被梁启超称为"清初六大师"。其医学成就显著，有《傅青主女科》《傅青主男科》等传世之作，在当时有"医圣"之名，《清史稿》卷五百一有传。他一生中处处表现了"富贵不能淫，贫贱不能移，威武不能屈"的品格和气节。

二、组方药物

本方由丹皮（牡丹皮）、地骨皮、白芍、大熟地（熟地黄）、青蒿、白茯苓（茯苓）、黄柏组成。这里主要介绍青蒿。

青蒿为菊科植物黄花蒿的干燥地上部分。味苦、辛，性寒，归肝、胆经，具有清虚热、除骨蒸、解暑热、截疟、退黄之功效。中药青蒿就是提取青蒿素的原植物，而植物学上叫"青蒿"的植物反而不含青蒿素。《神农本草经》指其："主疥瘙痂痒，恶疮，杀虱，留热在骨节间，明目。"《本草新编》也指出："青蒿，专解骨蒸劳热，尤能泄暑热之火，泄火热而不耗气血，用之以佐气血之药，大建奇功，可君可臣，而又可佐可使，无不宜也。但必须多用，因其体既轻，而性兼补阴，少用转不得力。又青蒿之退阴火，退骨中之火也，然不独退骨中之火，即肌肤之火，未尝不共泻之也，故阴虚而又感邪者，最宜用耳。又青蒿最宜沙参、地骨皮共享，则泻阴火更捷，青蒿能引骨中之火，行于肌表，而沙参、地骨皮只能凉骨中之火，而不能外泄也。"

三、用法与用量

原方剂型为煮散剂。本方现代临床汤剂参考剂量如下：牡丹皮 15 g，地骨皮 30 g，白芍 20 g，熟地黄 20 g，青蒿 12 g，茯苓 9 g，黄柏 10 g。水煎服。

四、组方解析

本方具有滋阴清热、凉血止血之功效，主治阴虚内热月经先期证。阴虚火旺，迫血妄行，故月经先期，经量多，色深红或紫，质黏稠；舌红，苔黄，脉数。方中地骨皮、熟地黄滋阴清热，为君药。牡丹皮、黄柏清热凉血，白芍滋阴养血，为臣药。青蒿清泄血中伏热，茯苓健脾、利水、清热，为佐药。全方为清热凉血之剂，但有养血滋阴之效，使热去而阴不伤，血安而经自调。

五、临床运用

（一）临床治疗的常见疾病

以月经不规律为主症的产褥感染、慢性盆腔炎、子宫内膜异位症等。

（二）医案解读与应用

更年期子宫功能性出血

笔者曾治患者，女，49 岁，月经量多 1 个月。患者月经来潮，量多如注，色红，头晕乏力，时有潮热。当地医院 B 超提示"子宫肌瘤，子宫内膜双层厚 14 mm"，诊断为更年期子宫功能性出血。患者因前次出血过多行诊刮术而血止，此次出血患者不愿再次刮宫，而前来就诊。症见月经量多，伴面色少华，苔薄黄，脉弦。证属热扰冲任、迫血妄行。治拟清经散加减治疗：生地黄 30 g，牡丹皮 15 g，玄参 15 g，麦冬 20 g，茯苓 15 g，地骨皮 30 g，白芍 15 g，马齿苋 15 g，黄柏 10 g，仙鹤草 20 g，青蒿 10 g，茜草 10 g。每日 1 剂，水煎服。药进 7 剂后，出血量明显减少。上方加阿胶 9 g，再服 7 剂后，潮热好转，出血已止。遂以上方加活血化瘀药加减治疗 1 个月，后 B 超复查示"子宫内膜变薄"。再治 1 个月后，上述症状再无复发，半年后自然绝经。

按语：本例正值绝经期，肾阴虚而热扰冲任，冲任不固而经血妄行。因起始出血量多，故投清经散治疗。方中生地黄、地骨皮、玄参、麦冬清热养阴，黄柏、牡丹皮、青蒿清热凉血，加马齿苋清热凉血止血，仙鹤草益气止血，茯苓化湿而宁心。

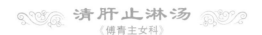

清肝止淋汤
《傅青主女科》

> 白芍（醋炒）一两，当归（酒洗）一两，生地（酒炒）五钱，阿胶（白面炒）三钱，粉丹皮三钱，黄柏二钱，牛膝二钱，香附（酒炒）一钱，红枣十个，小黑豆一两。水煎服。

一、方源考证

本方出自清代傅山的《傅青主女科》："妇人有带下而色红者，似血非血，淋漓不断，所谓赤带也。……治法须清肝火而扶脾气，则庶几可愈。方用清肝止淋汤。"

二、组方药物

本方由白芍、当归、生地（生地黄）、阿胶、粉丹皮（牡丹皮）、黄柏、牛膝、香附、红枣（大枣）、小黑豆（黑豆）组成。这里主要介绍阿胶、黄柏和黑豆。

阿胶，原方中用白面炒阿胶主要是为了调味，现一般不用面粉炒阿胶，多采用蒲黄或蛤粉炒，加强止血作用。

黄柏为芸香科植物黄皮树的干燥树皮，习称"川黄柏"，主产于四川、贵州。而关黄柏为芸香科植物黄檗的干燥树皮，主产于辽宁、吉林、河北。两者功效相同，均具有清热燥湿、泻火除蒸、解毒疗疮之功效。

黑豆为豆科植物大豆的干燥成熟种子。味甘，性平，归脾、胃经，具有益精明目、养血祛风、利水、解毒之功效。小黑豆就是黑豆之小者，《本草图经》云："大豆有黑白二种，黑者入药，白者不用。其紧小者为雄豆，入药尤佳。"

三、用法与用量

原方剂型为汤剂。本方现代临床参考剂量如下：白芍30 g，当归30 g，生地黄15 g，阿胶9 g，牡丹皮9 g，黄柏6 g，牛膝6 g，香附3 g，大枣20 g，黑豆30 g。水煎服。

四、组方解析

本方具有清肝凉血、利湿止带之功效，主治血虚火旺之带下证。本证多因忧思伤脾，郁怒伤肝，肝经郁火，迫血妄行，肝郁犯脾，脾失健运，致湿热下注。病机为肝热血虚挟杂湿热。方中生地黄清肝凉血，为君药。白芍、当归、阿胶滋阴养血，为臣药。牡丹皮清热凉血，大枣益气健脾，黑豆、黄柏、牛膝清利湿热，香附调肝理气，为佐药。诸药配伍，共奏清肝凉血补血、利湿止带之效。

五、临床运用

（一）临床治疗的常见疾病

以子宫出血为主症的功能失调性子宫出血、月经不规律等。

（二）医案解读与应用

1. 崩漏

笔者曾治患者，女，28 岁，阴道出血伴下腹隐痛 10 天。患者已婚未育，平时月经正常，近 10 天开始出现少量阴道出血，淋漓不尽。就诊时症见下腹隐痛，阴道出血，心烦易怒，口苦咽干，大便干结，尿黄，舌质淡红，苔薄黄，脉弦数。查尿妊娠试验阴性。诊断为崩漏，证属肝经湿热型。拟清肝止淋汤加减：白芍 30 g，当归 15 克，香附 10 克，牡丹皮 15 g，牛膝 20 克，生地黄 15 g，阿胶 9 g（烊服），大枣 20 g，海螵蛸 20 g，金樱子 15 g，侧柏炭 15 g，炒黄柏 15 克，黑豆 10 g。7 剂，水煎服。服药后血止，诸症皆有显著改善。继续原方 14 剂以巩固疗效。

按语：本例患者崩漏为湿热困阻肝经、肝失疏泄所致。崩漏首见于《素问·阴阳别论》，是指经血非时暴下不止或淋漓不尽，前者谓之崩中，后者谓之漏下。崩与漏出血情况虽然不同，但两者常交替出现，故概称崩漏。因患者出血时间较长，方中加金樱子、海螵蛸、侧柏炭，增强补肾固涩止血之效。

2. 月经不规律

笔者曾治患者，女，36 岁，经期延长 10 余天。患者已婚育，自诉本月经行 10 余天未干净，平素月经周期 28 ～ 32 天，经行 5 ～ 7 天，血量中等。本次月经已行经 10 天未干净。就诊时症见乳房胀痛，口苦口干，食纳一般，舌暗红，苔黄厚腻，脉弦滑。诊断为经期延长，证属肝经湿热型。拟清肝止淋汤加减：当归 15 g，白芍 15 g，益母草 30 g，炒黄柏 15 g，酒牛膝 20 g，生地黄 15 g，香附 10 g，牡丹皮 15 g，大枣 20 g，苍术 15 g，炒薏苡仁 30 g，刘寄奴 20 g，阿胶 9 g（烊化）。共 5 剂，水煎服。嘱患者经期继服药直至服尽 5 剂，待月经干净后复诊。患者服完 3 剂后，月经干净。后继服该方 10 剂，本月月经来潮，经行 7 天，月经量中等，经期腹痛有所减轻，余诸症皆改善。

按语：经期延长又称为"月水不断"，始见于《诸病源候论》，是指月经周期正常，经期超过 7 天以上，甚至 2 周方净，一般归于西医有排卵性功能失调性子宫出血范畴。中医认为本病的常见病因有虚、瘀、热。肝经湿热也是常见证型。本例属湿重于热，兼有血瘀之象，故以清肝止淋汤加减，取效。方中加刘寄奴、益母草通经化瘀以止血，止血而不留瘀；薏苡仁健脾化湿，炒用化湿之力更强；苍术健脾燥湿；大枣调和诸药。

四妙勇安汤
《验方新编》

金银花、元参各三两，当归二两，甘草一两。水煎服。

一、方源考证

本方出自清代鲍相璈的《验方新编》："此症生手、足各指，或生指头，或生指节、指缝。初生或白色痛极，或如粟米起一黄泡。其皮或如煮熟红枣，黑色不退，久则溃烂，节节脱落，延至手足背腐烂黑陷，痛不可忍。……宜用顶大甘草，研极细末，用香麻油调敷。……再用金银花、元参各三两，当归二两，甘草一两，水煎服。"鲍相璈是清代著名医家，曾任职于广西武宜，因发现当地老百姓治病缺少良方，而持方者亦大多数自秘其方不愿外传，于是亲自广泛搜集各种临床运用有效的单方、秘方，编集为《验方新编》，分门别类，便于民众采用。该书广为流传，大行于世。

二、组方药物

本方由金银花、元参（玄参）、当归、甘草组成。这里主要介绍金银花和玄参。

金银花为忍冬科忍冬属植物忍冬的干燥花蕾或带初开的花，花初开为白色，后转为黄色，因此得名金银花。性甘、味寒，归肺、胃经，具有清热解毒、疏散风热之功效。《本草正》曰："其性微寒，善于化毒。故治痈疽肿毒，疮癣，杨梅，风湿诸毒，诚为要药。"《本草求真》也指出："金银花，诸书皆言补虚养血，又言入肺散热，能治恶疮、肠澼、痈疽、痔漏，为外科治毒通行要剂。"

元参即玄参，别名浙玄参、黑参、乌元参，为玄参科植物玄参的根。味甘、苦、咸，性微寒，归肺、胃、肾经，具有清热凉血、滋阴降火、解毒散结之功效。玄参滋养肾阴的功效与地黄相近，故两药常配合同用。但玄参苦泄滑肠而通便，泻火解毒而利咽，临床应用范围较为广泛，一般不作为长服的滋补之剂；地黄则功专补肾养阴，可作为久用的滋阴药品。

三、用法与用量

原方剂型为汤剂。本方现代临床参考剂量如下：金银花 30 g，玄参 30 g，当归 15 g，甘草 15 g。水煎服。原方强调连服 10 剂，药味不可少，减则不效，并忌抓擦为要。临床应用时可从小剂量开始，逐渐加大剂量。

四、组方解析

本方具有清热解毒、活血散瘀之功效，主治瘀热互结、血败肉腐所致的脱疽，临床表现为局部治疗肌肤红肿热痛、化脓溃烂，治以清热解毒、活血止痛为主。金银花甘寒入心，善于清热解毒，故重用，为君药。当归滋阴养血，活血散瘀；玄参滋阴降火解毒。共为臣药，既助君药化瘀泻热，又滋阴养血，补阴血之损伤。甘草清热解毒，调和药性，为佐使药。诸药合用，既能清热解毒，又能活血散瘀。

五、临床运用

（一）临床治疗的常见疾病

（1）以四肢末端疼痛为主症的血栓闭塞性脉管炎、静脉炎、下肢溃疡、坐骨神经痛、下肢深静脉栓塞等。

（2）以局部红肿热痛为主症的皮肤感染。

（二）医案解读与应用

1．带状疱疹

笔者曾治患者，男，36 岁，右胁肋部疼痛 3 天。患者 3 天前出现右胁肋部疼痛，时如针刺，不能触衣，继而出现红色疱疹，并迅速增多，范围扩大，累及腰部。就诊时症见右胁肋部出现大小疱疹，簇集成片，痛如刀割，转侧不利，夜不能寐，心烦易怒，口苦咽干，大便干结，舌红，苔黄，脉洪数。西医诊断：带状疱疹。中医诊断：缠腰火丹，证属热毒炽盛、郁于肌肤。予四妙勇安汤加味：金银花 30 g，玄参 20 g，生地黄 15 克，大黄 5 g

（后下），龙胆草 6 克，当归 10 g，柴胡 10 g，栀子 10 g，土茯苓 30 克，赤芍 10 g，牡丹皮 10 g，甘草 12 g。每日 1 剂，水煎服，外用六神丸 30 粒，研末醋调外敷，每日 2 次。1 周后疼痛减轻，疱疹开始萎缩，大便通，夜能寐。上方去大黄，3 剂。复诊时，患处红肿减轻，疱疹大部分结痂，再服上方 5 剂，以善其后。

按语：本例患者带状疱疹为肝经热毒炽盛、灼伤经络所致，治宜清热解毒，疏肝泄热。选用四妙勇安汤加龙胆泻肝汤配伍治疗，标本兼治，故取得较好疗效。

2. 糖尿病足

笔者曾治患者，男，55 岁，左足背部溃烂 3 个月。患者有 2 型糖尿病史 5 年，口服降糖药治疗，血糖控制尚可。3 个月前左足背侧被蚊虫叮咬后，出现红肿、疼痛、瘙痒，继而溃烂，一直未愈。自行服用抗生素，外涂药膏，效果均不佳。就诊时症见左足背部溃烂面逐渐增大至 4.1 cm × 5.0 cm，上覆厚痂，有黄色渗出物，四周红肿、灼热、瘙痒、疼痛，足踝部、小腿微肿，舌红，苔黄厚腻，脉滑数。西医诊断为左足溃疡。中医诊断为足部阳痈证，证属湿热蕴结，损伤足部经络所致。治宜清热解毒，活血止痛。予四妙勇安汤加味：金银花 30 g，玄参 20 g，当归 10 g，黄柏 10 g，苍术 10 g，牛膝 20 g，赤芍 15 g，牡丹皮 15 g，苦参 20 g，败酱草 30 g，甘草 12 g，熟附子 10 g（先煎），薏苡仁 30 g。7 剂，每日 1 剂，水煎服。二诊时创面渗出物减少，红肿、瘙痒减轻。继上方，加黄芪 30 g，7 剂。三诊时疮面缩小为 2.5 cm × 2.0 cm，疮面完全结痂，四周稍见红肿。继上方，加桃仁 10 g、红花 10 g，5 剂。四诊时疮面已基本愈合。

按语：本病属阳痈的范畴，因湿热蕴结、瘀而化热、瘀阻营血、血败肉腐所致。予四妙勇安汤清热解毒，活血通脉；配四妙散（苍术、黄柏、牛膝、薏苡仁）清热解毒燥湿；薏苡仁、附子、败酱草化瘀排脓；因病程较长，疮面难收，配黄芪、桃仁、红花益气活血生肌，而收良效。

桑白皮汤
《景岳全书》

桑白皮、半夏、苏子、杏仁、贝母、山栀、黄芩、黄连各八分。水二盅，姜三片，煎八分，温服。

一、方源考证

本方出自明代医家张景岳的《景岳全书》（引《医林》方）。《景岳全书·杂证谟·喘促》记载："治肺气有余，火炎痰盛作喘"。《景岳全书》共六十四卷，包括医论、诊断、本草、方剂、临床各科等。张景岳认为人的生命以阳气为本，阳难得而易失，既失而难复，因此主张温补。但本方以清为主，表明张氏虽重温补，但临床用方还是以辨证论治为准绳。

二、组方药物

本方由桑白皮、半夏、苏子（紫苏子）、杏仁（苦杏仁）、贝母（川贝母）、山栀（栀子）、黄芩、黄连、生姜组成。这里主要介绍桑白皮。

桑白皮为桑科植物桑的干燥根皮。味甘，性寒，归肺经，具有泻肺平喘、利水消肿之功效。桑白皮最早收载于《神农本草经》，原名"桑根白皮"，被认为"主伤中，五劳六极，羸瘦，崩中，脉绝，补虚益气"。《本草纲目》载："桑白皮专于利小水，乃实则泻其子也，故肺中有水气及肺火有余者，宜之。"《名医别录》指其："无毒。主去肺中水气，止唾血，热渴，水肿，腹满，胪胀，利水道，去寸白，可以缝金创。"《雷公炮制药性解》指其："凡使，十年已上向东畔嫩根。采得后，铜刀剥上青黄薄皮一重，只取第二重白嫩青涎者，于槐砧上用铜刀挫了，焙令干。勿使皮上涎落，涎是药力。此药恶铁并铅也。"即该药以 10 年以上桑树根较好，另煎药不能用铁器与铅制品。

三、用法与用量

原方剂型为汤剂，每味药 2.4 g，与生姜一起水煎服。该剂量现代临床用于成人偏少，可增加至 9 g。

四、组方解析

本方具有清热化痰、降气平喘之功效，主治痰热蕴肺之咳喘证。方中桑白皮为君药，取其甘寒以降，主入肺经，清肺火，泻肺气，平咳喘。黄芩、黄连、栀子均为苦寒之品，为臣药，助君药清肺泻火，降气止咳。半夏、紫苏子、苦杏仁、川贝母其性主降，降气化痰，止咳平喘，为佐药。加生姜三片，取其辛散温通之性，制约诸寒凉药之温燥，为佐使药。诸药配伍，共奏清热化痰、降气平喘之效。

五、临床运用

本方为治疗肺经热盛证的代表方，以咳嗽胸闷、痰稠色黄、舌红、苔黄、脉滑数为辨证要点。

（一）临床治疗的常见疾病

以咳嗽为主症的呼吸系统疾病，如急慢性支气管炎、支气管哮喘等属痰热蕴肺者。

（二）医案解读与应用

急性支气管炎

笔者曾治患者，男，42 岁，咳嗽 2 周。自诉 2 周前感冒后出现咳嗽，咳白色痰，伴鼻塞、流涕、咽痒等症状，自行服百服宁后，鼻塞、流涕等症状消失，但咳嗽、咳痰等症状未减轻，特来就诊。就诊时症见咳嗽，咳黄色稠痰，痰中带有血丝，面红，气粗，舌红，苔黄，脉滑数。胸 X 线检查结果示"急性支气管炎"。诊断为痰热蕴肺之咳嗽证。治宜清热宣肺，止咳化痰。拟方桑白皮汤加减：桑白皮（炙）30 g，苦杏仁 15 g，黄芩 15 g，半夏 10 g，川贝母 15 g，桔梗 15 g，栀子 15 g，橘红 5 g，瓜蒌 15 g，僵蚕 10 g，款冬花 15 g，甘草 6 g。7 剂，水煎服。复诊时患者自诉服药后诸症大减，偶尔咳嗽，饮食不佳。上方桑白皮减为 15 g，黄芩减为 10 g，加焦山楂 15 g、焦麦芽 15 g、焦神曲 15 g。3 剂，水煎服。诸症全消。

　　按语：本案例为外感风寒、入里化热、痰热蕴肺所致咳嗽证。全方清热化痰、止咳平喘之力较强，但偏于寒凉，故患者用 7 剂后，胃纳不佳，表明胃气有损伤。复诊时减桑白皮、黄芩的用量，加健脾和胃的焦山楂、焦麦芽、焦神曲。

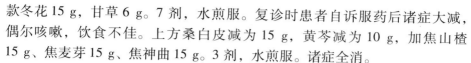

清燥救肺汤
《医门法律》

　　桑叶（去枝梗）三钱，石膏（煅）二钱五分，甘草一钱，人参七分，胡麻仁（炒，研）一钱，真阿胶八分，麦门冬（去心）一钱二分，杏仁（炮，去皮尖，炒黄）七分，枇杷叶（刷去毛，蜜涂炙黄）一片。水一碗，煎六分，频频二三次滚热服。

一、方源考证

　　本方出自清代医家喻嘉言的《医门法律》（卷4）："治诸气膹郁，诸痿喘呕。"喻嘉言根据《内经》病机十九条"诸气膹郁，皆属于肺""诸痿喘呕，皆属于上"创立本方。

二、组方药物

　　本方由桑叶、石膏、甘草、人参、胡麻仁、阿胶、麦门冬（麦冬）、杏仁（苦杏仁）、枇杷叶组成。这里主要介绍桑叶。

　　桑叶为桑科植物桑的干燥叶。味苦、甘，性寒，归肺、肝经，具有疏散风热、清肺润燥、清肝明目之功效。清代医学家张秉成指出："《经》有'火郁发之'之说，故以桑叶之轻宣肌表者，以解外来之邪，且此物得金气而柔润不凋。"

原方所用石膏为煅石膏，值得商榷。根据方证来看，用生石膏更为妥帖。方中石膏入煎剂内服须生用、重用，才能力效专宏。

三、用法与用量

原方剂型为汤剂。本方现代临床参考剂量如下：桑叶9 g，石膏8 g（先煎），甘草3 g，胡麻仁（炒，研）3 g，阿胶3 g（烊化）、枇杷叶（蜜炙）3 g，麦冬4 g，人参2 g，苦杏仁（去皮尖，炒）2 g。水煎服。

四、组方解析

本方具有清燥润肺、益气养阴之功效，主治温燥伤肺、气阴两伤证。燥热伤肺，故头痛身热；肺为燥所伤，气阴两伤，故干咳无痰，气逆而喘，口渴鼻燥。舌干少苔、脉虚大而数均为气阴两伤的表现。治当清燥润肺，益气养阴。方中重用桑叶，质轻性寒，轻宣肺燥，透邪外出，为君药。石膏辛甘而寒，清泻肺热，生津止渴；麦冬甘寒，养阴润肺。共为臣药。君臣相配，轻宣燥热，养阴生津，清中有润。人参益气生津；胡麻仁、阿胶养阴润肺；苦杏仁、枇杷叶苦降肺气。共为佐药。甘草调和诸药，为使药。诸药合用，共奏清燥润肺、益气养阴之效。

五、临床运用

本方为治疗温燥伤肺重证的常用方，以身热、干咳无痰、气逆而喘、舌红、少苔、脉虚大而数为辨证要点。

（一）临床治疗的常见疾病

（1）以干咳无痰、咽喉干燥为主症的呼吸系统疾病，如急性气管－支气管炎、慢性气管－支气管炎、支气管哮喘、放疗后肺部并发症等。

（2）以皮肤干燥为主症的神经免疫系统疾病，如皮肤干燥症、皮肌炎、银屑病、过敏性紫癜、干燥综合征、银屑病等。

（二）医案解读与应用

1. 咳嗽

笔者曾治某者，男，34岁，反复咳嗽1个月。患者为广州人，于10月天气仍燥热时感冒后出现发热、咳嗽，服银翘散治疗后发热退去，但咳嗽未止。服用头孢、罗红霉素等抗生素治疗无效。就诊时症见干咳少痰，咽痒，咽干，夜间咳嗽较重，大便干，舌红，苔薄黄，脉沉细数。诊断为燥热伤肺、气阴两虚咳嗽证。治宜轻宣燥热，润肺止咳。拟清燥救肺汤加减：党参15 g，炙甘草6 g，蜜枇杷叶15 g，燀苦杏仁10 g，麦冬10 g，石膏15 g，阿胶10 g（烊化），酒萸肉15 g，醋五味子5 g，桑叶20 g，麦冬30 g，火麻仁15 g。水煎服，7剂。二诊时咳嗽明显好转，剧烈运动时仍有咳嗽；舌红，苔薄白，脉沉细。上方加松针10 g、制何首乌10 g，7剂。三诊时咳嗽消失，无咽喉不适，稍感乏力。嘱其服用生脉胶囊以善后。

2. 皮肌炎

笔者曾治患者，男，18岁，四肢肌肉酸痛3个月。3个月前无明显诱因出现四肢肌肉酸痛、易疲劳等表现，呈进行性加重；1个月前出现面部对称性红斑。当地医院检查诊断为皮肌炎，给予糖皮质激素、改善微循环、营养肌肉等治疗后，症状好转。但四肢酸痛仍明显，并出现吞咽梗阻感，容易呛咳。就诊时症见心烦口渴，神疲乏力，小便黄赤，大便干结，面部对称性红斑，小腿压痛明显，肌力Ⅲ级，舌红，苔薄黄，脉细数。属温热邪毒犯肺，肺热津伤，津液不能敷所致。治宜清热润燥，养肺生津。拟清燥救肺汤加减：石膏30 g（先煎），桑叶15 g，沙参30 g，麦冬30 g，苦杏仁10 g，火麻仁15 g，知母15 g，金银花20 g，连翘15 g，天花粉15 g，太子参15 g，秦艽15 g，甘草6 g。水煎服，15剂。二诊时患者自感口渴、乏力、呛咳等症状缓解，红斑改善不明显。在上方基础上加生地黄、牡丹皮、紫草，15剂。三诊时患者自觉良好。继服上方1个月后，患者可正常生活、学习。

按语：上述第一例患者地处南方，所感病邪为秋燥之邪，因燥热未清，气阴受损较明显，故咳嗽一直不止。第二例为皮肌炎，中医认为该病为温热邪毒犯肺，肺气阴受损所致，采用糖皮质激素治疗会进一步加重气阴两伤。两例病机均可辨证为燥热伤肺，气阴两虚，故选清燥救肺汤均取得较好疗效。

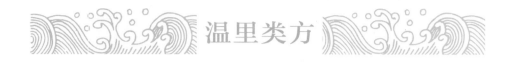

温里类方

本类方是以温热药为主，具有温里助阳、散寒通脉等作用，主治里寒证的方剂。

吴茱萸汤
《伤寒论》

> 吴茱萸（洗）一升，人参三两，生姜（切）六两，大枣（擘）十二枚。上四味，以水七升，煮取二升，去滓，温服七合，日三服。

一、方源考证

本方出自东汉张仲景的《伤寒论》：①"食谷欲呕，属阳明也，吴茱萸汤主之。"（第243条）②"干呕，吐涎沫，头痛者，吴茱萸汤主之。"（第378条）

二、组方药物

本方由吴茱萸、人参、生姜、大枣组成。这里主要介绍吴茱萸。

吴茱萸为芸香科植物吴茱萸、石虎或疏毛吴茱萸的干燥近成熟果实。味辛、苦，性热，有小毒，归肝、脾、胃、肾经，具有散寒止痛、降逆止呕、助阳止泻之功效。属"六陈"之一，存放3年以上效果更佳。《本草纲目》提出："茱萸，辛热能散能温，苦热能燥能坚，故所治之证，皆取其散寒温中，燥湿解郁之功而已。"《本草求真》强调其炮制："吴茱萸陈者良，泡去苦烈汁用。止呕黄连水炒，治疝盐水炒，治血醋炒。"

三、用法与用量

原方剂型为汤剂。本方现代临床参考剂量如下：吴茱萸6 g，人参10 g，生姜30 g，大枣20 g。水煎服。其中，生姜一般自备，可用5片，药店和医院不提供。

四、组方解析

本方具有温肝暖胃、降逆止呕之功效，主治虚寒上逆证，包括三种病证：中焦虚寒、浊阴上逆证，肝寒犯胃、浊阴上逆证，肾寒犯胃、浊阴上逆证。胃中虚寒，浊阴上逆，故见食后泛泛欲吐，或呕吐酸水，或干呕，或吐清涎冷沫。厥阴之脉夹胃属肝，上行与督脉会于头顶部，肝寒犯胃，胃中浊阴循肝经上扰于头，故见巅顶头痛。浊阴阻滞，气机不利，故见胸满脘痛。肾寒犯胃，肾阳虚寒，故畏寒肢冷。肾阳不足，脾不升清，胃寒上逆，故见呕吐、泄泻。舌淡、苔白滑、脉沉弦而迟，均为虚寒之象。方中吴茱萸味辛苦而性热，既能温胃暖肝、温肾祛寒，又能和胃降逆止呕，一药入三经，为君药。生姜温胃散寒，降逆止呕，为臣药。人参益气健脾，为佐药。大枣甘平，合人参益脾气，为使药。诸药合用，共奏温中散寒、降逆止呕之效。

五、临床运用

（一）临床治疗的常见疾病

（1）以呕吐为主症的消化系统疾病，如慢性胃炎、妊娠呕吐等。
（2）以头痛、眩晕为主症的神经性头痛、耳源性眩晕等。

（二）医案解读与应用

1．十二指肠溃疡

笔者曾治患者，男，45岁，右上腹疼痛1周。患者1周前出现右上腹疼痛，呈阵发性发作，夜间发作加重。患者有十二指肠溃疡病史2年，已服制酸药、胃动力药等治疗溃疡，效果不明显。就诊时症见右上腹疼痛伴寒战，呕吐酸水，头痛，以巅顶部为甚，大便稀，舌苔水滑，脉沉弦而缓。诊断为腹痛属肝寒犯胃证。拟吴茱萸汤加减：吴茱萸 10 g，生姜 20 g，党参 20 g，大枣 20 g，当归 15 g。7 剂，水煎服。服药后，疼痛缓而吐酸减，原方基础上加香附、高良姜各 6 g，继服 7 剂，疼痛完全缓解。

按语：本例腹痛属肝寒犯胃证。恶寒、呕吐酸苦水为胃寒表现；头痛，以巅顶部为甚，是足厥阴肝经受寒表现。吴茱萸汤温经散寒，和胃降逆，方证相应，故取效。

2. 青光眼

笔者曾治患者，女性，51 岁，阵发性头痛 3 年，加重 1 个月。患者近 3 年来阵发性头痛并伴有视物模糊，在当地医院就诊，诊断为青光眼，服中西药效果不显著。近 1 个月左眼视力下降，自觉有物覆于眼上，阵发性头痛，以巅顶部为甚，伴恶心呕吐，两目干涩，心烦，手足心热，口干不欲饮，苔薄白，脉弦细。诊断为肝寒犯胃证。拟方吴茱萸汤合四逆散合方治疗：吴茱萸 10 g，党参 15 g，生姜 20 g，大枣 20 g，柴胡 12 g，白芍 20 g，川芎 15 g，泽泻 15 g，生龙骨 30 g（先煎），生牡蛎 30 g（先煎），枳壳 15 g，炙甘草 9 g。上方服 7 剂，诸症即见好转。连服 21 剂，视物渐清，治疗过程中根据病症变化，加入谷精草、枸杞子、三七片等药，左眼视物清晰，头痛等症也消失。

按语：本例头痛属肝寒犯胃证。肝开窍于目，经络布巅顶，肝经受寒，气血不通，故出现阵发性头痛、视力下降；胃失和降，故恶心呕吐。肝郁较甚，故选用吴茱萸汤合四逆散合方治疗，方证相应，故取得较好疗效。

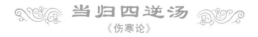

当归四逆汤
《伤寒论》

当归三两，桂枝（去皮）三两，芍药三两，细辛三两，甘草（炙）二两，通草二两，大枣（擘）二十五枚。上七味，以水八升，煮取三升，去滓，温服一升，日三服。

一、方源考证

本方出自东汉张仲景的《伤寒论》：①"手足厥寒，脉细欲绝者，当归

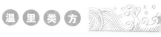

四逆汤主之。"②"下利脉大者，虚也，以强下之故也。设脉浮革，因尔肠鸣者，属当归四逆汤。"

二、组方药物

本方由当归、桂枝、芍药（白芍）、细辛、炙甘草、通草、大枣组成。这里主要介绍通草。

本方中的通草为现在的木通。木通最早从汉代开始使用，是木通科的白木通。从清代开始使用毛茛科的川木通。后来又用关木通。关木通使用的历史不久，最早收载关木通的是东北的《通化县志》。因关木通含马兜铃酸，可以引起急性肾功能损伤，2004 年，国家食品药品监督管理局取消了关木通药用标准，关木通被禁止在临床使用。目前，临床运用的主要是川木通，部分地区还有用白木通。

三、用法与用量

原方剂型为汤剂。本方现代临床参考剂量如下：当归 15 g，桂枝 15 g，白芍 15 g，细辛 6 g，炙甘草 6 g，川木通 10 g，大枣 20 g。水煎服。

四、组方解析

本方具有温经散寒、养血通脉之功效，主治营血虚弱、寒凝经脉症。素体血虚，经脉受寒，寒邪凝滞，血行不畅，阳气不能达于四肢末端，营血不能充盈血脉，故出现手足厥寒、脉细欲绝等症。本方以桂枝汤去生姜，倍大枣，加当归、木通、细辛组成。方中当归甘温，养血和血；桂枝辛温，温经散寒，温通血脉。共为君药。细辛温经散寒，助桂枝温通血脉；白芍养血和营，助当归补益营血。共为臣药。川木通通利经脉，活血化瘀；大枣、炙甘草益气健脾养血。共为佐药。重用大枣，既合当归、白芍以补营血，又防桂枝、细辛燥烈大过，伤及阴血。炙甘草兼调药性，而为使药。诸药合用，共奏温经散寒、养血通脉之效。

五、临床运用

本方用于血虚寒厥证，以手足厥寒，或腰、股、腿、足、肩臂疼痛，口不渴，舌淡苔白，脉沉细或细而欲绝为辨证要点。

（一）临床治疗的常见疾病

（1）以四肢冷痛为主症的血栓闭塞性脉管炎、雷诺病、肩周炎、风湿性与类风湿性关节炎等。

（2）以胸腹冷痛为主症的心血管系统、消化系统、内分泌系统疾病，如冠心病、消化性溃疡、痛经等。

（3）以皮肤麻木、冷痛为主症的皮肤疾病，如荨麻疹、冻疮、寒冷性多形红斑等。

（二）医案解读与应用

1．痛经

笔者曾治患者，女，31 岁，痛经 3 年。患者未婚，自诉近 3 年来，每次月经来潮前 3 天腹痛不已，痛甚时手足厥逆，冷汗出，服止痛药亦不能缓解。月经过后一切如常。近 3 个月来痛经愈加严重，在当地医院诊为子宫内膜异位症，服中西药物，疗效不佳。就诊时症见腰腹胀痛，冷痛，伴下坠不适，面色苍白，语音低微，舌苔白腻，脉细滑。证属寒湿凝滞，血行不畅。治宜温阳散寒，活血通经。拟方当归四逆汤加减：当归 15 g，白芍 20 g，桃仁 10 g，杜仲 20 g，补骨脂 20 g，桂枝 15 g，吴茱萸 6 g，枳壳 10 g，细辛 6 g，木通 10 g，川芎 15 g，炙甘草 6 g。7 剂，水煎服。服药后月经来潮，虽腹痛但能忍受。嘱患者在下次月经来潮前 1 周服用该方，连续服用 2 个月经周期，后痛经不再发作。

按语：本例痛经为寒凝胞宫经脉所致。寒凝血瘀，不通则痛，故出现月经来潮前下腹痛，痛甚时手足厥逆，冷汗出。腰胀冷痛为肾阳虚的表现。故选用当归四逆汤加活血化瘀之桃仁及补肾之补骨脂、杜仲。

2．关节疼痛

胡希恕医案：患者女，30 岁，1965 年 12 月 6 日初诊，四肢关节疼 10 余年，遇冷即发，近三四年来发作较频，常有头晕，四肢逆冷，天气刚冷手足即出现冻疮，口中和不思饮，舌苔白润，舌质暗红，脉沉细。综合分析：

此属外寒内饮、血虚寒凝证，为当归四逆汤方证。处方：当归 10 g，桂枝 10 g，白芍 10 g，细辛 10 g，炙甘草 6 g，通草 6 g，大枣 5 枚。上药服 3 剂，四肢觉温。继服 20 余剂，四肢冷及关节痛消除。（段治钧，冯世纶，廖立行．胡希恕医论医案集粹［M］．北京：中国中医药出版社，2014.）

按语：本例关节痛胡氏诊为太阳太阴合病，即外感风寒兼中焦虚寒证，与当归四逆汤方证相应，故临床运用取效。但方中细辛用量为 10 g，超出《中国药典》用量，可能与其临床经验有关，后学者用细辛时剂量要谨慎。

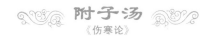

附子汤
《伤寒论》

> 附子（炮，去皮，破八片）二枚，茯苓三两，人参二两，白术四两，芍药三两。上五味，以水八升，煮取三升，去滓，温服一升，日三服。

一、方源考证

本方出自东汉张仲景的《伤寒论》："少阴病，得之一二日，口中和，其背恶寒者，当灸之，附子汤主之。"（第 304 条）。

二、组方药物

本方由炮附子、茯苓、人参、白术、芍药（白芍）组成。

三、用法与用量

原方剂型为汤剂。方中炮附子应先煎半小时，再与其他药合煎半小时。每天 3 次服用。本方现代临床参考剂量如下：炮附子 15 g，茯苓 10 g，人参 6 g，白术 15 g，白芍 10 g。水煎服。

四、组方解析

本方具有温里助阳、散寒化湿之功效，主治阳虚寒湿阻滞证。阳气虚弱，不能温煦背腹，充达四肢，故背腹畏寒、手足发冷，夜间尤甚。阳虚则寒湿不化，留着关节、肌肉、经脉，阻遏气血运行，不通则痛，故身痛、关节痛。精神萎靡，面色苍白，身重嗜睡，水肿，大便稀溏，小便清长，口不渴，舌淡，苔白，脉沉细，均为阳气虚弱、寒湿内盛的表现。方中炮附子辛甘大热，具有回阳救逆、补火助阳、散寒止痛之功效，为君药。人参益气健脾，白术健脾化湿，为臣药。茯苓利水渗湿健脾；白芍和营止痛，以制约附子的烈性。共为佐药。诸药合用，共奏温经助阳、祛寒除湿之效。

五、临床运用

本方是治疗阳虚寒湿阻滞证的常用方，以背恶寒、手足冷、身体痛、骨节痛为辨证要点。

（一）临床治疗的常见疾病

（1）以四肢关节疼痛为主症的风湿和类风湿疾病，如风湿性关节炎、类风湿性关节炎之关节痛等。

（2）以胸闷、胸痛为主症的心血管系统疾病，如慢性心功能不全等。

（3）以慢性疼痛为主症的慢性炎症（如盆腔炎、带下病、月经后期）、某些功能减退引起的脏器下垂（如胃下垂、子宫脱垂）、慢性肾炎、肝炎、慢性肠炎等。

（二）医案解读与应用

1. 新冠病毒感染后遗症

笔者曾治患者，男，35 岁，2022 年 12 月 20 日初诊，2 周前新冠病毒感染后（自测抗原阳性），出现恶寒、发热、头痛等症状，自服布洛芬等药后，大汗出，热退，症状逐渐好转，1 周前测试抗原阴性。但患者自觉愈后精神萎靡，体倦乏力，稍活动即出现气促，食欲不振，微怕冷，偶感四肢腰背疼痛。就诊时，面色苍白，舌滑无苔，脉象沉细。诊断为脾肾虚寒证。选用附子汤加减：炮附子 10 g（先煎），白术 15 g，党参 20 g，黄芪 20 g，白

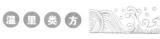

芍 10 g，茯苓 15 g，防风 15 g。服 7 剂后，诸症均有好转。1 周后复诊，嘱按原方继服 7 剂，诸症悉愈。

按语：本例患者初起为风寒表证，服用布洛芬等发汗，可能发汗太过，汗出损伤心阳，阳气不足，故出现体倦、气促等症。选用附子汤温阳散寒，加玉屏风散（防风、黄芪、白术）的目的是增强其卫气功能，防止再次感染。

2. 高血压心脏病

唐祖宣医案：患者，男，51 岁，1980 年 6 月 24 日入院治疗。平素伏案少动，经常熬夜，长期失眠。血压持续在 190～170/120～100 mmHg。1979 年冬季以来，常阵发心前区刺痛。1980 年 5 月 20 日，因劳累过度，情志不舒，骤发胸背剧痛，大汗淋漓，面色苍白，四肢厥冷，手足青紫，处于昏迷状态。急送某医院，诊断为心肌梗死，经吸氧、输液等抢救措施，3 日后脱险。但仍神志模糊，稍一劳累心绞痛即发作，于 1980 年 6 月 24 日再次住院，服用中药治疗。先后用活血化瘀、祛湿化痰、育阴潜阳等法治之，症状时轻时重。6 月 26 日突发心绞痛，症见面色青黄，剧痛难忍，背冷恶寒，汗出不止，四肢发凉，指端青紫，舌淡苔白多津，脉沉细。证属阴寒内盛、胸阳不振，尤以背冷恶寒症状突出。思仲景"少阴病得之一二日，口中和，其背恶寒者，当灸之，附子汤主之"，以附子汤加味：红参、炮附子各 10 g，白术、川芎各 15 g，白芍、茯苓、薤白各 30 g，急煎频服，服药须臾，汗止，精神好转，疼痛减轻。2 剂后背冷减轻，疼痛消失。以上方继服 40 剂，心绞痛未再发作，背冷消失，血压稳定在 150～140/100～90 mmHg，能上班工作。（陈明，张印生. 伤寒名医验案精选［M］. 北京：学苑出版社，1998.）

按语：胸痹以背冷恶寒为甚，可见胸阳不振，阴寒内盛之重，恰与附子汤证相合。临床上，若舌有瘀斑，加红花、丹参、赤芍；四肢发凉，加桂枝；气虚，加黄芪，重用参附；痰盛重，加茯苓，并加薤白、半夏。

3. 失眠

笔者曾治患者，女，35 岁，失眠 3 个月。患者职业为教师，平时体质较差，恶风恶寒，四肢发冷。3 个月前，受寒感冒，2 周才愈，愈后出现失眠，以睡眠表浅为主。就诊时症见失眠，半睡半醒，伴胸闷心悸，体倦怠乏力，畏寒，四肢发冷，大便溏，小便少，口不渴，舌淡红苔薄，脉沉缓无力。拟方附子汤加减：炮附子 15 g（先煎），白术 15 g，茯苓 15 g，白芍 10 g，党参 20 g，生姜 5 片，煅牡蛎 30 g。7 剂，水煎服。二诊：服药后失眠症状好转，每晚可睡 5 小时，畏寒亦轻，四肢转温。原方再服 7 剂。三诊：夜寐正常，饮食与大小便正常，继服金匮肾气丸善后调养。

按语：本例患者失眠为阳气虚弱所致。失眠以血虚阴亏、心神失养及痰火扰心为多。但阳虚在失眠中也占有一定的比例。《素问·生气通天论》指出"凡阴阳之要，阳密乃固""阳气者，若天与日，失其所则折寿而不彰""阳气者，精则养神，柔则养筋"。失眠的本质就是卫阳运行失常，不能入阴。卫气循行主导着睡眠的过程，卫气属阳，受下焦元阳的温煦鼓舞，中焦水谷之精的充养，上焦阳气的宣发推动，人体的阳气旺盛，卫气充盛，其循行合乎常道，睡眠节律即正常。反之，卫阳虚衰，营卫之气的循行紊乱，阴阳不能协调，则导致失眠的发生。

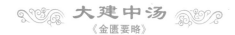
大建中汤
《金匮要略》

> 蜀椒（去汗）二合，干姜四两，人参二两。上三味，以水四升，煮取二升，去滓，内胶饴一升，微火煮取一升半，分温再服；如一炊顷，可饮粥二升，后更服。当一日食糜，温覆之。

一、方源考证

本方出自东汉张仲景的《金匮要略》："心胸中大寒痛，呕不能饮食，腹中寒，上冲皮起，出见有头足，上下痛而不可触近，大建中汤主之。"

二、组方药物

本方由蜀椒、干姜、人参、饴糖组成。这里主要介绍蜀椒和饴糖。

蜀椒，别名巴椒、汉椒、川椒，为芸香科植物花椒或青椒的干燥成熟果皮。味辛，性大热，有毒，归脾、胃、肺、肾经，具有温中止痛、散寒除湿、杀虫之功效。《本草纲目》指出："蜀椒，味辛，气温、大热，浮也，阳中之阳，有毒。入心、脾、肾之经。却心腹疼痛及寒温痹疼，……多食乏气失明，久服黑发耐老。功用实多，不只书上所载。然而少用则益，多用则转损。入于补阴之药，可以久服；入于补阳之剂，未可常施也。"

饴糖是由玉米、大麦、小麦、粟或玉蜀黍等粮食经发酵糖化而制成的食品，同时也是一味传统中药。味甘，性温，归脾、胃、肺经，具有补脾益气、缓急止痛、润肺止咳之功效。

三、用法与用量

原方剂型为汤剂。蜀椒（去汗）即用微火炒，使水分和部分油质挥发。本方现代临床参考剂量如下：蜀椒 10 g，干姜 15 g，人参 10 g，饴糖 30 g。先煎蜀椒、干姜、人参，后加入饴糖。

四、组方解析

本方具有温中补虚、降逆止痛之功效，主治中焦虚寒、阴寒内盛证。寒性主凝滞收引，阴寒内盛，阳失温煦，不通则痛，故心胸中大寒，拘急作痛，甚则上冲皮起有头足，手不可触近。中焦虚寒内盛，胃失和降，故呕而不能食。方中蜀椒大辛大热，温中散寒，下气止痛，为君药。干姜大辛大热，温中散寒，和胃止呕，为臣药。阴寒内盛由于中阳之虚，故用人参甘温，补益脾胃，扶持正气，为佐药。饴糖温中补虚，缓急止痛，且以缓和蜀椒、干姜辛烈之性，为使药。四药配伍，而成温中补虚、降逆止痛之剂。本方大热大补，足以温健其中脏，使阴寒尽去，中阳建立，故名"大建中汤"。

五、临床运用

本方用于治疗中焦虚寒、阴寒内盛证，以胸腹剧烈寒痛、呕不能食、手足厥冷、舌质淡、苔白滑、脉沉伏而迟为辨证要点。

（一）临床治疗的常见疾病

（1）以呕吐为主症的消化系统疾病，如胃及十二指肠溃疡、胃扩张、胃肠痉挛、胃下垂等。

（2）以腹痛为主症的慢性腹腔炎症，如肠粘连、蛔虫性肠梗阻、嵌顿性疝早期、腹膜炎等。

（二）医案解读与应用

1. 胃痛

大塚敬节（日本汉方医家）医案：患者男性，34 岁，从 3 年前开始当遇寒冷或身体疲惫时，则出现胃痛，严重时甚至出现呕吐，多发于春秋季节，手足容易发凉，面色差，食欲可，大便一般。腹诊，腹部软弱，无胸胁苦满和腹直肌紧张。用手指轻轻地刺激腹壁，稍加凝视，则可以看到肠管的蠕动。胃痛发作时，大便为软便，但有不易排出的倾向，脉迟弱。投予大建中汤。服药后，身体疲惫感减轻，气力增加。2 个月过后，面色转佳，看上去与治疗前大不一样，呈现出稳定的健康状态。遇冷也未再发生胃痛，普通饮食也无不适。（大塚敬节. 临床应用伤寒论解说［M］. 王宁元，译. 北京：中国中医药出版社，2016.）

按语：本例患者每遇寒冷或身体疲惫时出现胃痛，表明胃痛为脾胃虚寒所致，腹部可以看到肠管的蠕动，与大建中汤"腹中寒，上冲皮起，出见有头足"相符。予以大建中汤温中补虚、降逆止痛，获得理想效果。

2. 便秘

陈伯坛医案：患者男，腹满疼痛，不大便 10 余日仍不更衣，病势颇危。先君诊之，脉迟弱，断曰：此中气虚而寒气凝也，如冰结焉，虽曰施下药，反致戕及其中气，与重剂大建中汤而愈。（陈伯坛. 陈伯坛医书合集［M］. 孙中堂，耿晓娟，点校. 天津：天津科学技术出版社，2009.）

按语：本例便秘为中焦虚寒、寒凝胃肠所致，若直接用泻下药，则会进一步损伤脾胃。以大建中汤温胃化寒，胃气既健，则恢复其通降功能，大便得以通畅，否则愈下愈虚，终至不治，虚实之差，毫厘千里，此例可为滥用下法者戒。

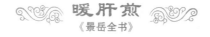

暖肝煎
《景岳全书》

当归二三钱，枸杞三钱，茯苓二钱，小茴香二钱，肉桂一二钱，乌药二钱，沉香一钱或木香亦可。水一盅半，加生姜三五片，煎七分，食远温服。

一、方源考证

本方出自明代张景岳的《景岳全书》："治肝肾阴寒，小腹疼痛，疝气等证。"

二、组方药物

本方由当归、枸杞（枸杞子）、茯苓、小茴香、肉桂、乌药、沉香（或木香）、生姜组成。这里主要介绍乌药。

乌药为樟科植物乌药的干燥块根。味辛，性温，归肺、脾、肾、膀胱经，具有行气止痛、温肾散寒之功效。《本草纲目》提出："乌药，以天台者为胜。"《中药大辞典》中有"乌药以浙江产量最大，品质较好，习惯以天台所产者品质最佳，故称天台乌药或台乌药"之记载。乌药行气作用较为平和，《本草衍义》说："乌药和来气少，走泄多，但不甚刚猛，与沉香同磨作汤，治胸腹冷气，甚稳当。"《本草求真》也说："凡一切病之属于气逆，而见胸腹不快者，皆宜用此。功与木香、香附同为一类。但木香苦温，入脾爽滞，每于食积则宜；香附辛苦入肝胆二经，开郁散结，每于忧郁则妙。此则逆邪横胸，无处不达，故用以为胸腹逆邪要药耳。"

三、用法与用量

原方剂型为汤剂。本方现代临床参考剂量如下：当归 15 g，枸杞子 15 g，小茴香 6 g，肉桂 6 g，乌药 15 g，沉香 3 g，茯苓 15 g，生姜 10 g。水煎服。

四、组方解析

本方具有补肝肾、散寒通滞止痛之功效，主治肝肾不足、寒客肝脉、气机郁滞证。寒为阴邪，其性收引凝滞，若肝肾不足，经脉失养，寒凝经脉，不通则痛，肝经绕阴器，经络循行之处疼痛，故见睾丸冷痛引少腹疼痛。治宜滋补肝肾，散寒通滞止痛。乌药味辛，性温，暖肝散寒，理气止痛，为君药。肉桂补火助阳，温通经脉；小茴香暖肝散寒。共为臣药。沉香辛温散寒，行气止痛；当归辛甘性温，养血补肝；枸杞子味甘性平，补肝益肾；茯苓甘淡，渗湿健脾；生姜辛温，散寒和胃。共为佐药。诸药相配，以散寒行气止痛为主，兼温补肝肾治其本，使寒凝气滞得散，则睾丸冷痛、少腹疼痛、疝气痛诸症可愈。

五、临床运用

本方主治肝肾不足、寒凝肝脉症，以睾丸、少腹疼痛或疝气，伴畏寒喜温、舌淡苔白、脉沉迟为辨证要点。

（一）临床治疗的常见疾病

（1）以阴囊、睾丸疼痛为主症的阴囊炎、睾丸炎、附睾炎、鞘膜积水、精索静脉曲张等。

（2）以下腹疼痛为主症的消化系统炎症及相关疾病，如慢性结肠炎、胃炎、胃及十二指肠溃疡、胃肠神经官能症及肠粘连等。

（二）医案解读与应用

1. 慢性结肠炎

笔者曾治患者，女，43 岁，反复左下腹疼痛伴腹泻 1 年余，加重 1 个月。患者于 1 年前出现左下腹疼痛、腹泻伴发热，在当地医院治疗，结肠镜检查示"左半结肠黏膜粗糙，充血水肿"，诊断为慢性结肠炎。经治疗后病情好转，但腹痛、腹泻一直未愈。就诊时症见左下腹疼痛，腹痛即泻，泻后痛减，腹泻每日 1～2 次，黏液便，进食生冷后和情绪不畅时，泄利加重，伴恶寒，面色萎黄，体倦乏力，舌质淡红，苔薄白微腻，脉弦细弱。证属寒滞肝脉，肝寒侮脾。治宜温经散寒，健脾止泻。方以暖肝煎加减：当归 15 g，枸杞子 15 g，小茴香 15 g，干姜 5 g，肉桂 6 g，乌药 15 g，沉香（冲服）5 g，党参 20 g，白术 15 g，茯苓 15 g，生姜 10 g，炙甘草 6 g。7 剂，水煎服。服药后，患者腹痛、腹泻减轻。守方又服 14 剂，腹痛消失，偶因饮食不节而诱发，守方调理即愈。

按语：下腹部由肝经络分布，下腹疼痛多与肝有关。《景岳全书》指出："若肝肾寒滞小腹气逆而痛者，必暖肝煎以温之。"该患者左下腹疼痛伴情绪不畅时加重，为邪入肝经，横逆犯脾所致，腹痛甚而伴腹泻，日久不愈，出现脾肾虚寒，以暖肝煎加减与理中丸合方治疗，取得理想效果。

2. 肠粘连

笔者曾治患者，男，45 岁，反复左下腹疼痛 3 年余，加重 1 个月。患者于 3 年前患急性阑尾炎，在当地医院行阑尾切除术。术后出现左下腹慢性疼痛，时缓时急，缠绵不愈，诊断为肠粘连。给予抗感染、对症及中药等治疗，症状有所缓解，但易反复发作。近 1 周症状再次发作，就诊时症见面色㿠白，表情痛苦，形寒肢冷，食欲不振，腹濡软，左下腹压痛明显，无反跳痛，未触及包块，舌质黯，苔薄白，脉沉弦。诊断为腹痛，证属寒滞肝脉，气滞血瘀。治宜温经散寒，行气通络，拟方暖肝煎加减：当归 15 g，枸杞子 15 g，茯苓 15 g，小茴香 15 g，肉桂 6 g，乌药 15 g，沉香（冲服）6 g，熟附子（先煎）10 g，蒲黄 5 g，五灵脂 5 g，生姜 10 g，大枣 15 g。7 剂，水煎服。服药后，患者腹痛减轻。守方继服 14 剂，腹痛告愈。

按语：下腹及外生殖器由肝经络分布。《灵枢·经脉篇》指出："肝足厥阴之脉……循股阴，入毛中，过阴器，抵少腹，挟胃，属肝……"本例患者因术后腹部受凉，寒滞肝脉而发病。寒主收引，故形寒，少腹拘急作痛；久病入络致气血瘀滞，故腹部压痛，舌黯。方中少佐辛热之附子、生姜温阳散寒兼以顾护阳气；蒲黄、五灵脂活血化瘀，行气通络。诸药相合，则肝寒气滞所致少腹疼痛得以温化而缓解。

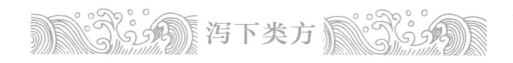

泻下类方

本类方是以泻下药为主，具有通导大便、荡涤实热、排除积滞、攻逐水饮等作用，主治里实证的方剂。

小承气汤
《伤寒论》

大黄（酒洗）四两，厚朴（炙，去皮）二两，枳实（大者，炙）三枚。上三味，以水四升，煮取一升二合，去滓，分温二服。初服汤当更衣，不尔者尽饮之。若更衣，勿服之。

一、方源考证

本方出自东汉张仲景的《伤寒论》：①"阳明病脉迟，虽汗出不恶寒者，其身必重，短气，腹满而喘，有潮热者，此外欲解，可攻里也……若腹大满不通者，可与小承气汤，微和胃气，勿令至大泄下。"②"下利谵语者，有燥屎也，小承气汤主之。"

若不大便六七日，恐有燥屎，欲知之法，少与小承气汤，汤入腹中，转矢气者，此有燥屎也，乃可攻之。若不转矢气者，此但初头鞭，后必溏，不可攻之，攻之必胀满，不能食也，欲饮水者，与水则哕。其后发热者，大便必复鞭而少也，以小承气汤和之。不转矢气者，慎不可攻也。

二、组方药物

本方由大黄、厚朴、枳实组成。这里主要介绍大黄。

大黄为蓼科植物掌叶大黄、唐古特大黄、药用大黄的干燥根和根茎。味

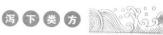

苦，性寒，归脾、胃、大肠、肝、心包经，具有泻下攻积、清热泻火、凉血解毒、逐瘀通经、利湿退黄之功效。《神农本草经》载："下瘀血，血闭寒热，破癥瘕积聚，留饮宿食，荡涤肠胃，推陈致新，通利水谷，调中化食，安和五脏。"《药品化义》强调："大黄气味重浊，直降下行，走而不守，有斩关夺门之力，故号将军。专攻心腹胀满，胸胃蓄热，积聚痰实，便结瘀血，女人经闭。"

"中药不效，炮制不到。"本方中大黄用酒洗，酒有行药势的作用，也有活血化瘀的作用，酒洗可以增加大黄在水中的溶解度。大黄苦寒，容易伤胃，而酒辛热，可以制约大黄的苦寒，并且可以使大黄作用于上部，清心火而除烦躁，治疗大便不通引起的热毒上攻。

三、用法与用量

原方剂型为汤剂。本方现代临床用量配伍比例遵原方比例，参考剂量如下：大黄 12 g，厚朴 6 g，枳实 10 g。水煎服。

四、组方解析

本方具有轻下热结之功效，主治阳明腑实证，该证是热结阳明胃肠所致。热结阳明，与肠中燥屎或不消化的食物相结，胃肠气机受阻，故出现痞满燥实之症，本方主治证以痞满为主而燥热次之。方中大黄苦寒泻下，泻下导滞，为君药。六腑以通为顺，腑气不通而气机壅滞，无行气之品，则难除痞满，故用厚朴苦温行气除满；枳实苦微寒，理气消痞。共为臣药。厚朴、枳实量较小，是取其"微和胃气，勿令致大泄下"之意。诸药相配，共奏泻下热结、行气除满之效。

五、临床运用

主治阳明腑实证，以胸腹痞满、大便秘结、潮热谵语为辨证要点。

（一）临床治疗的常见疾病

（1）以发热为主症的感染性疾病，如急性黄疸型肝炎、乙型肝炎、细菌性痢疾、肠炎、肠伤寒、乙型脑炎、伤寒、副伤寒、出血热等。

（2）以腹痛为主症的急腹症，如粘连性肠梗阻、小儿麻痹性肠梗阻、蛔虫性肠梗阻、产后麻痹、手术后肠梗阻、急性阑尾炎、急性胰腺炎、胆结石、胆囊炎、小儿胆道蛔虫症、溃疡病穿孔、慢性胃扭转等。

（3）其他疾病，如结膜炎、角膜炎、扁桃腺炎、舌炎、牙周脓肿等，脱肛、痔疮、过敏性紫癜、肾衰竭、食管炎、慢性胃炎、食物中毒等。

（二）医案解读与应用

1. 腹痛腹泻

曹颖甫医案：史左，阙上痛，胃中气机不顺，前医投平胃散不应，当必有停滞之宿食，纳谷日减，殆以此也，拟小承气汤以和之。生川军三钱（后入），中川朴二钱，枳实四钱。服此应手。（曹颖甫. 经方实验录［M］. 北京：中国医药科技出版社，2018.）

李中梓医案：治当时名医王肯堂腹泄案。王氏年八十，忽患脾泄。诸医以为年高体衰，辄投滋补药，病益剧。最后延李中梓治之。中梓曰：公体肥多痰，愈补愈滞，当用迅利药荡涤之，能勿疑乎？肯堂曰：当世之人，惟我二人，君定方，我服药，又何疑乎！乃用巴豆霜下痰涎数升而愈。（毛对山. 对山医话［M］. 北京：人民军医出版社，2012.）

按语：上述两例，其病证、病机均为有形实邪阻滞胃肠所致。曹氏采用小承气汤是釜底抽薪治法，尽快祛除实邪，腹痛得愈；而李氏则采用通因通用的治法祛除邪气，同样腹泻可安。上述两医案也体现了中医辨证论治特色。

2. 食物中毒

闫云科医案：患者男，69 岁。腹痛泄泻 2 日，解放军某医院检验大便中有红细胞、白细胞，且家中同时有 4 人腹泻，诊断为急性食物中毒。经补充糖盐水，抗菌消炎，痛泻不止，求诊于余。脐腹胀痛，时痛时缓，痛即泄泻，呈水样便，昼夜达 10 余次，泻后胀痛可暂减，微后重，不嗳腐，口干苦，无胃口，舌质淡红，苔黄白厚腻，脉沉滑略数，心下、脐周硬满而痛。脉症分析，食物中毒者，类霍乱、宿食也。舒驰远云："所言宿食者，即胃家实之互词，乃正阳阳明之根因也。"本案脉症俱实，当攻下以治，以其燥热不著，故拟小承气汤：大黄 10 g，枳实 10 g，厚朴 10 g。1 剂。次日来电，云痛泻已止，需否服药？余谓食养可也。（闫云科. 经方躬行录［M］. 北京：学苑出版社，2009.）

按语：本例患者脐腹胀痛，时痛时缓，痛即泄泻，呈水样便，昼夜达

10 余次，泻后胀痛可暂减，脉沉滑略数。阳明腑实证脉症俱备，燥热不甚，故选用小承气汤，一剂而愈。

3．腹胀

闫云科医案：患者女，55 岁。腹胀半月余，2008 年 5 月 16 日来诊。询知病起于忧郁，2006 年行肝脏血管瘤切除术。翌年，肝脏复长血管瘤，更术之。上月，B 超又查出肝血管瘤。一忧瘤之屡长，二忧手术之苦，三忧医药费之昂。集忧成疾，致郁火内传阳明。虽无潮热、汗出、谵语、便秘，然腹胀，食后益盛，口苦、口臭、思冷、舌红、脉沉弦滑皆胃家实证也。舒肝解郁之治，应在化火之前，若已成阳明，则当清泄通腑，以其未至燥化，故不宜大承气汤。拟小承气汤：厚朴 15 g，枳实 10 g，大黄 10 g。1 剂后，夫病陪诊，云药后即瘥。（闫云科．经方躬行录［M］．北京：学苑出版社，2009．）

按语：本例患者腹胀较重，虽无便秘等症，但已具备舌红、脉沉弦滑等阳明腑实舌脉之象，故选用小承气汤有效。

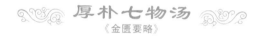
厚朴七物汤
《金匮要略》

厚朴半斤，甘草、大黄各三两，大枣十枚，枳实五枚，桂枝二两，生姜五两。上七味，以水一斗，煮取四升，温服八合，日三服。

一、方源考证

本方出自东汉张仲景的《金匮要略》："腹满寒疝宿食病脉症治第十：病腹满，发热十日，脉浮而数，饮食如故，厚朴七物汤主之。"

二、组方药物

本方由厚朴、甘草、大黄、大枣、枳实、桂枝、生姜组成。这里主要介绍厚朴。

厚朴为木兰科植物厚朴或凹叶厚朴的干燥干皮、根皮及枝皮。味苦、辛，性温，归脾、胃、肺、大肠经，具有燥湿消痰、下气除满之功效。《神农本草经》将其列为中品："主中风伤寒，头痛，寒热，惊悸，气血痹，死肌，去三虫。"倪朱谟在《本草汇言》说："厚朴，宽中化滞，平胃气之药也。凡气滞于中，郁而不散；食积于胃，羁而不行，或湿郁积而不去，湿痰聚而不清。用厚朴之温可以燥湿，辛可以清痰，苦可以下气也。"

三、用法与用量

原方剂型为汤剂。本方现代临床参考剂量如下：厚朴 24 g，甘草 9 g，大黄 9 g，大枣 20 g，枳实 9 g，桂枝 6 g，生姜 15 g。水煎，分 3 次服。

四、组方解析

本方具有解肌发表、行气通便之功效，主治表邪未解、里热内结证。表邪未尽，故见发热脉浮；里热内结，故见腹胀满；表里虽病而胃气尚强，故饮食如故。本证表里同病，表证较轻，以里实为主。治宜解肌发表，行气通便。本方为小承气汤、桂枝汤合用，裁去白芍之酸收。方中厚朴行气导滞，为君药。桂枝解肌发表，为臣药。君臣相配，解表攻里，表里双解。枳实理气导滞而除满，大黄泄热通便，生姜、大枣调和脾胃，共为佐药。甘草调和药性，为使药。诸药相配，共奏解肌发表、行气通便之效。

五、临床运用

本方主治表邪未解、里热内结证。里重于表，病变重点在肠，即在表之太阳中风证与在里的阳明热结证相兼，以腹满、腹痛、脉浮发热为辨证要点。

（一）临床治疗的常见疾病

（1）以腹胀、腹痛为主症的消化系统疾病，如功能性消化不良，腹部术后早期炎症性肠梗阻。

（2）以泻泄为主症的胃肠性感冒、食积发热、急性肠炎、痢疾初起。

（二）医案解读与应用

1. 腹痛

笔者曾治患者，男，47 岁，腹胀、腹痛 3 天。患者 3 天前外出淋雨受凉，又在当地就餐过饱，导致发热恶寒，头疼身痛，脘腹胀痛。自行服用藿香正气丸、保和丸等药，无明显效果，前来就诊。症见发热头痛，汗出恶风，腹满而痛，大便 3 日未解，舌苔黄腻，脉浮而滑。诊断为腹痛，证属表邪未尽，里实已成。拟厚朴七物汤加减：厚朴 10 g，枳实 6 g，大黄 10 g，桂枝 10 g，甘草 6 g，生姜 5 片，大枣 15 g，白芍 15 g。7 剂，水煎服，嘱服药后大便通畅下后即停药。服药后，上症悉除。

按语：本例患者外出淋雨受凉，复因过饱伤食，出现表里同证。风寒袭表，故发热头痛，汗出恶风等；又有食积内阻，故见腹满而痛、大便不解等里证。故投厚朴七物汤，表里双解而取效。

2. 肠梗阻

陈会心医案：患儿男，3 月龄。其父代诉，日前出现原因不明的阵发性哭闹，当时腹胀，可能有腹痛，3 日间不大便，吐奶不止，以后吐出黄色如大便样物，此间未曾进食，症状日益加剧。经两个医院诊治，检查腹部可见肠形影，腹壁紧张而拒按，经 X 光腹部透视发现有液平面 6～7 个，并充满气体，确诊为完全性肠梗阻。经灌肠、插胃管等对症治疗不见好转，建议手术疗法，患儿家属考虑到小儿仅 3 月龄，不同意手术而来中医处诊治。1974年 4 月 5 日初诊，患儿面色苍白，精神萎靡，时出冷汗，腹胀拒按，大便不通，系脾阳不运、积滞内停所致。以厚朴七物汤治之：厚朴 10 g，桂枝7.5 g，甘草 10 g，枳实 10 g，大黄 2.5 g，生姜 5 g。按上方顿服 1 次即效，服药后 1～2 小时排出脓块样大便，以后 2 小时内共排出 3 次稀便，随后腹胀消失，腹痛减轻。经 10 余日后逐渐好转，与健康婴儿无异。（陈明．金匮名医验案精选［M］．北京：学苑出版社，2000．）

按语：本例患儿腹胀拒按，大便不通，表明内有阳明腑实，时出冷汗表明卫气不足，与厚朴七物汤方证相应，故用之取效。

3. 胆囊切除术后粘连

笔者曾治患者，男，45 岁，阵发性腹痛 1 个月，加重 1 周。患者因患胆囊炎、胆结石症于 1 个月前做胆囊切除术，术后第 1 个月经常出现阵发性腹痛，近 1 周内腹胀、腹痛加剧，故前来就诊。症见脘腹胀满，疼痛拒按，辗转不宁，大便秘结，伴发热（38.4 ℃），汗出，恶风，头痛，舌红，苔黄腻，脉浮数。行腹部 CT 检查，西医诊断为腹腔粘连。中医诊断为胃肠燥结兼外感风寒证。拟方厚朴七物汤加减：厚朴 15 g，枳实 10 g，大黄 10 g（后下），桂枝 15 g，当归 15 g，蒲黄 10 g，白芍 20 g，生甘草 12 g，生姜 10 g，大枣 20 g。7 剂，水煎服。上午服药 1 剂后，下午大便 1 次，腹痛、腹胀顿减，体温由 38.4 ℃ 降至 37.2 ℃。继服 7 剂，腹痛、腹胀消失，肠鸣音恢复正常，恶风、汗出消失。

按语：本例患者脘腹胀满，疼痛拒按，大便秘结为阳明腑实，热结于内，发热、汗出、恶风、头痛为外感风寒于外，与厚朴七物汤方证相应，故取得较好疗效。

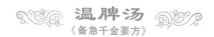

温脾汤
《备急千金要方》

大黄四两，人参、甘草、干姜各二两，附子（大者）一枚。
右五味，㕮咀，以水八升煮取二升半，分三服。临熟下大黄。

一、方源考证

本方出自唐代孙思邈的《备急千金要方》（又称《千金要方》）："治下久赤白连年不止，及霍乱，脾胃冷，实不消。"孙思邈是唐朝初期的著名医药学家，因其卓越贡献，后世尊其为"药王"。孙思邈不仅精于内科，而且擅长妇科、儿科、外科、五官科。其首次主张治疗妇女、儿童疾病要单独设科，并在著作中首先论述妇、儿医学，声明是"崇本之义"，以毕生精力撰成了《备急千金要方》和《千金翼方》。《备急千金要方》被誉为我国历史上第一部临床医学百科全书，在中国医学史上占有举足轻重的地位，被历代医家奉为研习医学的必读书。全书共 30 卷，汇集了晋唐以前大量医药学资料。

二、组方药物

本方由大黄、人参、甘草、干姜、附子组成。这里主要介绍干姜。

干姜为姜科植物姜的干燥根茎。味辛，性热，归脾、胃、肾、心、肺经，具有温中散寒、回阳通脉、温肺化饮之功效。《神农本草经》将其列为中品："主胸满咳逆上气，温中，止血，出汗，逐风湿痹，肠澼下痢，生者尤良。"《本草纲目》指出："干姜，能引血药入血分、气药入气分。又能去恶养新，有阳生阴长之意，故血虚者用之。凡人吐血、衄血、下血，有阴无阳者，亦宜用之，乃热因热用，从治之法也。"临床运用注意其与生姜的区别。两者虽只有一字之差，但区别较大。从采收来看，生姜是一年采收的子姜或者鲜姜；而干姜是指生长了 3 年的姜。从味道来看，因为生姜生长时间较短，辣味比较浓烈；而干姜生长时间较长，气味浑厚。从功效和作用来看，生姜味辛，性微温，发散作用强，归肺、脾、胃经，主要有解表散寒、温中止呕、化痰止咳之功效；而干姜味辛，性热，归脾、胃、肾、心、肺经，温阳散寒力强，有温中散寒、回阳通脉、温肺化饮之功效。

三、用法与用量

原方剂型为汤剂。本方现代临床参考剂量如下：大黄 12 g，人参 6 g，炙甘草 6 g，干姜 6 g，附子 10 g。附子先煎，大黄后下。水煎服。

四、组方解析

本方具有温阳健脾、攻下寒积之功效，主治脾阳不足、寒积中阻证。寒实冷积阻于肠间，腑气不通，故便秘腹痛，绕脐不止；脾阳不足，四肢失于温煦，则手足不温；脉沉弦而迟，为里寒中阻之表现。此时单用攻下，必更伤中阳；纯用温补，则寒积难去。方中附子补温脾阳，大黄攻逐积滞，为君药，既可温脾阳，又可攻里积。干姜助附子温阳祛寒，为臣药。人参、炙甘草益气补脾，防大黄寒下伤中，为佐药。炙甘草调和药性，兼为使药。诸药合用，共奏温阳健脾、攻下寒积之效。

五、临床运用

本方主治脾阳不足、寒积中阻证，以便秘或久利赤白、腹痛、脐周疼痛、手足不温、口淡不渴、苔白、脉沉弦为辨证要点。

（一）临床治疗的常见疾病

（1）以便秘为主症的消化系统疾病，如功能性便秘、慢性结肠炎、慢性复发型溃疡性结肠炎等。

（2）以肾功能受损为主症的泌尿系统疾病，如慢性肾炎、尿毒症等。

（二）医案解读与应用

1．溃疡性结肠炎

笔者曾治患者，男，45岁，腹痛、腹泻1个月。患者有溃疡性结肠炎病史1年多，反复发作。近1个月出现食后腹胀不适立即排便，大便日行2次，夹有不消化食物，并出现黏液脓血便。就诊时症见腹胀痛，食后明显，肠鸣，腹泻，大便日行2次，伴有脓血黏冻，泻后痛减，睡眠尚可，畏寒肢冷，体疲乏力，舌质淡红、苔白腻，脉沉缓。肠镜检查确诊为溃疡性结肠炎。诊断为腹痛，证属脾阳不足，寒积中阻。拟温脾汤加减：党参30 g，炮姜5 g，高良姜5 g，白术15 g，熟附子10 g（先煎），白芍15 g，大黄5 g，当归10 g，煅牡蛎30 g，白及5 g，炙甘草6 g。7剂，水煎服。服药后，患者诸症缓解。原方根据症状变化适当加减。呕吐者，加代赭石；出血较多者，党参易人参，加黄芪。疼痛基本消失后，原方去高良姜、熟大黄，加熟地黄、山药。4周后症状全消。

按语：本例患者主要症状为腹胀、腹痛、腹泻，其中腹胀、腹痛食后为甚，表明其痛为肠中食积所致，畏寒、肢冷为脾阳虚表现。其病机为脾阳不足、食积内阻所致，故用温脾汤取效。

2．慢性肾功能不全

笔者曾治患者，男，55岁，双下肢浮肿1个月。有糖尿病肾病病史5年。近1个月出现双下肢浮肿。就诊时症见面色萎黄，畏寒肢冷，不欲饮食，恶心、腹胀，大便干，3天1次，尿少（每天500 mL），舌淡、苔厚腻，脉沉。检查：血红蛋白60 g/L，尿素氮16.5 mmol/L，肌酐323 μmol/L，尿蛋白（＋）。西医诊断为糖尿病肾病、慢性肾功能不全。中医诊断为水肿，脾肾亏虚，寒积内停。拟用温脾汤加减：红参10 g，干姜5 g，白术15 g，熟附子15 g（先煎），大黄10 g，当归10 g，水蛭10 g，茯苓15 g，泽泻15 g，玉米须30 g，炙甘草6 g。14剂，水煎服，每日1剂。服药14剂后，精神好转，恶心不显，大便畅通，双下肢水肿减轻。又按上方调理3月余，病情逐渐好转，呕恶消失，纳谷渐增，小便恢复正常，畏寒肢冷改善，腹胀、水肿消退，血红蛋白上升至 90 g/L，尿素氮降为 11.3 mmol/L，肌酐降为 124 μmol/L。

按语：本例患者为糖尿病肾病导致的慢性肾功能不全。其病机为脾肾亏虚，湿瘀浊毒内停。温脾汤可以温阳散寒，攻下湿瘀浊毒。故用该方不仅可改善症状，也可改善肾功能。

3．寒结腹痛

蒋兴磊医案：患者男，25 岁，2008 年 12 月 29 日初诊。主诉：脐腹冷痛，大便秘结 5 天。现病史：自述 5 天前始病脐腹冷痛，大便不下，伴有恶心呕吐，纳差乏力，不发热，口不渴，小便清长。就诊时检查：腹部无明显压痛点，肠鸣音亢进，舌淡，苔白腻而厚，脉沉迟。诊断为腹痛，证属寒结腹痛，拟温脾汤加减：白人参 10 g（蒸兑），附子片 3 g（先煎），干姜 8 g，火麻仁 20 g，大黄 10 g（后下），广藿香 10 g，法半夏 10 g，厚朴 10 g，白芍 15 g，甘草 5 g。2 剂，每日 1 剂，分 2 次温服。二诊（12 月 31 日）：服 1 剂后，恶心呕吐、腹痛止，但大便欲解仍未下。2 剂服完后，则大便下，先硬而后溏。舌质淡，苔白，脉弦。改用疏肝健脾之法。方投柴芍六君子汤加减：柴胡 10 g，白芍 10 g，白人参 10 g（蒸兑），白术 10 g，法半夏 10 g，茯苓 10 g，陈皮 10 g，厚朴 10 g，干姜 5 g，甘草 5 g。3 剂后，痊愈收功。

按语：本例患者为寒结证，辨证之关键在于腹冷痛、不大便、苔白、脉沉迟。复诊时，患者症见大便先干而后溏、舌质淡、苔白、脉弦，正属土虚木贼之证，故投柴芍六君子汤加减以疏肝健脾而收功。本方中附子与半夏配伍属中药"十八反"禁忌，临床使用应谨慎，须基于充分的临床经验方可。（蒋兴磊，邵湘宁，何清湖. 蒋兴磊医案精华［M］. 北京：人民卫生出版社，2017.）

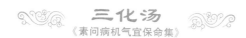

三化汤
《素问病机气宜保命集》

厚朴、大黄、枳实、羌活各等分。右㕮咀如麻豆大，每服三两，水三升，煎至一升半，终日服之。以微利为度，无时。

一、方源考证

本方出自金代刘完素的《素问病机气宜保命集》卷中："中风外有六经之形证，先以加减续命汤，随证治之，内有便溺之阻格，复以三化汤主之。"刘完素是金元时期的著名医家，被后世称为"金元四大家"之一。其据《素问》病机理论，阐明六气过甚皆能化火的理论，治法上多用寒凉药，被称为"寒凉派"。

二、组方药物

本方由厚朴、大黄、枳实、羌活组成。这里主要介绍羌活。

羌活为伞形科植物羌活或宽叶羌活的干燥根茎和根。味辛、苦，性温，归膀胱、肾经，具有解表散寒、祛风胜湿、止痛之功效。又称"护羌使者""胡王使者""退风使者"。《神农本草经》载："主风寒所击，金疮止痛，奔豚，止痛痉，女子疝瘕。久服轻身耐老。"

据传先秦时，生活在我国西北地区的少数民族羌族人民凡有头痛脑热、伤风感冒、关节疼痛，就服用一种神奇的药物，服后病很快就好了。故当地百姓视之若神物，称之为"护羌使者"。汉代以后，汉族深入西北地区，当患上述疾病时，羌族人民教用此草药。汉族人民以为在羌族地区得以羌人用药，能治疗活命，故又称此药为"羌活"。青海、四川和甘肃是全国羌活的主要产区。青海产的羌活称为"西羌活"，四川产的称为"川羌活"。"西羌活"产量高，质量好。

三、用法与用量

原方剂型为汤剂。本方现代临床参考剂量如下：厚朴9 g，大黄9 g，枳实9 g，羌活9 g。水煎，以微利为度，不拘时服。

四、组方解析

本方具有宣畅三焦兼疏风解表之功效，主治中风证。本证是外风侵犯肌表、三焦气机阻滞所致。三焦气机不畅，经络气血阻滞而出现突然昏仆、半身不遂、腹痛痞满等表现。方中以厚朴为君药，宣畅上焦气机；枳实行气除满，疏畅中焦气机；大黄泻下导滞，疏利下焦气机。共为臣药。羌活疏风解表，为佐药。诸药合用，宣畅三焦兼疏风解表，三焦气机得化，风邪自散。明代医家吴昆在《医方考》中阐明该方配伍："大黄、厚朴、枳实，小承气汤也，上焦满，治以厚朴；中焦满，破以枳实；下焦实，夺以大黄；用羌活者，不忘乎风也。服后二便微利，则三焦之气无所阻塞，而复其传化之职矣，故曰三化。"

五、临床运用

本方主治中风证，以突然昏仆、半身不遂，伴恶风寒、发热、大便秘结、腹痛痞满、脉滑为辨证要点。

（一）临床治疗的常见疾病

以突然昏仆、半身不遂、肢体麻木、舌蹇不语、口舌歪斜、偏身麻木等为主要表现的神经系统疾病，如脑卒中或脑血管意外。

（二）医案解读与应用

1．中风中脏腑

罗天益医案：真定府临济寺赵僧判，于至元庚辰（1280 年）八月间患中风。半身不遂，精神昏愦，面红颊赤，耳聋鼻塞，语言不出。诊其两手，六脉弦数。尝记洁古有云："中脏者多滞九窍，中腑者多着四肢。"今语言不出，耳聋鼻塞，精神昏愦，是中脏也。半身不遂，是中腑也。此脏腑俱受病邪。先以三化汤一两，内疏三两行，散其壅滞，使清气上升，充实四肢。次与至宝丹，加龙骨、南星，安心定志养神治之。使各脏之气上升，通利九窍，五日音声出，语言稍利，后随四时脉症加减，用药不匀，即稍能行步，日以绳络其病脚。如履阈或高处，得人扶之方可逾也。又刺十二经之井穴，以接经络。翌日不用绳络，能行步。几百日大势尽去，戒之慎言语，节饮食一年方愈。（罗天益．卫生宝鉴［M］．北京：中国医药科技出版社，2019．）

按语：本例患者中风，脏腑俱受病邪，三焦气机阻滞，故用三化汤疏通三焦气机，方证相应，故取效。

奇方妙药——中医百首经典名方解读与应用

2. 狂证

滑伯仁医案：滑伯仁治一僧，病发狂谵语，视人皆为鬼，诊其脉，累累如薏苡子，且喘且抟。曰：此得之阳明胃实。《素问》云：阳明主肉，其经血气并盛，甚则弃衣升高，踰垣骂詈。遂以三化汤三四下，复进以火剂（黄连解毒汤）乃愈。（江瓘. 名医类案［M］. 北京：人民卫生出版社，2005.）

按语：本例患者发狂谵语为胃中积滞所致。《素问》解释了胃与发狂的关系："阳明病甚，则发狂，故举以问。四肢者，诸阳之本也，阳盛，则四肢实，实则能登高也。手之三阳，从手走头，足之三阳，从头走足，故四肢者，诸阳之本也，今阳气有余而盛，则充溢四肢而实，实则能登高也。……热盛于身，故弃衣而走也。其弃衣而走者，阳明火热，盛于周身，故弃衣而走也。……登高弃衣，外狂也；妄言骂詈，不避亲疏而歌，内狂也，故复问之。阳盛，则使人妄言骂詈，不避亲疏。阳气火气也，心之所主也。阳气亢盛，则心主血脉不和，故使人妄言骂詈，不避亲疏而歌也。而不欲食，不欲食，故妄走也。"

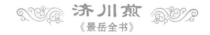

济川煎
《景岳全书》

> 当归三五钱，牛膝二钱，肉苁蓉（酒洗去咸）二三钱，泽泻一钱半，升麻五分、七分或一钱，枳壳一钱。水一盅半，煎七八分，食前服。

一、方源考证

本方出自明代张景岳的《景岳全书》："凡病涉虚损，而大便闭结不通，则硝、黄攻击等剂必不可用，若势有不得不通者，宜此主之。"

二、组方药物

本方由当归、牛膝、肉苁蓉、泽泻、升麻、枳壳组成。这里主要介绍肉

96

苁蓉。

肉苁蓉为列当科植物肉苁蓉或管花肉苁蓉干燥带鳞叶的肉质茎。味甘、咸，性温，归肾、大肠经。具有补肾阳、益精血、润肠通便之功效。素有"沙漠人参"之称，为"中华九大仙草"之一。始载于《神农本草经》，被列为上品："主五劳七伤，补中，除茎中寒热痛，养五脏，强阴，益精气，多子，妇人症瘕。久服轻身。"《本草汇言》指出："此乃平补之剂，温而不热，补而不峻，暖而不燥，滑而不泄，有从容缓和之貌，故名苁蓉。"《景岳全书》也指出："味甘咸，微辛酸，气微温。味重阴也，降也，其性滑。以其味重而甘温，故助相火，补精与阳，益于嗣，治女人血虚不孕，暖腰膝，坚筋骨，除下焦寒痛；以其补阴助阳，故禁虚寒遗沥泄精，止血崩尿血；以其性滑，故可除茎中寒热涩痛，但骤服反动大便。若虚不可攻而大便闭结不通者，洗淡。暂用三四钱，一剂即通，神效。"

三、用法与用量

原方剂型为汤剂。本方现代临床参考剂量如下：当归 15 g，牛膝 10 g，肉苁蓉 15 g，泽泻 5 g，升麻 3 g，枳壳 3 g。水煎，空腹服。

四、组方解析

本方具有温肾益精、润肠通便之功效，主治肾虚肠燥便秘证。张景岳称此方是"用通于补之剂"。肾主五液而司二便，肾虚精亏，开合失司，故大便秘结，小便清长；腰为肾之府，肾虚则腰膝酸软。治宜温肾益精，润肠通便。方中肉苁蓉温肾益精，暖腰润肠，为君药。当归养血润肠；牛膝补肾壮腰，善于下行。共为臣药。枳壳宽肠下气而助通便；升麻轻宣升阳，清阳得升，浊阴自降，且有欲降先升之妙；肾虚气化失职，水液代谢失常，以致浊阴不降，故用泽泻甘淡泻浊，又入肾补虚，配合枳壳，使浊阴降则大便通。共为佐使药。合而用之，成为温润通便之剂，全方以温肾益精、养血润肠为主，配以升清降浊，具有欲降先升、寓通于补的配伍特点。《重订通俗伤寒论》云："夫济川煎，注重肝肾，以肾主二便，故君以苁蓉，牛膝滋肾阴以通便也。肝主疏泄，故君以当归、枳壳，则辛润肝阴，一则苦泄肝气。妙在升麻升清气以输脾，泽泻降浊气以输膀胱，佐蓉膝以成润利之功。"

五、临床运用

本方主治肾虚肠燥便秘证，以大便秘结、小便清长、腰膝酸软、舌淡苔白、脉沉迟为辨证要点。

（一）临床治疗的常见疾病

以便秘为主症的老年性便秘、习惯性便秘、妇人产后便秘等。

（二）医案解读与应用

1. 便秘（一）

叶桂医案：王，日来便难溺涩，是下焦幽门气钝血燥。议东垣通幽意。（血液枯燥）咸苁蓉一两，细生地二钱，当归一钱半，郁李仁二钱（研），柏子霜一钱半，牛膝二钱。（叶天士. 临证指南医案［M］. 北京：中国医药科技出版社，2020.）

2. 便秘（二）

张聿青医案：某，年近古稀，腿股软弱，兹则大便不解，六脉细涩，血液枯燥，宜养血润肠。鲜苁蓉（洗）一两，火麻仁三钱，甜杏仁三钱，松子仁三钱，当归二钱，柏子仁（去油）三钱，炒牛膝三钱，鲜首乌六钱，生山药二钱。二诊：便虽畅行，而肠液枯燥，但食而不便者，又三日矣。再滋润咸降。火麻仁三钱，杭白芍一钱五分，生熟草各一分五厘，当归二钱，生山药三钱，炒麦冬一钱五分，鲜苁蓉（洗）六钱，炒杞子三钱，黑元参二钱，炒牛膝三钱，枇杷叶（去毛）四片。三诊：大便渐调。再润肠养血，参以补气。西党参，当归，生山药，火麻仁，生熟谷芽，野于术，白芍，柏子仁，炒杞子，炒牛膝。（张乃修. 张聿青医案［M］. 北京：人民卫生出版社，2006.）

3. 便秘（三）

笔者曾治患者，女，68岁，大便干结20余天。患者近20天来，大便干结，每次大便排出困难，伴腹胀，怕冷，尤以双膝以下为甚，恶风，头晕，心悸，舌质淡，苔白，脉沉迟。诊断为便秘，属阳虚便秘证。治宜温肾益精，润肠通便。拟方济川煎加减：肉苁蓉30 g，制附片10 g（先煎），牛膝10 g，菟丝子15 g，淫羊藿15 g，火麻仁30 g，当归10 g，升麻6 g，枳实10 g，厚朴10 g，泽泻10 g，甘草6 g。7剂，每日1剂，分2次服。服药

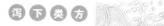

后，大便即通畅，头晕减轻。后用此方治疗近 1 个月而诸症好转。

　　按语：上述三例均为体虚所致便秘，故均选用济川煎治疗。在临床运用时，应根据患者各自体虚的不同特点，辨证论治，分别加减滋阴、温阳、健脾、补肾的药物，这也是中医辨证用方的特色体现。

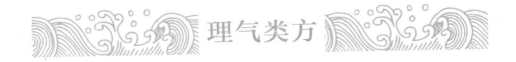

理气类方

本类方是以理气药为主，具有行气或降气的作用，主治气滞或气逆病证的方剂。

旋覆代赭汤
《伤寒论》

> 旋覆花三两，人参二两，生姜五两，代赭一两，甘草（炙）三两，半夏（洗）半升，大枣（擘）十二枚。上七味，以水一斗，煮取六升，去滓，再煎取三升，温服一升，日三服。

一、方源考证

本方出自东汉张仲景的《伤寒论》："伤寒发汗，若吐若下，解后，心下痞鞭，噫气不除者，旋覆代赭汤主之。"

二、组方药物

本方由旋覆花、人参、生姜、代赭（赭石）、炙甘草、半夏、大枣组成。这里主要介绍旋覆花和赭石。

旋覆花为菊科植物旋覆花或欧亚旋覆花的干燥头状花序。味苦、辛、咸，性微温，归肺、脾、胃、大肠经，具有降气、消痰、行水、止呕之功效。民间有"诸花皆升，旋覆花独降"的说法，指的是一般花类的药材，其作用一般都是往上升的，唯独旋覆花的作用是向下走的。

赭石为氧化类矿物刚玉族赤铁矿矿石。味苦、甘，性微寒，归肝、胃、心经，具有平肝潜阳、重镇降逆、凉血止血之功效。《神农本草经》将其列为上品，说它"主鬼疰，贼风蛊毒，杀精物恶鬼，腹中毒邪气，女子赤沃漏下"。但该药含砷盐的量超过了药典上的许可标准，不可长期服用和过量服用，孕妇忌用，儿童慎用。

三、用法与用量

原方剂型为汤剂。本方临床参考剂量如下：旋覆花 30 g，人参 10 g，生姜 20 g，赭石 10 g，半夏 9 g，大枣 20 g，炙甘草 12 g。水煎服，每日 1 剂。

四、组方解析

本方具有降逆化痰、益气和胃之功效，主治胃气虚弱、痰浊内阻证。原书中用于"伤寒发汗，若吐若下，解后，心下痞鞕，噫气不除者"，指外邪虽经汗、吐、下而解，但治不如法，中气受伤，痰涎内阻，胃失和降，胃气上逆。治宜降逆化痰，益气和胃。方中旋覆花性温而能下气消痰，降逆止噫，为君药。赭石质重而沉降，善镇冲逆，但作为矿物类药物易伤胃气，故用量较轻，防止进一步伤胃，为臣药。生姜于本方用量独重，寓意有三：一为和胃降逆以增止呕之效，二是制约半夏之毒性，三可制约赭石的寒凉之性，使其镇降气逆而不伐胃。半夏辛温，祛痰散结，降逆和胃。人参、炙甘草、大枣益脾胃，补气虚，扶助已伤之中气。共为佐药。炙甘草调和诸药，兼使药之用。诸药合用，共奏降逆化痰、益气和胃之效。

五、临床运用

本方为治疗胃虚痰阻气逆证的常用方。以心下痞鞕、嗳气频作或呕吐、呃逆、苔白腻、脉滑或缓为辨证要点。

（一）临床治疗的常见疾病

（1）以胃脘疼痛为主症的消化系统疾病，如胃肠功能紊乱、胃扩张、慢性胃炎、胃及十二指肠溃疡。

（2）以恶心、呕吐为主症的神经肌肉系统疾病，如神经性呃逆、膈肌痉挛、幽门不完全性梗阻等。

（二）医案解读与应用

1. 噫气

万友生医案：患者男，41 岁，1973 年 10 月 30 日初诊。7 月中旬患噫气症，持续 3 个多月，久治少效，每日噫气频作，动则加剧，静则稍减，心下痞硬，不思食，口干渴饮。投以旋覆代赭汤合橘皮竹茹汤加减：旋覆花 30 g，赭石 30 g，橘皮 30 g，竹茹 10 g，半夏 15 g，枳壳 10 g，麦冬 15 g，枇杷叶 15 g。连服 7 剂，噫气减去十之六七（自云前 2 剂缺赭石则无效），心下痞硬全除，脘腹舒适，食增（每餐能食 200 g 米饭），渴止。前日、昨日噫气完全停止。守上方再进以巩固疗效。（王鱼门. 万友生医案选［M］. 北京：中国中医药出版社，2016.）

2. 奔豚气

笔者曾治患者，女，36 岁，自诉有气从小腹上冲，断续发作 1 个多月，伴呃逆不止。患者每次发作时，须不断用拳捶打胸部，日作数次，曾辗转于多家医院治疗无效。近 10 天来发作时呃逆较以往加重，气从小腹上冲引起胀痛，难以忍受，大便干结，嗳气频频，脉迟细，舌质略红，苔白腻，脉沉。诊断为气郁气逆证。拟旋覆代赭汤合桂枝加桂汤加减：旋覆花 30 g，赭石 10 g，桂枝 15 g，白芍 10 g，炙甘草 12 g，大枣 20 g，半夏 10 g，党参 30 g，生姜 20 g。7 剂，水煎服。服药后诸症大减。再服 14 剂诸症消失。

3. 反流性食管炎

笔者曾治患者，男，45 岁。胸骨后反复疼痛发作 1 年。患者自述胸骨后隐痛 1 年多，曾在当地医院治疗，效果不好。就诊时症见胸骨后疼痛，梗阻感，伴嗳气，大便干结，小便正常，饮食尚可，舌淡红，苔薄白，脉弦细。胃镜及病检诊断为巴雷特食管炎。中医辨证为胃气虚弱、痰气郁结证。治宜健脾和胃，化痰解郁。拟旋覆代赭汤加减：旋覆花 20 g（布包煎），党参 15 g，紫苏梗 10 g，厚朴 10 g，法半夏 10 g，大腹皮 15 g，赭石 10 g（先煎），炙甘草 6 g，生姜 6 g，瓜蒌 15 g，九香虫 10 g。7 剂，每日 1 剂，分 3 次服用。复诊：服药后嗳气明显好转，胸骨后疼痛及梗阻感亦有所好转。按原方继服 2 个月后，自觉症状基本缓解。

按语：巴雷特食管炎为特殊类型食管炎，病情顽固，难以速愈，称之为癌前病变。本例患者觉胸骨后疼痛，有梗阻感，嗳气，此乃痰郁气滞、胃失和降所致。与旋覆代赭汤方证相应，故选用该方化痰理气，和胃降逆，患者症状有明显缓解。但该病是否根治，还需要进一步观察。

半夏厚朴汤
《金匮要略》

半夏一升，厚朴三两，茯苓四两，生姜五两，干苏叶二两。
上五味，以水七升，煮取四升，分温四服，日三夜一服。

一、方源考证

本方出自《金匮要略》第22篇第5条："妇人咽中如有炙脔，半夏厚朴汤主之。"

二、组方药物

本方由半夏、厚朴、茯苓、生姜、干苏叶（紫苏叶）组成。这里主要介绍半夏。

半夏为天南星科植物半夏的干燥块茎。味辛，性温，有毒，归脾、胃、肺经，具有燥湿化痰、降逆止呕、消痞散结之功效。《神农本草经》载："主伤寒寒热，心下坚，下气，咽喉肿痛，头眩，胸胀，咳逆肠鸣，止汗。"金代著名医家张元素指出："诸血证及口渴者禁用。孕妇忌之，用生姜则无害。"

半夏被列为有毒类药物，全株有毒，块茎毒性较大。其对口腔、喉头、消化道黏膜均可引起强烈刺激；服少量可使口舌麻木，多量则会导致咽喉肿胀，不能发声，流涎，呕吐，全身麻木，呼吸迟缓而不整，痉挛，呼吸困难，最后麻痹而死。有因服生半夏多量而永久失音者。半夏不宜与川乌、制川乌、草乌、制草乌、附子同用；生品内服宜慎。

临床上半夏多炮制而用。生半夏，多外用，以消肿止痛为主。清半夏，用白矾浸泡或煮或腌制，降低毒性，以燥湿化痰为主。姜半夏，用姜矾煮或腌制或蒸制或姜炒，以温中化痰、降逆止呕为主。法半夏，用石灰制半夏，以治寒痰、湿痰为主，同时具有调脾和胃的作用。竹沥半夏，用竹沥拌透阴干，温燥大减，适用于胃热呕吐、肺热痰黄稠黏、痰热内闭中风不语。半夏曲，用生半夏浸泡晒干研粉，以姜汁、面粉调匀，发酵制成，用以化湿健脾、消食止泻。

三、用法与用量

原方剂型为汤剂。本方现代临床参考剂量如下：半夏 15 g，厚朴 9 g，茯苓 15 g，生姜 15 g，紫苏叶 6 g。水煎服。

四、组方解析

本方具有行气散结、降逆化痰之功效，主治痰气郁结于咽喉所致的梅核气证。本病多因情志不畅所致。肝主情志，情志不畅，肝气郁结，气机失于宣降，津液输布障碍，水湿内停，湿聚为痰，痰气相搏，交阻于咽喉，故见咽中如有物阻，咯吐不出，吞咽不下；肺胃宣降失常，胸中气机不畅，胸胁满闷，或咳嗽喘急，或恶心呕吐等。治宜行气散结，降逆化痰。方中半夏辛温入肺胃，化痰散结，降逆和胃，为君药。厚朴苦辛性温，下气除满，助半夏散结降逆，为臣药。君臣相配，化痰行气，痰气并治。茯苓甘淡利水渗湿健脾，杜绝生痰之源，以助半夏化痰；生姜辛温散结，和胃止呕，且制半夏之毒；紫苏叶芳香行气，理肺舒肝，助厚朴行气宽胸、宣通郁结之气。共为佐药。诸药合用，痰行气畅，诸证可解。

五、临床应用

本方为治疗痰气互结所致的梅核气之常用方。以咽中如有物梗阻、吞吐不得、胸膈满闷、苔白腻、脉弦滑为辨证要点。

（一）临床治疗的常见疾病

（1）以咽部不适为主症的神经系统疾病，如临床癔症、食道痉挛、胃神经官能症等。

（2）以咳嗽为主症的呼吸系统疾病，如慢性咽炎、慢性支气管炎等。

（二）医案解读与应用

1. 梅核气

笔者曾治患者，女，48 岁，患者自觉喉中梗阻 1 个月。患者素有高血压史，经常头晕眼花，睡眠较差，情绪不畅。近 1 个月自觉吞咽不利，喉有堵塞感，疑为胃癌，在当地医院做胃肠镜检查，胃肠无实质性病变。又疑为喉癌，去五官科做喉镜检查，亦未发现问题。就诊时症见自觉喉中梗阻有如炙脔，吞之不下，吐之不出，时咯痰涎，饮食难于下咽，舌苔淡薄，脉沉滑。诊断为痰气交阻之梅核气证。治宜行气散结，降逆化痰。拟半夏厚朴汤加减：姜半夏 15 g，川厚朴 9 g，茯苓 15 g，生姜 5 片，紫苏叶 10 g，制香附 6 g，煅牡蛎 30 g。3 剂，水煎，分 3 次服，每日 1 剂。服药 3 剂后，即能进食，食可下咽。复诊：1 周之内连服 7 剂，病即告愈。

按语：本例患者年龄属围绝经期，素来情绪不畅，导致肝气郁滞，肺胃气机不畅，故出现梅核气证，方证相应，故选用该方取得较好疗效。

2. 胃神经官能症

闫云科医案：咽有炙脔，非妇人专病，丈夫亦有之。有班某者，31 岁。其母大不幸，虽有小恙，然症情不重。令其痛苦者，乃忧恨迭生，惊气不断。稍有不适，便疑患大症，为急诊科之常客也。虽精卫亦难填其愁恨之海，故日与药壶为伴。某子承母性，杯弓蛇影之疑，风声鹤唳之惊，左右不离，真是有其母必有其子，西医谓神经官能症也，常找余诊询。一日咽中有物梗塞，吐之不出，咽之不下，疑食道有肿物，要求做仪器检查，云邻人即因食管癌而死。余以饮食不碍，大便通畅，谓其不须检查，枉花钱也。彼不之信，钡餐后复悔恨不听余言。针对多嗳逆，胸满闷，口干苦，脉沉弦，视为痰气交阻、肝火上炎。拟半夏厚朴汤合栀豉汤治之：半夏 15 g，厚朴 10 g，茯苓 15 g，紫苏叶 10 g，栀子 10 g，淡豆豉 15 g。3 剂。并宽言相告，再勿自吓自也。未几，其母复至，知药后症随失也。（闫云科. 经方躬行录 [M]. 北京：学苑出版社，2009.）

3. 失眠

笔者曾治患者，女，45 岁，失眠 1 年，加重 1 个月。患者因工作压力大而出现睡眠障碍近 1 年，曾在当地医院治疗，效果不理想。近 1 个月失眠症状加重，自觉心烦焦虑，咽中有梗阻感，吞吐不得。晚间入睡困难，易醒，烦乱感，怕凉，白天疲倦无精神，伴有前额头痛，舌质淡，苔白滑，脉沉涩。诊断为痰气交阻证。治宜行气散结，降逆化痰。选用半夏厚朴汤加减：半夏 15 g，厚朴 12 g，紫苏叶 15 g，防风 15 g，白芍 20 g，当归 15 g，佩兰 15 g，僵蚕 10 g，荆芥 15 g，远志 10 g，石菖蒲 10 g，炙甘草 6 g，党参 30 g。水煎服，7 剂，连服 1 周。二诊：服上药后症状明显好转，纳眠可，二便调，但仍头胀、恐惧、易惊。治守原方，加煅龙骨 30 g、煅牡蛎 30 g。继服 3 周，症状痊愈。

按语：本例患者平时工作压力大，情绪不畅，气机郁结，痰浊内生，痰气交阻，胃不和则卧不安，患者除有梅核气症状外，还出现失眠。用方的核心在于方证病机相符，故用半夏厚朴汤行气散结，降逆化痰，既可治梅核气，也可治失眠。

瓜蒌薤白半夏汤
《金匮要略》

瓜蒌实一枚，薤白三两，半夏半升，白酒一斗。上四味，同煮，取四升，温服一升，日三服。

一、方源考证

本方出自《金匮要略》第 9 篇第 4 条："胸痹不得卧，心痛彻背者，栝蒌薤白半夏汤主之。"

二、组方药物

本方由瓜蒌实（瓜蒌）、薤白、半夏、白酒组成。这里主要介绍瓜蒌实、薤白和白酒。

瓜蒌实即瓜蒌，为葫芦科植物栝楼或双边栝楼的干燥成熟果实，也叫全瓜蒌。其果皮叫瓜蒌皮或瓜壳，种子叫瓜蒌子，瓜蒌包括瓜蒌皮和瓜蒌子。味甘、微苦，性寒，归肺、胃、大肠经，具有清热涤痰、宽胸散结、润燥滑肠之功效。

薤白为百合科植物小根蒜或薤的干燥鳞茎。味辛、苦，性温，归心、肺、胃、大肠经，有通阳散结、行气导滞之功效。《本草求真》云："薤，

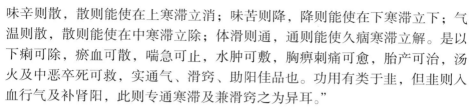

味辛则散，散则能使在上寒滞立消；味苦则降，降则能使在下寒滞立下；气温则散，散则能使在中寒滞立除；体滑则通，通则能使久痼寒滞立解。是以下痢可除，瘀血可散，喘急可止，水肿可敷，胸痹刺痛可愈，胎产可治，汤火及中恶卒死可救，实通气、滑窍、助阳佳品也。功用有类于韭，但韭则入血行气及补肾阳，此则专通寒滞及兼滑窍之为异耳。"

方中"白酒"是"浊酒"，即现代的黄酒。明以前中医典籍中所载的"白酒"均为黄酒。高度的白酒，即蒸馏技术所造的酒，明代以后才有，汉代的酿酒技术还远远达不到酿出高度白酒的水平。酒乃水谷之气，有上升和发散的特性，具有通血脉、散瘀血、行药势、矫臭味等功效，《汉书·食货志》赞之为"百药之长"。

三、用法与用量

原方剂型为汤剂。现代临床参考剂量如下：瓜蒌 20 g，薤白 9 g，半夏 9 g，黄酒 250 mL。上四味加水适量，同煮。

四、组方解析

本方具有通阳散结、祛痰宽胸之功效，主治胸痹证。该证由痰气交阻于胸中所致，胸阳被阻，不达于背部，故出现不能半卧，心痛彻背。治宜通阳散结，祛痰宽胸，通其痹阻。方中瓜蒌性润，涤痰行气，宽胸散结，为君药。薤白通阳散结，行气导滞；半夏辛温，辛开散结，燥湿化痰。共为臣药。白酒（黄酒）性热，通血脉、行药势，为佐药。诸药合用，共奏通阳散结、祛痰宽胸之效。

五、临床运用

（一）临床治疗的常见疾病

（1）以胸闷为主症的冠心病心绞痛、风湿性心脏病、室性心动过速、慢性阻塞性肺病、创伤性气胸、老年咳喘、慢性支气管肺炎等。
（2）以胸胁疼痛为主症的肋间神经痛、乳腺增生、慢性胆囊炎等。

（二）医案解读与应用

1．十二指肠憩室

笔者曾治患者，女，43岁，胃脘疼痛1周。患者胃脘痛已半年，曾多次在当地医院住院治疗，诊断为十二指肠憩室。因不愿意手术而来就医。就诊时症见：胃脘疼痛喜按，食后痛剧，因痛不能入寐，时时恶心呕吐，胸闷时痛，二便尚可，舌质淡，苔白腻，脉沉弦。诊断为阳虚寒结、痰气交阻证。治以通阳散结、理气止痛为法。拟方瓜蒌薤白半夏汤加减：瓜蒌20g，薤白15g，法半夏10g，橘皮6g，炒枳壳10g，广木香6g，甘草6g，炮干姜5g。7剂，水煎服。服药后胃脘疼痛缓解，胸闷减轻，睡眠好转。效不更方，原方再服7剂。药后胃脘痛基本消失，胸脘不闷胀，睡眠如常。继以香砂六君子汤调理，半月而安。

按语：本例患者胃脘疼痛，喜按，表明其证有阳虚；舌质淡，苔白腻，脉沉弦，表明痰气交阻。故选用瓜蒌薤白半夏汤取效。

2．肺源性心脏病

笔者曾治患者，男，65岁。咳喘胸闷1周。有肺源性心脏病病史3年，反复发作，平时服用中成药及西药治疗。近1周咳喘加重，故前来就诊。就诊时症见阵发性咳喘，咳痰黏稠，伴胸痛背胀，心悸，不能平卧，饮食、二便尚可，舌淡红，苔白腻，脉象弦滑。诊断为痰气交阻证。治宜宽胸理气，宣痹化痰。拟方瓜蒌薤白半夏汤加减：瓜蒌20g，薤白15g，法半夏10g，茯苓15g，红花5g，苦杏仁10g，炙甘草6g，旋覆花10g，厚朴9g，紫苏子10g，干地龙10g，珍珠母15g。7剂，水煎服。服药后症状明显缓解。再服2周，症状基本消失。后用金匮肾气丸固肾治其本。患者2年多来，每次复发，先用此方能收缓解症状之效。

按语：本例患者的主要症状是咳喘胸闷，伴舌淡红、苔白腻、脉象弦滑，表明其证为痰气交阻于胸中所致。瓜蒌薤白半夏汤通阳行痹，理气散结，方证相应，故取得较好疗效。

3．冠心病心绞痛

刘方柏医案：患者男，75岁，数日前心前区剧烈疼痛，伴呵欠频频，汗出呕吐，急入某三级综合医院抢救。病情稳定后行冠脉造影，示"右冠状动脉近段90%狭窄"，准备进行支架介入治疗。但担心血管太过狭窄，无绝对成功把握而未敢实施。疼痛缓解后仍留院治疗。患者不仅十分难受，且十分焦虑，前来求诊。刻诊：心前区闷痛，无可名状之不适感，头闷头昏，手足厥冷，大便干结，面及唇色晦暗，精神委顿，脉迟细，舌质微暗，舌苔薄黄。诊为阴寒内盛，胸阳内痹，痰瘀交阻之真心痛。处以瓜蒌薤白半夏汤合桂枝汤加减：瓜蒌皮 10 g，瓜蒌子 10 g，薤白 12 g，半夏 12 g，枳实 10 g，桂枝 15 g，赤芍 10 g，炙甘草 10 g，大枣 15 g，水蛭 10 g，黄芪 50 g，红参 10 g，血竭 5 g（冲），炮附子 20 g，生姜 10 g。上方水煎。服完 1 剂后，即感心前区闷压感消失，大便通畅，头闷大减。服完 2 剂后，自觉十分舒适，治疗信心倍增。再服 2 剂，自觉症状消失，面色及精神明显好转，舌暗减退，脉缓而有力。前方减血竭、水蛭，又服 10 余剂巩固。迄今已过 9 年，仍健在。（刘方柏. 刘方柏临证百方大解密［M］. 北京：中国中医药出版社，2013.）。

按语：本例患者临床表现为精神委顿、脉迟细等症，表明其阳虚较甚，故方中加炮附子、红参等益气温阳。但瓜蒌、半夏与附子属中药"十八反"的配伍禁忌，临床运用须谨慎，临床经验不足者不建议使用。

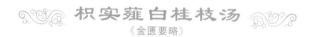

枳实薤白桂枝汤
《金匮要略》

> 枳实四枚，厚朴四两，薤白半斤，桂枝一两，瓜蒌实（捣）一枚。上五味，以水五升，先煮枳实、厚朴，取二升，去滓，内诸药，煮数沸，分温三服。

一、方源考证

本方出自《金匮要略》第 9 篇第 5 条："胸痹心中痞，留气结在胸，胸满，胁下逆抢心，枳实薤白桂枝汤主之；人参汤亦主之。"

二、组方药物

本方由枳实、厚朴、薤白、桂枝、瓜蒌实（瓜蒌）组成。这里主要介绍枳实。

枳实属芸香科植物酸橙及栽培变种或甜橙的干燥幼果。味苦、辛、酸，性微寒，具有破气消积、化痰散痞之功效。《神农本草经》将其列为中品。临床运用应注意枳实与枳壳的区别。同一棵树上，刚结出的幼果入药，为枳实；接近成熟时入药，为枳壳。枳实作用较猛，见效较迅速；枳壳则和而缓。在汉代，枳实、枳壳不分。宋代沈括在《梦溪笔谈》云："六朝以前医方，唯有枳实，无枳壳，故本草亦只有枳实。后人用枳之小嫩者为枳实，大者为枳壳，主疗各有所宜，遂别出枳壳一条，以附枳实之后。然两条主疗，亦相出入。古人言枳实者，便是枳壳，《本草》中枳实主疗，便是枳壳主疗，后人既别出枳壳条，便合于枳实条内摘出枳壳主疗，别为一条；旧条内只合留枳实主疗。后人以《神农本经》，不敢摘破，不免两条相犯，互有出入。"明代李时珍在《本草纲目》中明确提出两者区别："枳乃木名，实乃其子，故曰枳实。后人因小者性速，又呼老者为枳壳。生则皮厚而实，熟则壳薄而虚，正如青橘皮陈橘皮之义，宋人复出枳壳一条，非矣。寇氏以为破结实而名，亦未必然。"

橘皮为芸香科植物橘及其栽培变种的干燥成熟果皮，与枳实和枳壳不同。《晏子春秋》载："橘生淮南则为橘，生于淮北则为枳……所以然者何？水土异也。"橘树生长在淮河以南叫橘树，生长在淮河以北就变成了枳。这是古人的一种误解。

三、用法与用量

原方剂型为汤剂。本方现代临床参考剂量如下：枳实 10 g，厚朴 9 g，薤白 15 g，桂枝 6 g，瓜蒌 15 g。先煮枳实、厚朴，去滓后，再加入其他药煎煮，分 3 次温服。

四、组方解析

本方具有通阳散结、祛痰下气之功效，主治胸阳不振、痰气交阻之胸痹证。该证是因素体阳虚或病后阳气受损、阴寒凝滞、津凝成痰、阻滞气机、胸阳不得宣通所致。治宜通阳散结、祛痰下气。方中瓜蒌功擅宽胸理气，涤痰散结；薤白宣通胸阳，散寒化痰。共为君药，二药相合，能使胸阳振，痰浊除，阴寒消，气机畅。枳实下气破结，消痞除满；厚朴下气除满，燥湿化痰。共为臣药，助君药增强宽胸散结、下气除满化痰之效。桂枝通阳散寒，降逆平冲，为佐药。诸药合用，共奏通阳散结、祛痰下气之效。

五、临床运用

本方是主治胸阳不振、痰浊中阻、气结于胸所致胸痹的常用方。以胸中痞满、气从胁下冲逆、上攻心胸、舌苔白腻、脉沉弦或紧为辨证要点。

（一）临床治疗的常用疾病

以胸痛为主症的冠心病心绞痛、肋间神经痛、非化脓性肋软骨炎等。

（二）医案解读与应用

1．冠心病心绞痛

笔者曾治患者，男，71 岁，胸闷、咳喘多痰 1 周。有冠心病病史 10 余年，反复发作，服用中西药，效果不理想，有长期抽烟史。近 1 周胸闷加重，伴咳喘多痰，胸部时发闷窒作痛，连及两胁，甚则牵引背部，胃脘痞胀，欲作嗳气，心泛欲呕，多涎，舌质淡胖，苔白腻浊，脉沉紧而滑。心电图提示"T 波改变"。西医诊断为冠心病心绞痛。中医诊为胸阳痹阻证。治以通阳逐饮、温中散结法。拟方枳实薤白桂枝汤加减：枳实 15 g，薤白 20 g，桂枝 10 g，瓜蒌 15 g，厚朴 9 g，生姜 5 片，半夏 10 g，茯苓 15 g，丹参 20 g，三七 5 g，炙甘草 6 g。7 剂，水煎服。二诊：胸背胁痛明显减轻，逆气胸闷脘痞稍有减轻。原方续进 7 剂，瓜蒌加量为每剂 30 g。三诊：症状基本消失。心电图复查大致正常。

2．胸痹

赖良蒲医案：患者男，36 岁，某年秋，胸中闭塞，心痛彻背，背痛彻心，气逆痞满，四肢无力，脉象沉迟，舌苔薄白。诊断：上焦之清阳不宣，中焦之浊阴上逆证。治法：主以宣畅心阳、通降胃浊之法。予枳实薤白桂枝汤加减：附片 9 g，桂枝 6 g，茯苓 12 g，法半夏 6 g，枳实 6 g，瓜蒌 1 枚，薤白 9 g，生姜 3 片。水煎服。1 剂见效，4 剂痊愈。（赖良蒲. 蒲园医案[M]. 南昌：江西人民出版社，1965.）

3．冠心病心律失常

笔者曾治患者，男，78 岁，胸闷、心悸 1 月余。有高血压、冠心病病史 5 年。近 1 个月出现胸闷、心悸，偶见胸骨后及左上胸至腋窝刺痛，左手指麻木，头不晕，二便通畅，舌淡质黯，苔略滑腻，舌下络脉突出，脉沉弦有力。近日 24 小时心电图示"心律失常，有早搏"。检查：心率 72 次/分，偶可闻及早搏；血压185/95 mmHg。诊断为胸痹，证属痰瘀阻滞。治宜化痰降浊，活血通脉。予枳实薤白桂枝汤加减：瓜蒌20 g，薤白15 g，厚朴15 g，丹参20 g，三七5 g，赤芍15 g，川芎15 g，绛香10 g，牡丹皮10 g，石菖蒲10 g，钩藤20 g（后下），泽泻15 g，车前子10 g（包煎）。7剂，水煎服。二诊：服上方后睡眠较好，血压降为145/85 mmHg，舌淡苔薄，脉沉弦。继服上方，去车前子，加延胡索12 g。7剂，水煎服。三诊：胸痛及早搏基本消除。再守方进14剂，胸闷、心悸等症告愈。

按语：上述三例由于痰气交阻于胸中，出现冠心病心绞痛、心律失常等表现，与枳实薤白桂枝汤方证相应，故取得较好疗效。本方在临床运用过程中，可根据不同的病证特点进行加减。其中，第一例和第三例均加入了活血化瘀的丹参、三七，增强其活血化瘀之力。心主血脉，痰阻气滞，心脉瘀阻，故需要活血化瘀。第二例因阳虚较甚，故加入温阳散寒的附子，但附子与半夏、瓜蒌存在"十八反"的配伍禁忌，临床运用须谨慎。上述案例也体现了辨证论治之奥妙，同中有异，异中有同。正若陈实功先生所言："方不在多，心契则灵；症不在难，意会则明。"即"治在活法，贵在审详"。

橘皮竹茹汤
《金匮要略》

橘皮二升，竹茹二升，大枣三十枚，生姜半斤，甘草五两，人参一两。上六味，以水一斗，煮取三升，温服一升，一日三次。

一、方源考证

本方出自《金匮要略》："哕逆者，橘皮竹茹汤主之。"

二、组方药物

本方由橘皮、竹茹、大枣、生姜、甘草、人参组成。这里主要介绍竹茹。

竹茹为禾本科植物青秆竹、大头典竹或淡竹的茎秆的干燥中间层。味甘，性微寒，归肺、胃、心、胆经，具有清热化痰、除烦、止呕之功效。竹茹始载于《神农本草经》，被列为中品："主呕哕；通络脉。"清代医家张路在《本经逢原》中说："竹茹专清胃府之热，为虚烦烦渴、胃虚呕逆之要药；咳逆唾血，产后虚烦，无不宜之。《金匮》治产后虚烦呕逆，有竹皮大丸。《千金》治产后内虚，烦热短气，有甘竹茹汤；产后虚烦头痛，短气，闷乱不解，有淡竹茹汤。内虚用甘以安中，闷乱用淡以清胃，各有至理存焉。其性虽寒而滑能利窍，可无郁遏客邪之虑。"临床处方中常出现竹茹、鲜竹茹和姜竹茹，要注意这三种药的区别。竹茹指的是生竹茹，为原药材去杂质晒干入药者，长于清肺化痰。鲜竹茹为竹茹鲜品入药者，长于清热化痰。姜竹茹为竹茹用姜汁拌匀后再炒至黄色者，长于化痰止呕。清代著名医家张志聪在《本草崇原》对该药的功效总结较为全面："呕，吐逆也。温气，热气也。竹茹，竹之脉络也。人身脉络不和，则吐逆而为热矣。脉络不和，则或寒或热矣。充肤热肉，淡渗皮毛之血，不循行于脉络，则上吐血而下崩中矣。凡此诸病，竹茹皆能治之，乃以竹之脉络而通人之脉络也。"

三、用法与用量

原方剂型为汤剂。本方现代临床参考剂量如下：橘皮 10 g，竹茹 10 g，大枣 20 g，生姜 5 片，甘草 6 g，人参 9 g。水煎，分 3 次温服。

四、组方解析

本方具有降逆止呃、益气清热之功效，主治胃虚有热、气逆不降所致的呕逆证。胃虚宜补，胃热宜清，气逆宜降，故治疗以益气清热、降逆和胃为法。方中橘皮理气和中止呕；竹茹清胃化痰，降气止呕。二药相伍，既能降逆止呕，又可清热安胃，且用量俱重，共为君药。生姜和胃止呕，为呕家之圣药，助君药降胃气之上逆；人参益气补中，补胃之虚，同时与橘皮相合，则行中有补。共为臣药。甘草、大枣益气补脾养胃，合人参以补中益胃，奠安中土而复胃气之虚，为佐药。甘草调和药性，兼作使药。诸药合用，共奏降逆止呃、益气清热之效。

五、临床运用

本方为治疗胃虚有热呕逆的常用方。以呃逆或呕吐、舌红嫩、脉虚数为辨证要点。

（一）临床治疗的常见疾病

以恶心、呕吐为主症的妊娠恶阻、反流性食管炎等。

（二）医案解读与应用

1. 胃扭转

笔者曾治患者，男，46岁，腹胀、腹痛加重1周。患者久患腹胀，经治多年不愈，曾在当地医院行胃镜检查发现胃扭转、贲门狭窄、食道粗糙。近1周来，腹胀微痛，并感觉有气向上窜，以致胸背、手臂亦痛，口干口苦，晨起必吐浓痰而色黄量多，时时噫气，虽尚能食但胃口差，大便不成形，夜寐多梦，舌质红，脉弱。诊断为胃虚痰热证。拟橘皮竹茹汤合温胆汤加减：陈皮15 g，竹茹10 g，法半夏10 g，枳实10 g，茯苓15 g，生甘草6 g，枇杷叶15 g，麦冬30 g，北沙参15 g，党参20 g。二诊：服上方7剂，腹胀、胸背痛减轻，晨起吐黄稠痰见少，但仍饭后腹胀甚，大便日行1次，不成形，口干口苦。守上方7剂，加山楂15 g，神曲10 g，谷芽、麦芽各15 g，鸡内金10 g。三诊：腹胀完全解除，胸、背、手臂痛亦全止，口已不苦，知饥食香，而且食后脘腹不胀，下肢已不酸软，但大便仍未成形而矢气较多。仍守上方加减以善后。

按语：本例患者腹胀、腹痛是因痰热阻滞中焦，胃不主降而气反上逆所致，除胃虚有热外，本证痰热较甚，故用橘皮竹茹汤合温胆汤加减，以清化痰热、和降胃气兼养胃阴，方证相应，故取得较好效果。

2. 慢性浅表性胃炎

笔者曾治患者，女，46岁，呃逆频作1周。平时身体较弱，有胃病史5年，曾在当地医院行胃镜检查，诊断为慢性浅表性胃炎。近1周来，呃逆频频发作，伴脘腹痞满，若噫气不出，甚则呕吐清水，身体疲倦，纳食减少，气短乏力，口苦发干，但不欲饮，大便不成形，月经正常，睡眠尚可。舌苔薄白黄滑，舌质淡红，脉细缓。诊断为脾胃气虚、虚热上扰证。治宜益气健脾，降逆和胃。拟方橘皮竹茹汤加减：陈皮15 g，竹茹15 g，炙甘草12 g，党参 30 g，生姜 15 g，大枣 20 g。7 剂，水煎服。复诊，服药后呃逆大减，饮食渐增，身倦好转，但仍感心下痞满，不时呃逆，口苦有异味，肠鸣辘辘，大便不成形，舌质淡红，舌苔黄腻，脉细弦。药虽见效，但其痞结未除，此脾胃虚弱，寒热错杂，水湿内停未能根除。根据病证变化特点，加减如下：生姜 15 g，党参 30 g，干姜 5 g，黄芩 10 g，黄连 5 g，半夏 10 g，炙甘草 12 g，大枣 20 g，茯苓 15 g。水煎服。7 剂后，呃逆止，脘腹痞结已不显，口苦异味退，肠鸣亦消失，大便渐成形，舌质淡红，舌苔薄白，脉弦缓。为巩固疗效，前方又投 7 剂而病愈。

按语：本例患者呃逆是由脾胃气虚、虚热内扰所致。肠鸣辘辘、大便不成形、舌苔黄腻，表明寒热挟杂。故先用橘皮竹茹汤降逆和胃并益气补虚化痰，后用生姜泻心汤行水逐饮且和胃补虚，祛邪扶正，标本兼顾，故取得较好效果。

3. 神经性呃逆

笔者曾治患者，女，36 岁，呃逆频作 1 周。患呃逆已近 5 年，时好时坏，经常发作，当地医院诊断为神经性呃逆，服中西药，效果不理想。1 周前发作加剧，呃逆频作，恶心吐涎，口渴，上腹部疼痛，失眠，大便秘结，小溲短赤，舌质红，苔黄浊，脉弦细。诊断为胃虚有热、胃气上逆证。治宜降逆止呃，益气清热。拟橘皮竹茹汤加减：陈皮 10 g，竹茹 15 g，玉竹 20 g，麦冬 15 g，炙甘草 6 g，石斛 15 g，大枣 20 g，生姜 5 片，柿蒂 5 g。7 剂，水煎服。二诊：呃逆已减，失眠好转，仍胸前痞闷。前方去大枣、生姜、柿蒂，加生栀子、淡豆豉、豆蔻、连翘。7 剂。三诊：呃逆已止，诸症消失，仍自觉心中烦热，口渴，舌苔微黄。前方倍石斛以养胃阴，加知母滋阴清热泻火。连服 7 剂，症状痊愈。

按语：本例患者呃逆是胃虚有热、胃气上逆所致。口渴、便秘、脉弦细，表明阴虚较甚，故方中加强滋阴之力。病例 3 与病例 1、2 相比较，均有胃虚有热，胃气上逆，但又有痰热、虚寒、阴虚的不同特点，用方也体现了辨证论治之奥妙，即同中有异，异中有同。

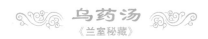

乌药汤
《兰室秘藏》

当归、甘草、木香各五钱，乌药一两，香附子（炒）二两。
上㕮咀，每服五钱，水二大盏，去滓，温服，食前。

一、方源考证

本方出自金代李东垣的《兰室秘藏》卷中："治妇人血海疼痛。"

二、组方药物

本方由当归、甘草、木香、乌药、香附子（香附）组成。这里主要介绍乌药。

乌药为樟科植物乌药的干燥块根。味辛，性温，归肺、脾、肾、膀胱经，具有行气止痛、温肾散寒之功效。清代黄宫绣的《本草求真》指出："凡一切病之属于气逆，而见胸腹不快者，皆宜用此。功与木香、香附同为一类。但木香苦温，入脾爽滞，每于食积则宜；香附辛苦入肝胆二经，开郁散结，每于忧郁则妙。此则逆邪横胸，无处不达，故用以为胸腹逆邪要药耳。"明代缪希雍的《本草经疏》指出："病属气虚者忌之。妇人月事先期，小便短赤，及咳嗽内热，口渴，口干、舌苦，不得眠，一切阴虚内热之病，皆不宜服。"

三、用法与用量

原方剂型为汤剂。本方现代临床参考剂量如下：当归 10 g，甘草 10 g，木香 10 g，乌药 20 g，香附 20 g。水煎服。

四、组方解析

本方有行气调经止痛之功效，主治气机郁滞、血行不畅证。"不通则痛。"该证临床多见于妇科，如经前及经行腹痛、血崩、溲血等。方中乌药理气行滞，为君药。香附疏肝理气，木香行脾胃滞气，为臣药。当归养血活血调经，为佐药。甘草调和诸药，为使药。全方达行气调经止痛之效。

五、临床运用

本方主治气机郁滞、血行不畅证，以胸胁、小腹、乳房胀痛、苔白、脉弦涩为辨证要点。

（一）临床治疗的常见疾病

以胀痛为主症的月经不调、痛经、经前期综合征、慢性盆腔炎、慢性肝炎、乳腺增生、慢性胃炎等。

（二）医案解读与应用

1. 肝热郁血

王堉医案：相国之长媳，子禾之夫人也。性颇暴，而相国家法甚严，郁而腹胀，月事不至者两度，人世间以为孕，置而不问，且子禾未获嗣，转为服保胎药，则胀而增痛。一日子禾公退，偕与往视，诊其左关弦急，乃肝热郁血。以逍遥散合左金丸处之，子禾恐其是胎，疑不欲服，余曰：必非胎，若胎则两月何至如是，请放心服之，勿为成见所误。乃服二帖，腹减气顺，惟月事不至，继以加味乌药汤，两日而潮来，身爽然矣，至是每病必延余，虽婢仆乳媪染微恙，皆施治矣。（王堉. 醉花窗医案［M］. 太原：山西科学技术出版社，2011.）

按语：本例患者性格暴躁，再加上受家庭约束，肝主情志，日久肝气郁滞，血行不畅，故出现腹胀、月经不调。肝经郁热，先用逍遥散合左金丸疏肝泄热，再以乌药汤行气调经止痛，见效。

2. 经前腹痛

笔者曾治患者，女，38 岁，经前少腹、乳房胀痛 3 个月。平时性格内向，不善言谈，近 3 年来，经常出现经前少腹、乳房胀痛，大腿憋困有冷感，患者未就医治疗。近 3 个月上述症状加重，经色紫有块，大便干，舌苔薄白，脉弦。诊断为气机郁滞、血行不畅证，拟方乌药汤加减：乌药 15 g，砂仁 6 g，草豆蔻 6 g，延胡索 12 g，木香 6 g，香附 12 g，槟榔 10 g，生蒲黄 6 g，五灵脂 6 g，甘草 6 g。水煎服，经前 1 周服。服药后，月经来潮前的少腹、乳房胀痛减轻，大便正常。后连续服用 3 个月，诸症全消。

按语：本例为肝郁气滞、血行不畅所致。病发于经前属实，为厥阴气滞，络脉不疏，故其经脉所过之少腹、乳房胀痛；气郁遏阳，则肢体有冷感；气滞血行不畅，故见经色紫有块；脉弦为肝郁之候。综观脉症，为气滞血瘀，故治以加味乌药汤理气疏肝开郁，失笑散活血止痛。方证相应，故取得较好疗效。

厚朴温中汤
《内外伤辨惑论》

> 厚朴（姜制）、橘皮（去白）各一两，甘草（炙）、草豆蔻仁、茯苓（去皮）、木香各五钱，干姜七分。上为粗散，每服五钱匕。水二盏，生姜三片，煎至一盏，去渣，温服，食前。忌一切冷物。

一、方源考证

本方出自金代李东垣的《内外伤辨惑论》："治脾胃虚寒，心腹胀满，及秋冬客寒犯胃，时作疼痛。"

二、组方药物

本方由厚朴、橘皮（橘皮去白即橘红）、炙甘草、草豆蔻仁（草豆蔻）、茯苓、木香、干姜、生姜组成。这里主要介绍草豆蔻。

草豆蔻为姜科植物草豆蔻的干燥近成熟种子。味辛，性温，归脾经、胃经，具有燥湿行气、温中止呕之功效。在宋朝以前并无"草豆蔻"这一称谓，只有"豆蔻"这一称谓。在《名医别录》《千金翼方》和《新修本草》

中都有"豆蔻"的记载："豆蔻。味辛，温，无毒。主温中，心腹痛，呕吐，去口臭气。生南海。"其产地"南海"经考证是今天的岭南地区，因"白豆蔻"是宋代以后才出现的舶来品，因此根据其产地的描述可推测宋代以前的"豆蔻"指的就是"草豆蔻"。宋代的《开宝本草》为了区分当时的舶来品白豆蔻和本土的豆蔻，特别在豆蔻这一条中加入了注解："{今注}此草豆蔻也，下气止霍乱。"由此可见，在宋代已将草豆蔻和白豆蔻明确区分开来，至此之后历朝历代都将"豆蔻"等同于"草豆蔻"。在《中国药典》2020 版中有"豆蔻"之名的就有豆蔻、肉豆蔻、红豆蔻、草豆蔻四种。民间也有将草豆蔻称为大草蔻、草蔻仁的。但与草豆蔻最容易混淆的就是豆蔻（白豆蔻）和草果。虽都是姜科植物，但其功效却有区别，因此，在选用豆蔻类药物时要区别运用。

三、用法与用量

原方剂型为煮散剂。本方现代临床参考剂量如下：厚朴 30 g，橘红30 g，炙甘草 15 g，草豆蔻 15 g，茯苓 15 g，木香 15 g，干姜 3 g。以上药物打散，每次取 10 g，用生姜煎煮，食前温服。

四、组方解析

本方具有温中行气、燥湿除满之功效，主治脾胃寒湿气滞证，临床表现为脘腹胀满或疼痛、不思饮食、四肢倦怠、舌苔白腻、脉沉弦等。方中厚朴行气消胀，燥湿除满，为君药。草豆蔻温中散寒，燥湿除痰，为臣药。橘皮（去白）、木香行气宽中；干姜、生姜温脾暖胃以散寒；茯苓渗湿健脾以和中。共为佐药。炙甘草益气健脾，调和诸药，功兼佐使。诸药合用，寒湿得除，气机得畅，脾胃复健，则胀痛自解。

五、临床运用

本方为治疗脾胃寒湿气滞证的常用方，以脘腹胀痛、舌苔白腻为辨证要点。

（一）临床治疗的常见疾病

以脘腹疼痛为主症的急慢性胃炎、慢性肠炎、胃溃疡、胃肠功能紊乱等属脾胃气滞寒湿者。

（二）医案解读与应用

1. 腹痛

赵守真医案：患者，男，50岁，零陵芝城镇人，性嗜酒，近月患腹痛，得呕则少安，发无定时，惟饮冷感寒即发。昨日又剧痛，遍及全腹，鸣声上下相逐，喜呕，欲饮热汤。先以为胃中寒，服理中汤不效。再诊，脉微细，舌白润无苔，噫气或吐痰则痛缓，按其胃无异状，腹则臌胀如鼓，病在腹而不在胃，审系寒湿结聚之证。盖其人嗜酒则湿多，湿多则阴盛，阴盛则胃寒而湿不化，水湿相搏，上下攻冲，故痛而作呕。治当温中宽胀燥湿为宜。前服理中汤不效者，由于参术之补，有碍寒湿之行，而转以滋胀，虽有干姜暖中而不化气，气不行则水不去，是以不效。改以厚朴温中汤，温中宫则水湿通畅，调滞气则胀宽痛止。但服后腹中攻痛尤甚，旋而雷鸣，大吐痰涎碗许，小便增长，遂得胀宽痛解。其先剧而后缓者，是邪正相争，卒得最后之胜利，亦即古人"若药不瞑眩，厥疾不瘳"之理也。再剂，诸证如失，略事调补而安。（赵守真. 治验回忆录［M］. 北京：人民卫生出版社，2008.）。

2. 急性胃炎

笔者曾治患者，男，52岁，胃脘疼痛3天。3天前因贪吃生冷，又深夜如厕感寒，遂疼痛不已，痛剧，曾呕吐清水，饮热姜糖水而止，后疼痛加重。西医诊断为急性胃炎，予肌内注射及口服药物治疗，效果不显。就诊时症见胃脘疼痛，伴急性病容，四肢发凉，口不渴，舌淡，苔白腻，脉沉弦，诊断为中焦寒湿阻滞证。处方：厚朴15 g，陈皮5 g，炙甘草12 g，草豆蔻10 g，茯苓15 g，木香10 g，干姜10 g。水煎服。服3剂，痛缓解。继服7剂，症状全消。

3. 急性病毒性肝炎

笔者曾治患者，男，23岁，1个月前出现乏力，腹胀，不思饮食，恶心，继之出现黄疸。当地医院诊断为急性病毒性肝炎。服用茵陈蒿汤合丹栀逍遥散，无明显好转，且腹胀加重，前来就诊。症见大便溏薄，舌质淡，苔白滑腻，脉沉缓。辨为寒湿阻滞证。拟厚朴温中汤加味：厚朴15 g，干姜

5 g，陈皮 5 g，草豆蔻 10 g，泽泻 15 g，茯苓 15 g，木香 6 g，茵陈 30 g，郁金 15 g，板蓝根 15 g。7 剂，水煎服。服药后，自觉症状缓解。继服药 4 周，症状消失，复查肝功能，各项指标已复常。

按语：上述第一例患者嗜酒则湿多，湿多则阴盛，阴盛则胃寒而湿不化，水湿相搏，上下攻冲，痛而作呕，故选用厚朴温中汤温中行气、燥湿除满。第二例患者贪吃生冷，损伤胃阳，阳虚气滞温阻，故选厚朴温中汤取效。第三例患者患急性病毒性肝炎，误从湿热论治，用药不当，损伤胃阳，致寒湿阻滞，故同样选厚朴温中汤取效。上述案例既体现中医辨证用方的特色，也提示我们平时要时时顾护胃气。

化肝煎
《景岳全书》

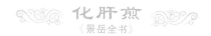

青皮、陈皮各二钱，芍药二钱，丹皮、栀子（炒）、泽泻各一钱半，土贝母二三钱。水一盏半，煎七八分。食远温服。

一、方源考证

本方出自明代张景岳的《景岳全书》："治怒气伤肝，因而气逆动火，致为烦热胁痛，胀满动血等证。"

二、组方药物

本方由青皮、陈皮、芍药（白芍）、丹皮（牡丹皮）、栀子、泽泻、土贝母组成。这里主要介绍青皮和土贝母。

青皮和陈皮二药同源于芸香科植物橘及其栽培变种，味苦、辛，性温，均能理气，治疗气机郁滞证。青皮为橘及其栽培变种的干燥幼果或未成熟果实的果皮，归肝、胆、肾经，其性燥烈，有疏肝破气、消积化滞之功效，常用于肝郁气滞所致的胸胁胀痛、乳房胀痛、小肠疝气、经行不畅、食积疳积、积聚等。陈皮为橘及其栽培变种的干燥成熟果皮，归脾、肺经，性较缓和，有理气健脾、燥湿化痰之功效，常用于脾胃气滞所致的脘腹胀满、恶心呕吐，湿痰、寒痰所致的咳嗽痰多等。

土贝母为葫芦科植物土贝母的干燥块茎。味苦，性微寒，归肺、脾经，具有解毒、散结、消肿之功效。《本草从新》曰："治外科痰毒。"因其反乌头，故不能与乌头、天雄及附子同用。另外，现代药理研究表明，该药对男性精子有一定的影响。因此，备孕男性应慎用。

三、用法与用量

原方剂型为汤剂。本方现代临床参考剂量如下：青皮6g，陈皮6g，白芍9g，牡丹皮6g，炒栀子6g，泽泻6g，土贝母9g。水煎，空腹服。

四、组方解析

本方具有疏肝理气、泄热和胃的功效，主治肝热犯胃、肝胃不和证。方中青皮、陈皮疏肝理气，共为君药。牡丹皮清热凉血，栀子清热泻火，两药均可入肝经，为臣药，助君药疏肝泄热。肝体阴用阳，白芍养血敛肝阴，防君药疏肝时损伤肝阴，有体用并治之效；土贝母降气化痰；泽泻通利下行。共为佐药。诸药相配，共奏疏肝理气、泄热和胃之效。

五、临床运用

本方主治肝热犯胃、肝胃不和证，以胃脘灼痛、痛势急迫、胁痛胀满、烦热易怒为其辨证要点。

（一）临床治疗的常见疾病

以脘腹疼痛、胁肋疼痛、颈部疼痛为主症的慢性浅表性胃炎、慢性肝炎、食道憩室、食道炎等病。

（二）医案解读与应用

1. 颈部僵硬

笔者曾治患者，男，21岁，颈僵硬如绳束3天。患者为在校学生，因期末考试将近，备考劳累，精神紧张，出现颈部僵硬，颈如绳束，转动不便，伴呼吸不畅，头胀，口干口苦，胃口差，舌红，苔黄腻，脉滑数。诊断为肝郁化火、痰热互结证。拟清肝泄热、理气化痰之法。用化肝煎加味：泽泻 15 g，白芍 20 g，陈皮 5 g，牡丹皮 10 g，栀子 15 g，川贝母 15 g，白芥子 10 g，法半夏 9 g，紫苏梗 10 g，甘草 6 g。7 剂，水煎服。服药后颈部活动好转，呼吸已畅，头胀减轻，胃口好转。再服 7 剂，诸症悉平。

按语：本例属颈部感觉异常，系肝失条达、气郁化火、郁火灼液、炼液为痰、痰热互结、壅阻颈项所致。《仁斋直指方论》云："痰因火动，治火为先，火因气生，理气为本。"作者针对病机，如法使用理气机、清肝火、化痰湿之剂，运用化肝煎加化痰降逆之法半夏、白芥子、紫苏梗等品，收到满意的效果。

2. 阴痛

笔者曾治患者，女，34 岁，婚后不能同房 3 月余。已婚 3 年，近 3 个月出现性生活障碍，每次性交时则觉得内阴抽掣疼痛，痛苦异常，无法正常进行，伴有头晕，失眠，口干口苦，大便秘结，舌红，少苔，脉细数。患者平素性格内向，遇事容易发脾气，近 3 个月，月经先期，经少、色紫暗。当地医院妇科检查示"子宫、尿道及内外阴无器质性改变"。随求治于中医。诊断为肝郁化火、火郁伤阴证。拟以化肝煎加减：女贞子 20 g，白芍 30 g，生地黄 15 g，麦冬 30 g，玄参 15 g，青皮 10 g，陈皮 10 g，川贝母 15 g，牡丹皮 15 g，栀子 15 g，黄柏 15 g，当归 15 g，甘草 6 g。服 7 剂后，诸症大减，同房时疼痛减轻。原方再进 14 剂，诸症悉除。

按语：本例属阴道感觉异常症。患者平时言语甚少，性格内向，导致肝气郁结，日久化火伤阴，阴伤则肝脉失养，"女子以肝为先天"，生殖器为肝脉所过，不荣则痛。遇房事、情绪紧张，则阴内疼痛产生。《丁甘仁医案》云："郁火宜清，清火必佐养营。"用化肝煎去泽泻，加女贞子、当归以养营阴；生地黄、玄参、麦冬以滋阴清热；黄柏坚阴；白芍配甘草即芍药甘草汤，缓急止痛。方证相应，故取得较好疗效。

3. 牙关运动异常

笔者曾治患者，女，45 岁，进食困难 1 个月。患者性格急躁，工作中经常与同事闹矛盾。1 个月前，因小矛盾与同事发生争吵，随后情志不畅，耿耿于怀。随之出现每次食物入口后，自觉刺激上颚，反射性出现牙关紧缩，张口困难，并逐渐加重。已在当地医院做了相应检查，包括颅脑 CT、心电图等，均无异常，遂来诊。就诊时症见进食困难，自觉发热，口干渴，伴见胸闷，心烦易怒，舌红，苔黄，脉弦数。诊断为肝郁化火、肝胃不和证。治宜清肝泄热，理气解郁，熄风舒筋。用化肝煎加减：钩藤 20 g，蒺藜

15 g，地龙 10 g，生地黄 30 g，白芍 30 g，青皮 10 g，陈皮 10 g，牡丹皮 15 g，川贝母 15 g，栀子 15 g，僵蚕 10 g，蜈蚣 1 条，全蝎 5 g，生甘草 12 g。7 剂，水煎服，并施予心理疏导。复诊时牙关紧缩减轻，能少许进食。遂再进原方 14 剂，能自然进食，余症悉除。后服用逍遥丸 2 个月以资巩固。

按语：本例属牙关运动异常，患者由于平时情志不舒、肝气郁结、郁而化火、生风伤筋所致。《景岳全书》云："内生之火，当先治火，火灭而风自清。"故用化肝煎清火解郁；加地龙、僵蚕、白蒺藜、蜈蚣、全蝎祛风舒筋通络；以生地黄、甘草配白芍育阴缓急。配合心理疏导，使郁解火平风静而愈。

丁香柿蒂散
《伤寒瘟疫条辨》

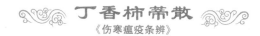

丁香、柿蒂各二钱，人参一钱，生姜三钱。水煎温服。

一、方源考证

本方出自清代杨栗山的《伤寒瘟疫条辨》："治久病呃逆，因下寒者。"杨璿，字玉衡，号栗山，清代名医，早年曾攻科举，年近 40 仍未能及第，遂改习医术，在江苏溧水和四川成都等地行医。杨栗山晚年寓居江苏溧水时，正值当地瘟疫流行，就用自己平时积累的丰富经验设法治疗，每获良效。于是他结合个人体会和临床经验，在 79 岁高龄时著成《伤寒瘟疫条辨》一书。

二、组方药物

本方由丁香、柿蒂、人参、生姜组成。这里主要介绍丁香和柿蒂。

丁香为桃金娘科植物丁香的干燥花蕾。味辛，性温，归脾、胃、肾经，具有温中降逆、补肾助阳之功效。《本草经疏》指出："丁香禀纯阳之气以生，故其味辛气温性无毒。气厚味薄，升也，阳也。入足太阴，足阳明经。

其主温脾胃,止霍乱拥胀者,盖脾胃为仓廪之官,饮食生冷伤于脾胃,留而不去则为壅塞胀满,上涌下泄则为挥霍撩乱,辛温暖脾胃而行滞气,则霍乱止而拥胀消矣。"

柿蒂为柿树科植物柿的干燥宿萼。味苦、涩,性平,归胃经,具有降逆止呃之功效。《本草纲目》云:"古方单用柿蒂煮汁饮之,取其苦温能降逆气也。"

三、用法与用量

原方剂型为煮散剂。本方现代临床参考剂量如下:丁香 6 g,柿蒂 6 g,人参 3 g,生姜 9 g。上药研为粗末,水煎,温服。

四、组方解析

本方具有温中补虚、降逆止呃之功效,主治呃逆证。该证是中焦虚寒、胃气上逆所致。治宜温中益气,降逆止呃。方中丁香温中、止呃,为君药。柿蒂涩平,专止呃逆,为臣药。君臣相配,降逆下气止呃。《本草求真》云:"柿蒂,虽与丁香同为止呃之味,然一辛热而一苦平,合用深得寒热兼济之妙。如系有寒无热,则丁香在所必用,不得固执从治,必当佐以柿蒂。有热无寒,则柿蒂在所必需,不得泥以兼济之必杂以丁香。是以古人用药,有合数味而见效者,有单用一味而见效者,要使药与病对,不致悖谬而枉施耳。"生姜温胃散寒,增强散寒效力;人参益气扶正,兼顾其虚。共为佐药。四药合用,共奏温中补虚、降逆止呃之效。

五、临床运用

本方主治中焦虚寒、胃气上逆证,以呃逆兼见舌淡苔白、脉象沉迟为辨证要点。

(一)临床治疗的常见疾病

神经性呃逆、膈肌痉挛等属胃中虚寒者。

（二）医案解读与应用

1. 呃逆

党炳瑞医案：1975 年，作者进修于北京中医研究院。是年仲冬，某主任之父暴病呃逆，呃声频作，痛苦难言，投药，针灸不止。此翁年过七旬，病中风已卧榻经年，面晦无华，四肢逆冷，脉微气弱。众医辨证皆谓胃气虚衰，中阳不振，阳为阴遏，升降失调，胃气上逆，呃声乃作。给丁香柿蒂汤，然而数帖无效。这时有进修医生王某说，丁香柿蒂汤用之不当则无效。用丁香柿蒂汤，必须将柿蒂研为细末，再以人参、丁香、生姜煎汤冲服，才能见效。否则无效。这是几代经验传下来的。马上按他说的方法，果然见效，众皆叹服。从此以后，只要遇到中寒气弱呃逆者，就按照这个方法，多得良效。（孙继芬. 黄河医话［M］. 北京：北京科学技术出版社，2015.）

按语：本例呃逆为胃阳不足、胃气上逆所致。丁香柿蒂散温中益气，降逆止呃，方证相应。但初用效果不显，后将原方剂型改为煮散剂而取效，说明剂型的选择在方剂的临床运用中也占有重要的地位。

2. 呕吐发呃

叶桂医案：陈，食伤脾胃复病，呕吐发呃，下利，诊两脉微涩。是阳气欲尽，浊阴冲逆。阅方虽有姜、附之理阳，反杂入芪、归呆钝牵制，后方代赭重坠，又混表药，总属不解。今事危至急，舍理阳驱阴无别法。人参，茯苓，丁香，柿蒂，炮附子，干姜，吴茱萸。（叶天士. 临证指南医案［M］. 北京：中国医药科技出版社，2020.）

按语：本例呕吐发呃为胃阳虚衰、胃气上逆所致。因患者阳虚较重，故加炮附子、干姜增强温阳之效，加吴茱萸增降逆止呕之效。

3. 浅表性胃炎

笔者曾治患者，男，35 岁，阵发性呃逆 4 个月。近 4 个月来，每逢天冷受凉或是食生冷食物或生气则呃逆频作。在当地医院行胃镜检查，诊断为浅表性胃炎。服用中西药，效果不理想。就诊时症见呃逆较甚，胃脘胀闷不适，时反酸水，喜热饮食，伴有肠鸣，大便不成形，每天 2～3 次，睡眠尚可，月经正常，舌苔薄白滑，质淡红，脉弦细。辨证：脾虚湿阻、肝气犯胃证。治法：降逆和胃，疏肝健脾。用丁香柿蒂汤合平胃散加减：丁香 6 g，柿蒂 10 g，党参 20 g，煨木香 6 g，苍术、白术各 15 g，厚朴 10 g，高良姜 10 g，乌药 10 g，炒白芍 12 g，补骨脂 15 g，肉桂 6 g，黄连 10 g，吴茱萸 6 g。7 剂，水煎服。二诊时，自诉服药后呃逆减轻，大便渐成形，但后因聚餐喝了少量啤酒，出现腹泻，每日 3 ～ 5 次。伴有腹痛隐隐，喜暖喜按，且呃逆仍发频频，肠鸣，舌苔白腻水滑，质淡红，脉弦。原方加泽泻 15 g，炒白扁豆 20 g，山楂炭 10 g。水煎服，7 剂。三诊时，患者自诉服药 3 剂后腹泻即减，大便渐渐成形，呃逆未愈，但已不甚，纳食尚好，舌苔薄白水滑，舌质淡红，脉弦细。原方再服 14 剂，病愈而停药。

按语：本例属慢性浅表性胃炎，呃逆是该病的常见症状，西医学认为是由膈肌痉挛所致。本例因饮食失节、脾虚湿阻、肝气犯胃所致。故选用丁香柿蒂汤合平胃散见效。后食用生冷而腹泻，多由寒湿下注所致。故加泽泻以令湿从小便除之，"分消走泄"也，加炒白扁豆以燥湿止泻，山楂炭以炭收敛止泻，标本兼治也。

宣郁通经汤
《傅青主女科》

白芍（酒炒）五钱，当归（酒洗）五钱，丹皮五钱，山栀子（炒）三钱，白芥子（炒，研）二钱，柴胡一钱，香附（酒炒）一钱，川郁金（醋炒）一钱，黄芩（酒炒）一钱，生甘草一钱。水煎服。

一、方源考证

本方出自清代傅山的《傅青主女科》："妇人有经前腹疼数日，而后经水行者，其经来多是紫黑块，人以为寒极而然也，谁知是热极而火不化乎！治法似宜大泄肝中之火，然泄肝之火，而不解肝之郁，则热之标可去，而热之本未除也，其何能益。方用宣郁通经汤。白芍（酒炒）五钱，当归（酒洗）五钱，丹皮五钱，山栀子（炒）三钱，白芥子（炒，研）二钱，柴胡一钱，香附（酒炒）一钱，川郁金（醋炒）一钱，黄芩（酒炒）一钱，生甘草一钱。水煎。连服四剂，下月断不先腹疼而后行经矣。此方补肝之血，而解肝之郁，利肝之气，而降肝之火，所以奏功之速。"

二、组方药物

本方由白芍、当归、丹皮（牡丹皮）、山栀子（栀子）、白芥子、柴胡、香附、川郁金（郁金）、黄芩、生甘草组成。这里主要介绍白芍、香附和黄芩。

白芍味微苦、酸，性微寒，归肝、脾经，具有养血调经、柔肝止痛、平抑肝阳之功效。酒白芍为白芍的炮制品，白芍酒制后能降低酸寒之性，入血分，善于调经止血、柔肝止痛。

香附，味辛、微苦、微甘，性平，归肝、脾、三焦经，具有疏肝解郁、理气宽中、调经止痛之功效。本方用酒炒香附，目的是增强理气通络止痛之效。《本草纲目》说："生则上行胸膈，外达皮肤；熟则下走肝肾，外彻腰足；炒黑则止血；得童便浸炒则入血分而补虚；盐水浸炒则入血分而润燥；青盐炒则补肾气；酒炒则行经络；醋炒则消积聚；姜汁炒则化痰饮。"

黄芩，味苦，性寒，归肺、肝、脾、大肠、小肠经，具有清热燥湿、泻火解毒、止血、安胎之功效。黄芩用酒炒主要有三个方面作用：一是长于清上焦热，以酒制黄芩，酒的升提之性可引黄芩入走上焦以治在上在外之热证。如《汤液本草》云："病在头面及手梢皮肤者，须用酒炒之，借酒力以上腾也；咽之下、脐之上，须酒洗之。"《珍珠囊》云："上焦疮者，须用黄芩，酒洗。"《本草原始》曰："条芩治上膈病，酒炒为宜。"《本草正义》曰："清上火，酒炒。"二是黄芩苦寒，易伤脾败胃，酒性辛热，用以炮制黄芩，可减轻其苦寒之性。《奇效良方》说："苦寒酒炒。"三是长于安胎，黄芩为安胎圣品，胎前多热，用之固宜。但胎前用药，虽大法宜凉却不宜凉滞，以免伤伐胎元生生之气。黄芩以酒制之，则凉血清热而无伤伐胎元之虑。所以《疮疡经验全书》谓："酒煮坚实者，胎前用。"《炮炙大法》谓："安胎等俱用子芩，酒浸，切，炒。"

三、用法与用量

原方剂型为汤剂。本方现代临床参考剂量如下：白芍 15 g，当归 15 g，牡丹皮 15 g，栀子 9 g，白芥子 6 g，柴胡 3 g，香附 6 g，郁金 6 g，黄芩 6 g，生甘草 6 g。水煎，分 2 次服。

四、组方解析

本方具有疏肝泻热、养血通经之功效，主治肝郁气滞、瘀阻胞宫证。临床表现为妇女经前腹疼，月经量多、色紫黑有块。方中重用白芍养血柔肝、缓中止痛，为君药。当归补血活血，调经止痛；牡丹皮清热凉血，活血散瘀。共为臣药。栀子清热，泻火，凉血；白芥子散结通络止痛；柴胡透疏肝解郁；香附理气解郁，调经止痛，安胎；郁金行气活血，疏肝解郁；黄芩清热燥湿，泻火解毒。共为佐药。甘草缓急止痛，调和诸药，为使药。全方共奏疏肝泻热、养血通经之效。

五、临床运用

本方主治肝郁气滞、瘀阻胞宫证，以经前腹痛、经有血块为辨证要点。

（一）临床治疗的常见疾病

妇女月经不调、慢性盆腔炎、子宫内膜炎、功能性子宫出血等。

（二）医案解读与应用

1．痛经

笔者曾治患者，女，33 岁，痛经 2 年。患者 2 年前因家庭不和离婚后，情绪不畅，开始出现痛经，每于经前 2～3 天开始出现下腹疼痛，经行后 2 天疼痛缓解，月经量少、色暗、有血块，月经周期尚规律，28 天一行，伴胸胁胀痛，小腹及阴中有灼热感。曾在当地医院治疗，效果不好。就诊时症见下腹疼痛，伴胸胁胀痛，小腹及阴中有灼热感，面色发红，舌红苔黄，脉弦滑。诊断为痛经证。治宜疏肝清热，理气解郁，养血止痛。选用宣郁通经汤加减：竹叶 15 g，柴胡 6 g，白芍 15 g，郁金 15 g，香附 10 g，当归 15 g，延胡索 10 g，川楝子 10 g，牡丹皮 15 g，栀子 10 g，黄芩 9 g，黄柏 15 g，甘草 6 g，白芥子 6 g。7 剂，每日 1 剂，水煎服。服药 3 天后，月经来潮 7 天，本次经前、经中疼痛减轻，胸胁胀痛、小腹及阴中灼热减轻。连续 2 个月，月经来潮前 1 周服用该方，诸症全消。

按语：本例属痛经，由冲任气血郁滞不畅所致。临床上，痛经发生于经前、经中痛则多属实，发生于经后多属虚，但往往是以虚实挟杂为主。本例因家庭原因，情绪不畅，肝失疏泄，冲任气血郁滞，故经前腹痛。肝经经气不利，故胸胁胀痛。肝郁日久化火生热，足厥阴肝经绕阴器，则肝火循经下移至胞宫，故小腹及阴中灼热。火灼血少、故经量少、舌红苔黄、脉弦滑为血虚火郁之象。故治疗用宣郁通经汤疏肝清热，理气解郁，养血止痛，取得疗效。

2. 乙型肝炎

笔者曾治患者，男，35 岁，右胁出现阵发性隐痛或刺痛 2 个月。患者 1 年前患乙型肝炎，治疗 10 个月后，肝功能恢复正常，但右胁经常出现隐痛或刺痛，夜间为甚。近 2 个月来，胁痛频繁，胀痛或刺痛，心烦易怒，口干纳差，少寐，舌尖红，苔薄白，脉弦。诊为肝郁气滞、瘀血内阻证。予以宣郁通经汤加减：柴胡 10 g，香附 10 g，川楝子 10 g，郁金 15 g，丹参 20 g，白芍 20 g，当归 15 g，生地黄 20 g，栀子 10 g，神曲 10 g，炒麦芽 30 g，板蓝根 15 g，甘草 6 g。服药 1 周后，症状明显减轻。后继服 21 剂，自觉症状消失，复查肝功能正常。

按语：本例患者右胁疼痛为肝经络阻滞所致。出现刺痛、夜间为甚表明有瘀血产生，心烦易怒表明有化热之证，故用宣郁通经汤疏肝清热，理气解郁，养血止痛，取效。本案例也体现了中医异病同治的特色。

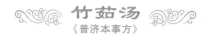

干葛三两，甘草（炙）三分，半夏（姜汁半盏，浆水一升煮耗半）三分。右粗末，每服五钱，水二盏，生姜三片，竹茹一弹大，枣一个，同煎至一盏，去滓温服。

一、方源考证

本方出自宋代医家许叔微的《普济本事方》卷四："治胃热呕吐，竹茹汤。"许叔微（1079—1154 年），字知可，真州白沙（今江苏省仪征市）人，南宋医学家。曾为翰林学士，著有《普济本事方》，又名《类证普济本事方》，书中共收录方剂三百余首，按病种分为二十五门。该书是许氏数十年医疗经验的结晶，采方简要，理论清晰，有较高的实用价值。

二、组方药物

竹茹汤由干葛（葛根）、炙甘草、姜半夏、生姜、竹茹、大枣组成。这里主要介绍葛根。

葛根为豆科植物野葛的干燥根。《神农本草经》将其列为中品："味甘，平。主治消渴，身大热，呕吐，诸痹，起阴气，解诸毒。"

方中竹茹用"一弹大"，约为18 g。《名医别录》说它："主呕啘，温气寒热，吐血崩中，溢筋。"

方中半夏为姜制半夏，目的是加强半夏的降逆止呕作用。

三、用法与用量

原方剂型为煮散剂，先取葛根45 g、炙甘草3 g、姜半夏3 g，打碎为末，再加生姜、竹茹、大枣一起煮，后去滓温服。方中竹茹与生姜一起煮的目的是增强降逆止呕的功效。

四、组方解析

本方具有清热生津、和胃止呕之功效，主治胃热津伤呕吐证。方中竹茹清热和胃，降逆止呕，为君药。葛根清胃生津，为臣药。姜半夏、生姜和胃止呕，为佐药。炙甘草、大枣健脾益气，调和诸药，为使药。诸药相配，共奏清热生津、和胃止呕之效。

五、临床运用

本方为治疗胃热津伤呕吐证的代表方，以恶心、呕吐、口渴、舌红、少苔、脉细数为辨证要点。

（一）临床治疗的常见疾病

以呕吐为主症的消化系统疾病，如慢性胃炎、反流性食管炎等。

（二）医案解读与应用

1. 胃热呕吐

政和中一宗人病伤寒，得汗身凉，数日忽呕吐，药与饮食俱不下，医者皆进丁香、藿香、滑石等药，下咽即吐。予曰：此正汗后余热留胃脘，孙兆竹茹汤正相当尔。亟治药与之，实时愈。（许叔微. 普济本事方［M］. 北京：中国中医药出版社，2007.）

2. 醉酒呕吐

笔者曾治患者，男，42 岁，呕吐 3 天。患者于 3 天前晚上与朋友相聚，喝了大量白酒，喝醉后当晚被朋友送回家睡觉，一直睡到第二天中午，起床后随即呕吐 3 次，伴有口渴，但喝水后又引起呕吐，连续 3 天。就诊时症见恶心呕吐，口渴想喝凉水，面色黄中带红，舌质红，苔少，脉细数。诊断为胃热津伤呕吐证。治宜清热生津，降逆止呕。拟竹茹汤加减，并嘱其戒酒：葛根 30 g，炙甘草 6 g，半夏 6 g，生姜 15 g，竹茹 20 g，大枣 10 g，黄连 3 g。水煎服。3 剂即瘥。

按语：上述二例均为胃热津伤呕吐证。第一例为外感伤寒发汗后，胃津损伤，余热扰胃，胃气上逆所致呕吐。第二例为醉酒后，酒毒伤胃，胃津损伤，胃热上扰所致呕吐。竹茹汤具有清热生津、和胃止呕的功效，主治胃热津伤证，方证相应，故均取得较好疗效。

理血类方

本类方是以理血药即活血祛瘀药或止血药为主，具有活血祛瘀或止血的作用，主治血瘀证或出血证的方剂。

桃核承气汤
《伤寒论》

> 桃仁（去皮尖）五十个，大黄四两，桂枝（去皮）二两，甘草（炙）二两，芒硝二两。上五味，以水七升，煮取二升半，去滓，内芒硝，更上火，微沸下火，先食温服五合，日三服。

一、方源考证

本方出自东汉张仲景的《伤寒论》："太阳病不解，热结膀胱，其人如狂，血自下，下者愈。其外不解者，尚未可攻，当先解其外；外解已，但少腹急结者，乃可攻之，宜桃核承气汤。"

二、组方药物

本方由桃仁、大黄、桂枝、炙甘草、芒硝组成。这里主要介绍桃仁和芒硝。

桃仁为蔷薇科植物桃或山桃的干燥成熟种子。味苦、甘，性平，归心、肝、大肠经，具有活血祛瘀、润肠通便、止咳平喘之功效。《神农本经》载："主瘀血，血闭瘕痕，邪气，杀小虫。"《本草纲目》曰："桃仁行血，宜连皮、尖生用。润燥活血，宜汤浸去皮、尖，炒黄用。或麦麸同炒，或烧存性，各随本方。双仁者有毒，不可食，说见杏仁下。"目前，临床多用燀桃仁，即除去硬壳杂质，置沸水锅中煮至外皮微皱，捞出，浸入凉水中，搓去种皮，晒干，簸净，就是去皮尖使用。该药作用峻猛，孕妇忌服。现代药理研究也证实，桃仁含有氢氰酸，若大量内服，能麻痹呼吸中枢而引起中毒。因此，不能过量服用。《医学入门》说："血燥虚者慎之。"《本草经疏》也指出："凡经闭不通由于血枯，而不由于瘀滞，产后腹痛由于血虚，而不由于留血结块；大便不通由于津液不足，而不由于血燥秘结，法并忌之。"

芒硝，味咸、苦，性寒，归胃、大肠经，具有泻下通便、润燥软坚、清火消肿之功效。原方用法是"更上火微沸"，即微火煎煮药液，见稍稍沸腾便可。该用法避免了芒硝与其他药物同煎，现代药学研究表明，芒硝与其他药物同煎可降低药液中的有效成分含量。

三、用法与用量

原方剂型为汤剂。本方现代临床参考剂量如下：桃仁 12 g，大黄 12 g，桂枝 6 g，炙甘草 6 g，芒硝 6 g。水煎服，芒硝后下。

四、组方解析

本方具有逐瘀泻热之功效，主治瘀热互结下焦、下焦蓄血证。瘀热互结下焦，少腹急结以及经闭，痛经；未影响膀胱气化，小便自利；瘀热上扰心神，神志如狂，甚则烦躁谵语，至夜发热；瘀血内结，脉沉实而涩者。治当逐瘀泻热。方中桃仁苦甘平，活血破瘀；大黄苦寒，下瘀泻热。二者合用，瘀热并治，共为君药。芒硝咸苦寒，泻热软坚，助大黄下瘀泻热；桂枝辛甘温，通行血脉，既助桃仁活血祛瘀，又防大黄、芒硝寒凉凝血之弊。共为臣药。桂枝与大黄、芒硝同用，相反相成，桂枝得大黄、芒硝则温通而不助热；大黄、芒硝得桂枝则寒下又不凉遏。炙甘草护胃安中，并缓诸药之峻烈，为佐使药。诸药合用，共奏逐瘀泻热之效。

五、临床运用

本方为治疗瘀热互结、下焦蓄血证的常用方，以少腹急结、脉沉实或涩为辨证要点。

（一）临床治疗的常见疾病

（1）以下腹疼痛为主症的急性盆腔炎、胎盘滞留、附件炎、肠梗阻、子宫内膜异位症等。

（2）以肢体麻木、器官功能障碍等为主症的神经内分泌系统疾病，如糖尿病周围神经病变等。

（二）医案解读与应用

1. 阳痿

笔者曾治患者，男，45 岁，阳痿 3 个月。3 个月前因输精管堵塞进行手术治疗。术后 3 个月来，阳痿不举，不能正常性生活，情绪烦躁。自己认为是肾亏不足，购买"男宝""肾宝"等补肾壮阳药数盒，无明显效果，遂来求诊。就诊时症见体质健壮，面色红润，不倦不疲，饮食和大小便正常，舌质暗红，脉沉涩。根据其病史及舌脉，其病应源于手术，手术毕竟为创伤，创伤则无不留瘀。诊为瘀血阻滞，络脉不通，宗筋失养而痿，拟泻热祛瘀为法。拟桃核承气汤加减：桃仁 15 g，大黄 10 g，桂枝 10 g，甘草 6 g，当归 15 g，赤芍 15 g，红花 10 g，王不留行 30 g，蜈蚣 1 条。7 剂后喜来复诊，诉房事成功。嘱原方继服 14 剂，诸症好转。

2. 精神分裂症

笔者曾治患者，女，35 岁，哭笑无常 1 个月。平素性格内向，1 年前生完二胎后出现精神障碍。表现为哭笑无常，妄言乱语，如见鬼状；或沉睡如醉，呼喊摇晃犹不苏醒。当地脑科医院诊断为精神分裂症，服用抗精神病药物后，症状有所控制。近 1 个月，病情有反复，出现哭笑无常，伴有月经不调，露下淋漓不断，色暗夹块，少腹疼痛，触之急结拒压，大便干秘，小便自利，口苦，口渴思饮，舌淡红略暗，脉象沉弦。诊断为瘀热互结致狂证。拟桃核承气汤加减：桃仁 15 g，大黄 10 g，桂枝 10 g，芒硝 5 g（冲），甘草 6 g，五灵脂 10 g，蒲黄 10 g。7 剂。服药后，泻下黑便，精神开始好转。继服 14 剂，恶露消失，下腹疼痛症状缓解，精神基本恢复正常。后以归脾丸善后。

按语：本例为蓄血证，为产后胞宫恶露不尽、瘀热互结、上扰心神所致。古有"在上蓄血喜忘、在下蓄血如狂"之说，此例正是。治宜攻逐瘀血，泻热安神，故用桃核承气汤见效。

3．发狂

曹颖甫医案：毛家弄鸿兴里门人沈石顽之妹，年未二十，体颇羸弱。一日出外市物，骤受惊吓，归即发狂，逢人乱殴，力大无穷。石顽亦被击伤腰部，因不能起。数日后，乃邀余诊。病已七八日矣，狂仍如故。石顽扶伤出见。问之，方知病者经事二月未行。遂乘睡入室诊察，脉沉紧，少腹似胀。因出谓石顽曰，此蓄血证也，下之可愈。遂疏桃核承气汤与之。桃仁一两，生川军五钱，炙甘草二钱，芒硝二钱，桂枝二钱，枳实三钱。翌日问之，知服后下黑血甚多，狂止，体亦不疲，且能啜粥，见人羞避不出。乃书一善后之方与之，不复再诊。（招萼华．曹颖甫医案［M］．上海：上海科学技术出版社，2010．）

按语：本例属狂证，由瘀热蓄于下焦所致。该患者狂后，身体不疲倦，表明患者正气不虚，故用桃核承气汤化瘀泻热，方证相应，疗效较好。姜佐景（曹颖甫弟子）认为："即使病者体气过虚，或药量过剂，致下后疲惫者，不妨用补剂以调之。病家至此，慎勿惊惶，反令医者不克竟其技也。"

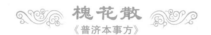

槐花散
《普济本事方》

> 槐花（炒），柏叶（烂杵焙），荆芥穗，枳壳（去穰细切，麸炒黄）。右修事了，方秤等分，细末，用清米饮调下二钱，空心食前服。

一、方源考证

本方出自宋代许叔微的《普济本事方》："治肠风脏毒，槐花散。"

二、组方药物

本方由槐花、柏叶（侧柏叶）、荆芥穗、枳壳组成。这里主要介绍槐花和侧柏叶。

槐花为豆科植物槐的干燥花及花蕾。夏季花开放时采收，称"槐花"；

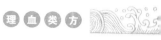

花蕾形成时采收，称"槐米"。味苦，性微寒，归大肠、肝经，具有凉血止血之功效。《医学启源》指其"凉大肠热"，强调该药有清大肠热的功效。《日华子本草》指其"治五痔，心痛，眼赤，杀腹藏虫及热，治皮肤风，并肠风泻血，赤白痢"，强调其治痢的功效。

侧柏叶为柏科植物侧柏的干燥枝梢和叶。味苦、涩，性寒，归肺、肝、脾经，具有凉血止血、化痰止咳、生发乌发之功效。《本经逢原》曰："柏叶，性寒而燥，大能伐胃，虽有止衄之功，而无阳生之力，故亡血虚家不宜擅服。然配合之力，功过悬殊，如《金匮》柏叶汤，同姜、艾止吐血不止，当无此虑矣。若《济急方》同黄连治小便血；《圣济总录》同芍药治月水不断，纵借酒之辛温，以行苦寒之势，但酒力易过，苦寒长留，每致减食作泻，瘀积不散，是岂柏叶之过欤？"此强调该药易伤胃，临床需要配伍使用。

三、用法与用量

原方剂型为散剂。本方现代临床参考剂量如下：槐花 6 g，侧柏叶 6 g，荆芥穗 6 g，枳壳 6 g。打碎成细末，用清米汤调服，空腹服。该方亦可作汤剂，水煎服，用量按原方比例酌定。

四、组方解析

本方具有清肠止血、疏风行气之功效，主治风热湿毒蕴结肠中所致的便血证，主热湿毒，壅遏肠道，损伤血络，症见便前出血，或便后出血，或粪中带血，以及痔疮出血，血色鲜红或晦暗，舌红、苔黄、脉数等。方中槐花味苦、性微寒，善清大肠湿热，凉血止血，为君药。侧柏叶味苦性微寒，清热止血，可增强君药凉血止血之力，为臣药。荆芥穗辛散疏风，微温不燥，炒用入血分而止血；盖大肠气机被风热湿毒所遏，故用枳壳行气宽肠，以达"气调则血调"之目的。共为佐药。诸药合用，既能凉血止血，又能清肠疏风，俟风热、湿热邪毒得清，则便血自止。

五、临床运用

本方是治疗肠风脏毒下血的常用方，以便血、血色鲜红、舌红、脉数为辨证要点。

（一）临床治疗的常见疾病

以便血为主症的痔疮、溃疡性结肠炎等。

（二）医案解读与应用

1. 痔疮

王堉医案：商友梁某，素有痔，兼好鸦片，发则痛不能起，且有隐疾，未尝告人。一日痔发，不可忍，延一南医治之。梁素弱，面目消瘦，饮食不思，南医以为虚也。用桂附补之，二日而腹膨如鼓，烦闷不安，因而痔益增痛。急延余往视之，脉细数而有力。余曰：阴亏血热，且增烦躁，故痔作。鸦片最燥肺，肺主气，气燥而血亦不润矣。再以桂附火之，无怪其增痛也。昔人虽谓痔有虚实，而未有不由湿热内蕴者，先清其热，则痛止。遂用槐花散加归芍而进之，夜半痛少止。次日又往，则进以归芍地黄汤，十日而愈。他日告余曰：不惟病愈，痔亦愈。（王堉. 醉花窗医案［M］. 太原：山西科学技术出版社，2011.）。

按语：本例痔疮为不良生活习惯所致。鸦片燥热伤肺，后又误温服阳助热之品，致湿热蕴结肠中，故用槐花散，取效。但后期调养需要改变生活习惯。王氏指出："痔何能去？特血润则不痛矣。须薄滋味，谨嗜欲，节劳逸，方可渐望其去。否则，发作无时。目中所见，固少因痔而死者，亦少治之痊愈者。梁首肯。后余以内艰（母丧或长孙祖母之丧）归家。越三年余，梁来信云，本年痔发特甚，惟服君前药少止，然成长命债矣。"

2. 急性出血性小肠炎

笔者曾治患者，女，46岁，恶寒发热7天，伴腹痛、便血3天。患者7天前在当地医院诊断为上消化道出血，并收住院，行剖腹探查术，证实为急性出血性小肠炎，根据当时情况，不宜切除肠管，采用保守治疗方法。按出血性小肠炎治疗，使用抗菌、消炎、止血等方法，症状缓解，出院。后仍有发热、便血症状，求治于中医。就诊时症见便血，大便为洗肉水样，并杂有暗红色血块，黄黏，伴有腹痛拒按，口渴喜饮，大便黄赤，体倦乏力，神志清醒，舌红，苔黄厚而起芒刺，脉细数。诊断为便血，由风湿热毒蕴结肠间、热极血络、迫血妄行所致。治宜清热解毒，凉血止血，佐以养阴生津。方用槐花散合黄连解毒汤加味：槐花20 g，地榆20 g，侧柏炭15 g，荆芥炭15 g，枳壳10 g，黄芩10 g，黄柏15 g，黄连5 g，金银花20 g，知母15 g，芦根 15 g，葛根 20 g，阿胶 20 g，炙甘草 6 g，山药 20 g。水煎服，7 剂。服药后便血减少，伴随症状减轻。后继服 14 剂。病情痊愈。

按语：本例为风湿热毒蕴结肠间、热极血络、迫血妄行所致。热毒较重，病情也较重。故在槐花散的基础上加黄连解毒汤，加大清热解毒之力而取效。

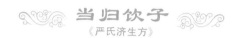

当归饮子
《严氏济生方》

当归（去芦）、白芍药、川芎、生地黄（洗）、白蒺藜（炒，去尖）、防风（去芦）、荆芥穗各一两，何首乌、黄芪（去芦），甘草（炙）各半两。右㕮咀，每服四钱，水一盏半，姜五片，煎至八分，去滓温服。不拘时候。

一、方源考证

本方出自宋代严用和的《严氏济生方》："治心血凝滞，内蕴风热，发见皮肤，遍身疮疥，或肿或痒，或脓水浸淫，或发赤疹瘕瘟。"严用和，字子礼，为宋代著名医家，临证数十年，积累了极其丰富的医疗经验，著有《济生方》和《济生续方》二书行世。其所撰的《济生方》，原书共 10 卷，载近 70 种病证。方中每病立论在前，附方于后，有论有方，内容丰富，充分反映了严用和重视脏腑、尤重脾肾和辨证用方的学术思想。本方为其代表方之一。

二、组方药物

本方由当归、白芍药（白芍）、川芎、生地黄、白蒺藜（蒺藜）、防风、荆芥穗、何首乌、黄芪、炙甘草组成。这里主要介绍蒺藜和何首乌。

蒺藜为蒺藜科植物蒺藜的干燥成熟果实。味辛、苦，性微温，有小毒，归肝经，具有平肝解郁、活血祛风、明目、止痒之功效。《名医别录》载："主身体风痒，头痛、咳逆伤肺，肺痿，止烦、下气。"《药性论》载："治诸风痞疹，破宿血，疗吐脓，主难产，去燥热。"

何首乌为蓼科植物何首乌的干燥块根。味苦、甘、涩，性微温，归肝、心、肾经。临床上分为生用和制用两种，制何首乌临床运用较多，制用具有补益精血之功效，生用则有解毒、截疟、润肠通便之功效。何首乌具有一定的毒副作用，其毒副作用主要是因为何首乌含有毒性成分蒽醌类，如大黄酸、大黄酚、大黄素、大黄素甲醚等，如服用量过大会对胃肠产生刺激作用，出现肠鸣、恶心、腹痛、腹泻、呕吐等。生首乌含蒽醌类物质的量较大，有一定的毒性，对肝脏有损害作用，严重者可出现阵发性强直性痉挛、躁动不安、抽搐，甚至发生呼吸麻痹。生首乌毒性较制首乌大：生首乌醇渗漉液小白鼠灌胃的 LD_{50} 为50 g/kg，腹腔注射的 LD_{50} 为 2.7 g/kg；生首乌的醇冷浸液给小白鼠腹腔注射的毒性比制首乌醇冷浸液大 54.5 倍以上，生首乌醇渗漉液对小白鼠灌胃毒性比制首乌醇渗漉液大 20 倍以上。由此可见，临床多使用制何首乌是有依据的。何首乌内含有致泻作用的蒽醌衍生物，故大便溏泄者不宜服用。

三、用法与用量

原方剂型为汤剂。本方现代临床参考剂量如下：当归 30 g，白芍 30 g，川芎 30 g，生地黄 30 g，蒺藜 15 g，防风 15 g，荆芥穗 15 g，制何首乌 15 g，黄芪 15 g，炙甘草 12 g，生姜 10 g。水煎服。

四、组方解析

本方具有养血润燥、祛风止痒之功效，主治血虚生风证。血虚生风，燥热内生，症见皮肤遍身疮疥，或肿或痒，或脓水浸淫，或发赤疹瘙瘤，舌淡，苔白，脉濡细或细涩等。方中当归、生地黄滋阴养血，为君药。川芎活血行气，白芍滋阴养血，为臣药。君臣相配，滋阴养血以治营血不足，同时取其"治风先治血，血行风自灭"之义。何首乌滋补肝肾，益精血；蒺藜平肝疏风止痒；防风、荆芥穗疏风止痒；黄芪益气实卫固表。共为佐药。炙甘草益气和中，调和诸药，为使药。诸药合用，共奏养血润燥、祛风止痒之效。全方配伍严谨，益气固表而不留邪，疏散风邪而不伤正，有补有散，标本兼顾。

五、临床运用

本方主治血虚生风证，以皮肤瘙痒、干燥或红肿、丘疹、舌红、脉细为辨证要点。

（一）临床治疗的常见疾病

以皮肤瘙痒为主症的皮肤疾病，如慢性荨麻疹、玫瑰糠疹、银屑病、慢性湿疹、皮肤瘙痒症、痒疹，以及其他干燥性皮肤病。

（二）医案解读与应用

1．脂溢性皮炎

笔者曾治患者，女，35岁，面部红疹反复发作10余年，加重1周。患者曾多方求诊，当地医院诊断为脂溢性皮炎（激素依赖），服用中西药效果不理想。近1周症状加重，遂来就诊。症见面部红疹，伴瘙痒、脱屑、口干。本月月经延后7天未至，大便日行3～4次、偏稀，舌质淡红，苔薄白，脉弦细。诊断为面游风，证属血虚风燥、气虚挟湿滞。拟养血润燥、疏风清热除湿法。当归饮子加减：黄芪30 g，制何首乌15 g，荆芥15 g，防风15 g，牡丹皮15 g，生地黄30 g，黄芩15 g，当归15 g，赤芍15 g，乌梢蛇30 g，露蜂房10 g，僵蚕10 g，蝉蜕10 g，白鲜皮15 g，黄精20 g，泽泻15 g，炒山楂10 g，甘草6 g。7剂，水煎服，每日1剂。二诊：药后面部皮肤红疹、瘙痒明显改善，大便每天2次左右、成形，月经来潮。效不更方，原方再服14剂，症状基本消退。

按语：脂溢性皮炎，中医属于面游风，是发生在皮脂腺丰富部位的一种慢性丘疹鳞屑炎症皮肤病。本病多见于成年人和新生儿，好发于头面、躯干等皮脂腺丰富区。婴幼儿脂溢性皮炎通常有自愈倾向，而成年人则常为慢性复发性过程，通常需要长期反复医治。本例因风湿、风热之邪侵袭人体，郁于肌肤腠理之间而发，痒自风来，止痒必先疏风，佐以清热除湿；风邪浸淫血脉，损伤阴血，加之病程日久，正气已损，故加以养血活血、滋阴润燥、益气之品而见效。

2．皮肤瘙痒症

笔者曾治患者，女，46岁，皮肤干燥瘙痒2个月，伴月经紊乱半年。就诊时症见全身皮肤瘙痒，夜间尤甚，月经紊乱已半年，前后不定期，伴经前腹痛，失眠，腰痛，舌质淡，苔薄白，脉细。诊断为风瘙痒（皮肤瘙痒症），由肝肾不足、血虚生风所致。治宜补益肝肾，益气养血，祛风止痒。当归饮子加减：黄芪 30 g，制首乌 15 g，肉苁蓉 30 g，当归 15 g，白芍 15 g，生地黄 20 g，黄芩 10 g，防风 15 g，荆芥 15 g，地肤子 30 g，徐长卿 15 g，白鲜皮 20 g，乌梢蛇 30 g，僵蚕 10 g，桃仁 10 g，红花 10 g，蝉蜕 10 g，旱莲草 15 g，女贞子 15 g，菟丝子 20 g，炒麦芽 30 g，甘草 6 g。7 剂，每日 1 剂，水煎服。二诊：服药后腰痛减轻，皮肤干燥好转，但出现食后腹胀，大便溏稀，舌质暗，苔白，脉沉细滑。原方加炒麦芽 30 g，山茱萸 15 g，减肉苁蓉。14 剂，每日 1 剂，水煎服。三诊：症状基本消退。服用逍遥丸 1 个月调其月经。

按语：皮肤瘙痒症是指无原发皮疹但有瘙痒的一种皮肤病，中医称之为风瘙痒。皮肤瘙痒症属于神经精神性皮肤病，是一种皮肤神经官能症疾患。临床上将只有皮肤瘙痒而无原发性皮肤损害者称为瘙痒症。本例由肝肾亏虚、气血不足、肌肤失养、血虚生风所致。治疗上以补益肝肾、益气养血、祛风止痒为法，故皮肤瘙痒得缓。

3. 泛发性神经性皮炎

笔者曾治患者，男，86 岁，皮肤肥厚粗糙伴剧烈阵发性瘙痒 1 年。当地医院诊断为泛发性神经性皮炎，患者服用中西药，效果不理想。就诊时症见头面部、躯干、前臂散在分布大小不等、形状不规则的斑片，境界清楚，皮嵴增高，皮沟加深，皮肤肥厚粗糙，皮肤干燥，少许脱屑，有抓痕、血痂。特别是颈部皮肤状如牛皮，伴剧烈阵发性瘙痒，夜间尤甚，情绪波动时加重，伴口干喜饮，大便干结，长期抽烟、喝酒，舌质红，苔薄黄少津，脉弦细。诊断为风疹，属血虚风燥所致。治宜养血润燥，祛风止痒。当归饮子加减：制首乌 15 g，当归 20 g，白芍 15 g，生地黄 30 g，紫草 15 g，牡丹皮 15 g，川芎 15 g，蒺藜 15 g，僵蚕 10 g，白鲜皮 15 g，桑白皮 30 g，甘草 6 g，防风 15 g，地骨皮 15 g，乌梢蛇 30 g。7 剂，水煎服。二诊：服药后瘙痒明显减轻，皮损较前好转，口干症状减轻，大便恢复正常，舌红，苔薄黄少津，脉弦细。上方有效，拟在原方基础上，减少祛风药物，增加活血通络的药物，以养血润肤、活血凉血为法。处方：生地黄 30 g，熟地黄 20 g，当归 15 g，赤芍 15 g，丹参 20 g，地肤子 15 g，黄连 10 g，紫草 15 g，全蝎 3 g，桃仁 10 g，红花 10 g，牛膝 20 g，荆芥 15 g，牛膝 30 g，乌梢蛇 30 g。14 剂，水煎服。三诊，患者诸症消失，仅皮损稍粗糙，色素沉着，拟原方继进 14 剂以巩固疗效。

按语：本例患者皮肤肥厚粗糙，状如牛皮，易复发，伴剧烈阵发性瘙痒，夜间尤甚，情绪波动时加重，伴口干喜饮，大便干结，舌质红，苔薄黄少津，脉弦细。显系血虚风燥。故予当归饮子加减以养血润燥，祛风止痒。"治风先治血，血行风自灭"，故在使用祛风止痒药的同时，加用补血活血药。方证相应，故疗效确切。

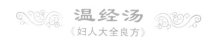

温经汤
《妇人大全良方》

当归、川芎、芍药、桂心、牡丹皮、莪术各半两，人参、甘草、牛膝各一两。右㕮咀，每服五钱。水一盏半，煎至八分，去滓温服。

一、方源考证

本方出自宋代陈自明的《妇人大全良方》："若经道不通，绕脐寒疝痛彻，其脉沉紧。此由寒气客于血室，血凝不行，结积血为气所冲，新血与故血相搏，所以发痛。譬如天寒地冻，水凝成冰。宜温经汤及桂枝桃仁汤、万病丸。"陈自明为宋代著名医家，字良甫，临川（今属江西）人。三世业医，医德高尚。认为"世无难治之病，有不善治之医；药无难代之品，有不善代之人"。对中医妇科与外科进行了精深的研究和全面的总结，著有《管见大全良方》（已佚，仅在《医方类聚》一书中存有散在内容）、《妇人大全良方》《外科精要》等。

二、组方药物

本方由当归、川芎、芍药（白芍）、桂心（肉桂）、牡丹皮、莪术、人参、甘草、牛膝组成。这里重点介绍桂心和莪术。

桂心是肉桂中的一种。肉桂为樟科植物肉桂的干燥树皮，而桂心系去掉外层粗皮的肉桂。明代著名医家李时珍明确指出，肉桂"厚而辛热，去粗皮用。其去内外皮者，即为桂心"。两药功效相似，均具有补火助阳、引火归元、散寒止痛、温通经脉之功效。桂心入心经，补心火作用更强；而肉桂则入肾，补肾阳作用更强。

莪术为姜科植物莪术、广西莪术或温郁金的干燥根茎。味辛、苦，性温，归肝、脾经，具有行气破血、消积止痛之功效。《本草图经》载："治积聚诸气，为最要之药。"莪术的炮制方法有醋制、酒制、煨制、切制、蒸制、巴豆制、炒制等，现在多用生莪术和醋莪术两种炮制品。莪术生用行气止痛、破血祛瘀力强，为气中血药。醋制后主入肝经血分，增强散瘀止痛的作用。《本草纲目》云："今人多以醋炒或煮熟入药，取其引入血分也。"《本经逢源》说："入肝经药醋炒，入心脾药面裹煨熟。人四物汤调经，羊血或鸡血拌炒。"

三、用法与用量

原方剂型为汤剂。本方现代临床参考剂量如下：当归15 g，川芎15 g，白芍15 g，肉桂6 g，牡丹皮15 g，莪术15 g，人参15 g，甘草12 g，牛膝30 g。水煎服。

四、组方解析

本方具有温经散寒、活血化瘀之功效，主治血虚寒凝证。寒凝胞宫，胞宫失养，血凝不行，致月经不调，下腹冷痛，脉沉紧。方中肉桂温经散寒，温通经络，为君药。人参甘温补气，助肉桂益气通阳散寒；当归、川芎活血养血调经。共为臣药。莪术、牡丹皮、牛膝活血祛瘀，助当归、川芎通行血滞；白芍、甘草缓急止痛。共为佐药。甘草调和药性，兼为使药。诸药合用，共奏温经散寒、活血调经之效。

五、临床运用

本方为妇科调经的常用方，用于冲任虚寒而有瘀滞的月经不调、痛经、崩漏、不孕等，以月经不调、小腹冷痛、经血夹有瘀块、时有烦热、舌质暗红、脉细涩为辨证要点。

（一）临床治疗的常见疾病

（1）以月经不调为主症的子宫卵巢发育不全、功能性子宫出血、围绝经期综合征。

（2）以腹痛为主症的子宫内膜异位症、输卵管粘连、附件炎、盆腔炎等。

（二）医案解读与应用

1. 慢性盆腔炎

笔者曾治患者，女，43 岁，月经愆期半年。患者近半年来，月经 2 个月 1 次，色黑量多、有血块，行经期时间长，需 10 天左右，伴小腹隐痛，白带清稀。当地医院诊断为慢性盆腔炎，服用中西药效果不理想。就诊时症见面色苍白，下腹冷痛，喜温喜按，饮食、大小便尚可，舌苔薄白，脉象沉细尺弱。辨证为胞宫虚寒、血不归经证。治宜温经摄血。拟温经汤加减：党参 30 g，当归 10 g，川芎 10 g，白芍 20 g，肉桂 6 g，莪术 10 g，吴茱萸 6 g，牡丹皮 10 g，牛膝 20 g，麦冬 20 g，阿胶 10 g，生姜 5 片，炙甘草 6 g。14 剂。服后月经来潮，行经期 7 天，伴随症状缓解，唯白带未净，继用六君子汤加煅牡蛎、乌贼骨健脾止带以善其后。后用该方每于月经前 1 周服用，连续 3 个月。月经恢复正常。

按语：本例为阳气不足、瘀血内阻、血不归经所致，温经汤有温经补虚、去瘀散寒之功效，方证相应，故取得较好疗效。

2. 不孕

笔者曾治患者，女，32 岁，婚后 3 年未孕。患者结婚较晚，婚后夫妻生活正常，未采用避孕措施，但 3 年未孕，男方检查正常。就诊时症见腰痛体倦，月经周期正常，但有痛经，经前症状明显，经血色黯，有瘀块，伴恶寒，下腹及四肢发冷尤其明显，舌质淡，苔薄，脉沉细。诊断为不孕症，属肾虚血瘀、胞宫失养证。治宜温经散寒，养血祛瘀。予温经汤加味：吴茱萸 6 g，当归 15 g，姜半夏 9 g，桂枝 15 g，肉桂 6 g，麦冬 30 g，仙茅 15 g，巴戟天 20 g，小茴香 10 g，白芍 15 g，红参 10 g，川芎 15 g，牡丹皮 10 g，生姜 5 片，牛膝 30 g。该方于月经前 7 天服药，每日 1 剂，煎服。月经来潮后停服，连续服用 3 个月后，患者诸症较前明显减轻，成功怀孕，孕育一女婴。

按语：本例为胞宫血虚寒凝所致不孕症。中医理论认为，胞宫有两个功能，即产生月经和孕育胎儿，但其发挥功能的前提是需要得到阴血濡养和阳气温煦。本例患者胞宫血虚寒凝，故出现痛经及不孕，温经汤温经散寒、养血祛瘀，方证相应，故取得较好疗效。

身痛逐瘀汤
《医林改错》

秦艽一钱，川芎二钱，桃仁三钱，红花三钱，甘草二钱，羌活一钱，没药二钱，当归三钱，灵脂（炒）二钱，香附一钱，牛膝三钱，地龙（去土）二钱。水煎服。

一、方源考证

本方出自清代王清任的《医林改错》："凡肩痛、臂痛、腰痛、腿痛，或周身疼痛，总名曰痹症。明知受风寒，用温热发散药不愈；明知有湿热，用利湿降火药无功。久而肌肉消瘦，议论阴亏，随用滋阴药又不效。至此便云：病在皮脉，易于为功；病在筋骨，实难见效。因不思风寒湿热入皮肤，何处作痛。入于气管，痛必流走；入于血管，痛不移处。如论虚弱，是因病而致虚，非因虚而致病。……古方颇多，如古方治之不效，用身痛逐瘀汤。"王清任是清代著名医家，字勋臣，直隶玉田（今属河北）人，自幼习武，曾为武庠生，捐过千总衔，后弃武习医。他对气血理论做出了新的发挥，特别是在活血化瘀治则方面有独特的贡献，注重分辨瘀血的不同部位而分别给予针对性治疗，并将其广泛应用于临床，经临床实践验证，疗效可靠。本方是其代表方之一。

二、组方药物

本方由秦艽、川芎、桃仁、红花、甘草、羌活、没药、当归、灵脂（五灵脂）、香附、牛膝、地龙组成。这里主要介绍秦艽、没药和五灵脂。

秦艽为龙胆科植物秦艽、麻花秦艽、粗茎秦艽或小秦艽的干燥根。前三种按性状不同分别习称"秦艽"和"麻花艽"，后一种习称"小秦艽"。味辛、苦，性平，归胃、肝、胆经，具有祛风湿、清湿热、止痹痛、退虚热之功效。《神农本草经》载："主寒热邪气，寒湿风痹，肢节痛，下水，小便利。"《本草纲目》载："手足不遂，黄疸，烦渴之病须之，取其去阳明之湿热也。阳明有湿，则身体酸痛烦热，有热则日晡潮热骨蒸。"但该药在使用时要注意体虚、大便稀溏者慎用。《本草经疏》专门提出："下部虚寒人，及小便不禁者勿服。"

没药为橄榄科植物地丁树或哈地丁树的干燥树脂。味辛、苦，性平，归心、肝、脾经，具有散瘀定痛、消肿生肌之功效。临床炮制去油，多入丸散用。《药性论》载："主打搕损，心腹血瘀，伤折跦跌，筋骨瘀痛，金刃所损，痛不可忍，皆以酒投饮之。"

五灵脂为鼯鼠科动物橙足鼯鼠和飞鼠等的干燥粪便。味苦、咸、甘，性温，归肝经，具有活血止痛、化瘀止血之功效。《本草纲目》载："止妇人经水过多，赤带不绝，胎前产后血气诸痛，男女一切心腹、胁肋、少腹诸痛，疝痛，血痢，肠风腹痛，身体血痹刺痛。"临床运用时，该药宜包煎或入丸、散用。五灵脂生用能通利血脉而消散瘀血，具有良好的止痛效果；炒用既能活血散瘀，又能止血。在与其他药配伍使用时，应遵守中药配伍禁忌。在"十九畏"中，人参畏五灵脂，即人参不宜与五灵脂同用。

三、用法与用量

原方剂型为汤剂。本方现代临床参考剂量如下：秦艽 6 g，川芎 12 g，桃仁 10 g，红花 10 g，甘草 6 g，羌活 6 g，没药 12 g，当归 20 g，五灵脂（炒）12 g，香附 6 g，牛膝 20 g，地龙 12 g。水煎服。

四、组方解析

本方具有活血祛瘀、祛风除湿、蠲痹止痛之功效，主治风湿瘀血阻滞经络证。外邪侵犯，或入肌肤，或入筋骨，或流注关节，产生以疼痛为主的证候，名为痹证。痹证日久，必入血分，血脉凝滞，气血凝塞，血行不畅，瘀血留内则痛不移处，凝于皮下则见瘀紫、斑块，或皮下结节。《丹溪心法·痛风》说："肢节疼痛，脉涩数者，此是瘀血。"王清任有"痹证於血"说。瘀痹的临床表现为痛有定处，或痛不可触，或卧起更甚，稍于活动则轻。其治祛风散寒而寒不除，清热利湿而肿不消，滋阴补虚而痛不解，常法不效，用古法治亦不灵，此痹当从瘀论治。方中以桃仁、红花活血祛瘀，为君药。川芎、当归养血活血祛瘀，为臣药。牛膝、五灵脂、地龙行血舒络，通痹止痛；秦艽、羌活祛风除湿；香附行气活血。共为佐药。甘草调和诸药，为使药。诸药合用，共奏活血祛瘀、祛风除湿、蠲痹止痛之效。

五、临床运用

（一）临床治疗的常见疾病

以四肢关节疼痛为主症的腰痛、坐骨神经痛、类风湿性关节炎等。

（二）医案解读与应用

1. 坐骨神经痛

笔者曾治患者，男性，72 岁，左下肢后外侧持续性疼痛 3 年，加重 3 个月。患者 3 年前开始无明显诱因出现左侧腰腿部持续性疼痛，在当地医院接受中西药治疗，包括针灸、局部封闭等，疗效不佳。3 个月前，沿坐骨神经出现放射性针刺样疼痛，不能下地活动，致夜眠不佳，但饮食、二便仍属正常，舌质暗红，苔薄白，脉弦细。就诊时，腰椎 X 线检查结果提示："L3、L4 椎间隙变窄，L2、L3、L4 椎体侧缘可见骨质增生，腰椎小关节及软组织影未见异常"。诊断为坐骨神经痛，予以活血化瘀、通络止痛、祛风除湿。以身痛逐瘀汤加减：秦艽 15 g，川芎 15 g，桃仁 10 g，红花 10 g，乳香 10 g，没药 10 g，五灵脂 15 g，香附 15 g，牛膝 10 g，地龙 12 g，当归 12 g，羌活 15 g，独活 15 g，延胡索 20 g，伸筋草 30 g，木瓜 20 g，桑枝 30 g，萆薢 30 g。服第 7 剂后，左腰腿部疼痛即见明显减轻。14 剂后疼痛大减。再进 14 剂后，疼痛麻木完全消失。

按语：本例为风湿阻于下肢经络所致。不通则痛，以身痛逐瘀汤加减，针对瘀四肢特点，加伸筋草、桑枝等药物以活血化瘀、通络止痛、祛风除湿，方证相应，故取得较好疗效。

2. 全身肌痛

笔者曾治患者，男性，55 岁，全身肌肉疼痛 6 个月。既往饮酒 10 多年，每日饮用烈性酒 250 ～500 g。6 个月前开始出现记忆力减退，注意力涣散，判断能力亦下降，继之出现阳痿。更使患者感到痛苦的是全身肌肉疼痛，尤以四肢肌肉为甚，如烧灼样和针刺样疼痛，如果饮酒或用酒精擦拭全

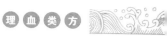

身肌肉，则疼痛可以暂时缓解，但过后疼痛更剧。同时伴有双下肢沉重无力、活动不便，需要扶拐而行。曾在当地医院就诊，做过生化、免疫、影像等相关检查，疑系慢性乙醇中毒引起，服中西药，治疗效果不佳。就诊时症见全身肌肉疼痛，头晕头胀，大便干燥，睡眠不佳，目涩口渴，舌质暗红、边有瘀斑，脉弦滑。诊断为湿热痹证，拟活血化瘀、清热祛湿、通络止痛之法。用身痛逐瘀汤加减：秦艽 15 g，没药 10 g，川芎 12 g，桃仁 10 g，红花 10 g，羌活 12 g，乳香 10 g，当归 15 g，五灵脂 10 g，香附 12 g，牛膝 20 g，地龙 15 g，天花粉 30 g，萆薢 20 g，延胡索 20 g，蜈蚣 4 条，三棱 10 g，莪术 10 g，大黄 10 g，苍术 15 g，薏苡仁 30 g，黄柏 15 g。服 14 剂后，全身肌肉疼痛大减，停服塞来昔布而疼痛未见加重。再服 14 剂后，身疼之症基本消失，仅存小腿部胀麻之感，双下肢发沉，但走路已不用扶拐。再服 15 剂后，症状基本消失。嘱其继服 30 剂，以巩固疗效。

按语：本例为湿热阻于四肢肌肉所致。因患者长期饮酒，脾主肌肉四肢，湿热内生，阻于四肢肌肉，故出现烧灼样和针刺样疼痛。治以身痛逐瘀汤加减，因湿热较重，方中加有四妙丸（黄柏、苍术、薏苡仁、牛膝）以清热祛湿，方证相应，故取得较好疗效。

3. 类风湿性关节炎

笔者曾治患者，女性，47 岁，双手掌指关节疼痛 3 年，变形半年。经西药治疗后，病情仍不断发展，关节疼痛加重，并出现变形，尤以双手掌指关节明显。就诊时症见双手掌指关节疼痛，晨起出现关节发僵，伴恶寒，舌质暗，苔白，脉沉涩。X 光检查双手关节正位片提示"类风湿性关节炎改变"。查类风湿因子阳性，红细胞沉降率 32 mm/h，抗链球菌溶素 O 抗体（简称抗 O）1:700。西医诊断为类风湿性关节炎。中医诊断为骨痹。治以活血化瘀、祛风通络止痛法。身痛逐瘀汤加减：秦艽 15 g，川芎 15 g，桃仁 10 g，红花 10 g，没药 10 g，五灵脂 12 g，乳香 10 g，地龙 12 g，当归 12 g，羌活 15 g，独活 15 g，延胡索 20 g，伸筋草 30 g，木瓜 20 g，桑枝 30 g，萆薢 30 g，蜈蚣 4 条，细辛 6 g，桂枝 15 g，海桐皮 15 g。服 14 剂后，关节疼痛明显减轻，晨起关节僵硬亦有所改善。再服 14 剂后，关节疼痛基本消失，晨僵也不明显。继服 15 剂后，上述各症消失，复查红细胞沉降率及抗 O 均属正常，但双手关节正位片结果同前，类风湿因子仍为阳性。嘱继服 30 剂，以巩固疗效。

按语：本例为风湿阻于四肢关节所致。不通则痛，故出现关节疼痛、变形。伴有恶寒症状，表明风湿挟寒，故方中加辛散温通的细辛和桂枝。类风湿性关节炎属自身免疫性疾病，症状虽然缓解，但不代表病已完全治愈，须定期观察治疗。

桃红四物汤
《妇科冰鉴》

> 生地（酒洗）三钱，当归（酒洗）四钱，白芍（酒炒）一钱五分，川芎一钱，桃仁（去皮尖研泥）十四粒，红花（酒洗）一钱。水煎温服。

一、方源考证

本方出自清代柴得华的《妇科冰鉴》："血多有块，色紫稠粘者，有瘀停也，桃红四物汤随其流以逐之。"柴得华为清代名医，因患病未得到好医生治疗，几为所误，于是弃儒从医，对妇科有专门研究。自诉"兢兢业业苦攻多年，伤寒方脉未敢稍为惮烦，而于妇科特究心焉"。

二、组方药物

本方由生地（生地黄）、当归、白芍、川芎、桃仁、红花组成。这里主要介绍红花。

红花为菊科植物红花的干燥花。夏季花由黄变红时采摘，阴干或晒干。味辛，性温，归心、肝经，具有活血通经、散瘀止痛之功效。《本草纲目》载："活血润燥，止痛散肿，通经。"《本经逢原》指出："血生于心包，藏于肝，属于冲任，红花汁与之同类。故能行男子血脉，通妇人经水，活血，解痘毒，散赤肿。"

三、用法与用量

原方剂型为汤剂。本方现代临床参考剂量如下：生地黄 20 g，当归 20 g，白芍 15 g，川芎 10 g，桃仁 10 g，红花 6 g。水煎服。

四、组方解析

本方具有养血活血之功效，主治营血虚滞证。血瘀经脉，经行不畅，则经血有血块、色紫暗；血不归经，则月经过多、淋漓不净。本方以破血之品桃仁、红花活血化瘀，为君药。生地黄、当归滋阴补肝、养血调经，为臣药。白芍养血和营；川芎活血行气，调畅气血。共为佐药。诸药合用，共奏养血、活血、调经止痛之效。

五、临床运用

本方主治营血虚滞证，以皮肤瘀斑、腹胀腹痛、舌紫脉涩为辨证要点。

（一）临床治疗的常见疾病

（1）以月经不规律为主症的生殖系统疾病，如闭经、不孕症、痛经、功能性子宫出血、围绝经期综合征等。

（2）以局部疼痛为主症的疾病，如冠心病心绞痛、慢性肾小球肾炎、混合性脑卒中、偏头痛、癫痫、周围性面瘫、卵巢囊肿、血栓闭塞性脉管炎、小儿血小板减少性紫癜、慢性湿疹、荨麻疹、眼底出血及骨折等。

（二）医案解读与应用

1．脑震荡后遗症

万友生医案：患者女，38 岁，1974 年 10 月 14 日初诊，患脑震荡后遗症。病起于上个月头部被打伤，当时昏倒不知人事，醒后头顶麻木，继而头顶和前额以及头部左侧刺痛拒按，眩晕欲吐，夜寐不安，口干渴，喜凉饮，舌苔微黄，脉象弦数。投以桃红四物汤加味：桃仁 10 g，红花 5 g，当归 15 g，川芎 10 g，赤芍、白芍各 15 g，生地黄 15 g，地龙 15 g，山甲珠 5 g，丹参 30 g，双钩藤 15 g，菊花 10 g，葛根 15 g，白芷 10 g，甘草 10 g。连服 3 剂，头部如针刺样疼痛基本消失，眩晕、麻木大减。守上方再进 3 剂而痊愈。（王鱼门．万友生医案选［M］．北京：中国中医药出版社，2016．）

2．偏头痛

笔者曾治患者，女，32 岁，反复发作性头痛 3 年，加重半年。患者近 3 年来反复头痛，每次头痛发作 1～2 小时，可持续 3～5 天。呈阵发性搏动性刺痛，伴烦躁，曾在当地医院治疗，效果不理想，仍有发作。近半年发作次数增加，病情加重。就诊时症见头痛，以颞侧疼痛为主，为阵发性刺痛，伴心烦，视物模糊，舌质红，苔薄白，脉弦细。诊断为头痛。拟桃红四物汤加减：桃仁 10 g，红花 5 g，当归尾 10 g，川芎 15 g，赤芍 10 g，生地黄 20 g，地龙 10 g，丹参 20 g，制乳香、没药各 5 g，蜈蚣 10 g，全蝎 5 g。7 剂，水煎服。服药 3 天后，疼痛消失，伴随症状改善。守方再进 14 剂而基本痊愈。

3. 痛经

笔者曾治患者，女，18 岁，痛经 2 年。月经平时周期尚规律，2 年来每于经前 1 周起，出现小腹隐痛和乳房胀痛，每次行经时小腹疼痛剧烈，反射至腰背部，甚至恶心呕吐，不能坚持上课，严重时需服止痛药。本次月经前一周前来就诊。就诊时症见腰腹疼痛，自诉每次月经量少，色暗红，有瘀块，行经 5～6 天后干净，舌苔薄黄，质淡红，脉细弦。诊为气滞血瘀、血行不畅所致痛经，拟活血化瘀、通经止痛法。方用桃红四物汤加减：桃仁 15 g，红花 10 g，生地黄 20 g，当归 20 g，川芎 15 g，延胡索 15 g，香附 15 g，蒲黄 10 g，五灵脂 5 g，怀牛膝 30 g，益母草 30 g，白芍 15 g，甘草 12 g。7 剂，水煎服，每日 1 剂。服药后，月经来潮，腰腹疼痛减轻，仍有轻度乳房胀痛，舌质淡红，脉细弦。原方加熟地黄 30 g，继服 7 剂，水煎。后连续 3 个月，月经前后各服 7 剂药。3 个月后，经前及经行腹痛未作，经血暗红，量中等，无血块，舌质淡红，脉细略弦。追访 3 个月，月经正常，上述症状消失。

按语：上述三例分别为脑震荡后遗症、偏头痛和痛经，异病同治，均用桃红四物汤取效。因其病机相同，均为血瘀伴血虚所致，只是瘀血阻滞部位有所不同。桃红四物汤养血、活血，方证相应，故取得较好疗效。

补益类方

本类方是以补益药为主，具有滋养补虚、补益人体气血阴阳不足的作用，主治各种虚证的方剂。

芍药甘草汤
《伤寒论》

白芍药、甘草（炙）各四两。上二味，以水三升，煮取一升五合，去滓，分温再服。

一、方源考证

本方出自东汉张仲景的《伤寒论》："伤寒脉浮，自汗出，小便数，心烦，微恶寒，脚挛急。反与桂枝欲攻其表，此误也。得之便厥，咽中干，烦躁吐逆者，作甘草干姜汤与之，以复其阳；若厥愈足温者，更作芍药甘草汤与之，其脚即伸。"

二、组方药物

本方由白芍药（白芍）、炙甘草组成。这里主要介绍白芍。

白芍为毛茛科植物芍药的干燥根。叶苦、酸，性微寒，归肝、脾经，具有养血调经、柔肝止痛、平抑肝阳之功效。张锡纯在《医学中参西录》中明确指出白芍的特点："与当归、地黄同用则生新血；与桃仁、红花同用则消瘀血；与甘草同用则调和气血。"

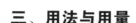

三、用法与用量

原方剂型为汤剂。本方现代临床参考剂量如下：白芍 15 g，炙甘草 15 g。水煎服。

用量方面，通过对出土文物的分析，柯雪帆等考证《伤寒杂病论》中的药物剂量问题认为，东汉张仲景用药量 1 两等于 15.625 g，一铢等于 0.65 g，1 斗等于 2000 mL，1 升等于 200 mL。该剂量目前为多数临床医生认可。本方中芍药 4 两，相当于 62.5 g，远远超过白芍的《中国药典》用量 15 g，其他药物也有类似情况。本方现代临床剂量以《中国药典》的标准为宜，配伍比例遵原方比例，即白芍 15 g、炙甘草 15 g。

四、组方解析

本方具有滋阴养血、缓急止痛之功效，主治津液受损、阴血不足、筋脉失濡所致诸证。临床以挛急疼痛、脉数无力为主要临床表现。方中白芍酸寒，养血敛阴，柔肝止痛，为君药。炙甘草甘温，健脾益气，缓急止痛，为佐使药。二药相伍，酸甘化阴，有柔筋止痛之效。

五、临床运用

本方主治津液受损、阴血不足、筋脉失濡所致诸证，以腹痛、拘急、难行为辨证要点。

（一）临床治疗的常见疾病

（1）以骨骼肌、韧带的痉挛、抽掣样疼痛为特征的疾病，如腓肠肌痉挛、肌肉痛性痉挛综合征、阴道痉挛、全身抽搐、中风后遗症的肌肉僵硬、疼痛、麻木、肩周炎、肌强直、急性腰扭伤、脊椎骨质增生症、外伤性头痛、眩晕症等。

（2）以内脏平滑肌绞痛、剧烈痉挛等为特征的疾病，如胆绞痛、肾绞痛、胃痉挛、胃扭转、肠粘连、胃及十二指肠溃疡、萎缩性胃炎、溃疡性结肠炎、晚期肝癌疼痛、痛经等。

（3）骨与关节疼痛性疾病，如风湿性关节炎、足跟痛、颈椎综合征、股骨头缺血性坏死、骨质增生症、椎间盘突出症等。

（4）神经性疼痛，如三叉神经痛、带状疱疹引起的肋间神经痛、糖尿病神经病变所致的疼痛与麻木、坐骨神经痛、牙痛等。

（5）不自主性、异常兴奋性疾病，如顽固性呃逆、不宁腿综合征、小儿睡中磨牙症、颜面肌抽搐、眼睑痉挛、帕金森病等。

（二）医案解读与应用

1. 不宁腿综合征

笔者曾治患者，女，51 岁，两侧小腿不安 3 个月。近 3 个月来，双侧小腿有莫可名状的酸、麻、胀、似痛非痛之感，有时抽筋，有时有触电样感觉，静坐休息时反而加重，拍打、按捏稍能缓解。当地医院诊断为不宁腿综合征。服用西药治疗，效果不显，前来就诊。就诊时病见两腿关节活动正常，按委中、承山穴有明显酸胀感。头晕乏力，夜寐不安，纳谷不佳，坐立不安，舌淡红中裂，苔薄白，脉弦。此乃肝血不足、筋脉失养所致。治以柔肝养血，缓急舒筋。处方：生白芍 30 g，炙甘草 15 g。7 剂，水煎服。服药以后诸症明显改善，夜已能安睡，胃纳好转，共服上药 14 剂，并配伍逍遥丸治疗，症状明显缓解。

2. 胃脘痛

笔者曾治患者，男，25 岁，胃脘阵发性疼痛 3 个月，加重 1 周。患者近 3 个月反复发生胃脘疼痛，近 1 周加重。就诊时症见胃脘疼痛，夜间尤甚，呈抽掣样发作，喜温喜按，纳呆，二便正常，舌质淡红，苔薄，脉沉细。诊断为急性胃痉挛，拟处方芍药甘草汤，急则治其标：白芍 30 g，炙甘草 30 g，7 剂。同时配伍附子理中丸治疗。第 3 剂后痛减，7 剂后症状消失。后继续用附子理中丸调理 1 个月，痛止而未复发。

3. 鼠溪肿痛

刘渡舟医案：患者男，25 岁。右腿鼠溪部生一肿物，形如鸡卵，表面不红，用针管抽不出内容物。右腿拘紧，伸而不能直，强伸则剧烈疼痛，足跟不能着地，每到夜晚，小腿经常抽筋，痛苦不堪。脉弦细而数，舌红而少苔。脉症合参，可知本证属阴血不懦、筋脉失养。为疏：白芍 24 g，炙甘草 12 g。3 剂。仅服 1 剂，筋不抽痛，夜得安睡。进 3 剂，足跟即能着地。又服 1 剂，而诸症皆除。（刘渡舟. 新编伤寒论类方 ［M］. 太原：山西人民出版社，1984.）

按语：上述第一例、第三例均为小腿筋脉失养所致，第二例为胃部络脉失养所致。不荣则痛，芍药甘草汤滋阴养血、缓急止痛，方证相应，故取得较好疗效。但该方为治标之本，临床用方时还需要结合病证、病机特点辨证论治，第一例配伍逍遥丸，第二例配伍附子理中丸。

黄芪桂枝五物汤
《金匮要略》

> 黄芪三两，芍药三两，桂枝三两，生姜六两，大枣十二枚。上五味，以水六升，煮取二升，温服七合，日三服。

一、方源考证

本方出自东汉张仲景的《金匮要略》："血痹，阴阳俱微，寸口关上微，尺中小紧，外证身体不仁，如风痹状，黄芪桂枝五物汤主之。"

二、组方药物

本方由黄芪、芍药（白芍）、桂枝、生姜、大枣组成。这里主要介绍黄芪。

黄芪为豆科植物蒙古黄芪或膜荚黄芪的干燥根。味甘，性微温，归肺、脾经，具有补气升阳、固表止汗、利水消肿、生津养血、行滞通痹、托毒排脓、敛疮生肌之功效。"十药九芪"，在我国，黄芪入药已有两千多年的历史。《神农本草经》将其列为上品，又称黄耆。《本草纲目》云："耆，长也。黄耆色黄，为补药之长，故名。今俗通作黄芪。王孙者，贵族也，黄耆位尊，故以得名。"黄芪甘温纯阳，其性善动，行于表里内外上下，兼具生发之机。临床运用有生黄芪和炙黄芪之分。生黄芪擅于固表止汗、利水消肿、托毒排脓，多用于卫气不固、自汗时作、体虚感冒、水肿、疮疡难溃等。蜜黄芪益气补中，多用于气虚乏力、食少便溏者。炒黄芪补脾益气而不壅滞，治脾虚腹胀、食少便溏。酒炙黄芪温升作用较强，适用于气虚肺寒、气虚下陷。

三、用法与用量

原方剂型为汤剂。本方现代临床参考剂量如下：黄芪 30 g，白芍 20 g，桂枝 15 g，生姜 20 g，大枣 20 g。水煎服。

四、组方解析

本方具有益气温经、和血通痹之功效，主治血痹证。该证由卫气虚、营血不足、风邪入侵、痹阻血脉所致，症见肌肤麻木不仁、脉微涩而紧。治宜益气温经，和血通痹。方中以甘温之黄芪为君药，益气固表。以辛温之桂枝为臣药，一则温助卫阳、疏散风邪，一则温通经脉、温散血行。两药相伍，共奏益气扶阳、和血通痹之效，桂枝得黄芪振奋卫阳之力得以增强，黄芪得桂枝固表而不留邪。白芍养血，与桂枝相伍，共奏调和营卫、和血通痹之效，亦为臣药。生姜、大枣养血益气，以助黄芪、白芍之力；生姜、大枣相伍又能调和营卫，助阳祛风，共为佐使药。诸药合用，共奏益气温经、和血通痹之效。

五、临床运用

本方主治血痹证，以肌肤麻木不仁、脉微而涩为辨证要点。

（一）临床治疗的常见疾病

（1）以肢体麻木不仁、感觉减退或感觉异常为主症的疾病，如多发性末梢神经炎、糖尿病性周围神经病、皮肌炎、面神经麻痹、腓总神经麻痹、雷诺病、血栓闭塞性脉管炎、肢端血管舒缩功能障碍等。下肢慢性溃疡、褥疮、荨麻疹、血小板减少性紫癜等皮肤科疾病也可参照使用。

（2）以肢体疼痛、无力、僵硬、阵挛、运动障碍及肌肉萎缩为主症的疾病，如坐骨神经痛、颈椎病、类风湿性关节炎、肩周炎、中风后遗症、局限性癫痫、不宁腿综合征、低钙抽搐、低钾性周期麻痹等。

（3）产后多血虚，因此产后的诸多病症也多为本方证，如产后尿潴留、产后痉证、产后身痛、产后自汗盗汗、产后指掌麻胀、产后足痿不用等。

（二）医案解读与应用

1. 血痹

岳美中医案：患者女性，33 岁，北京某厂干部，于 1973 年 6 月间因难产使用产钳，女婴虽取下无恙，但出血达 1800 mL 之多，当时昏迷，在血流不止的情况下，产院用冰袋敷镇止血，6 小时血始止住。极端贫血，血红蛋白 30 g/L，需要输血，一时不易找到同血型的供血者，只输了 400 mL，以后自觉周身麻痹不遂，医治未效，在弥月内于 6 月 28 日勉强支撑来求诊。患者脉现虚弱小紧，面色苍白，舌质淡，是产后重型血虚现象，中医诊为血痹，以黄芪桂枝五物汤补卫和营以治之。处方：生黄芪 30 g，桂枝尖 9 g，白芍 9 g，大枣 4 枚（擘），生姜 18 g。水煎温服。二诊：上方服 3 剂后脉虚小紧象渐去，汗出，周身麻痹已去，惟余左胁及手仍麻，恐出汗多伤津。用玉屏风散加白芍、大枣作汤剂，以和阳养阴。处方：生黄芪 24 g，白术 30 g，防风 9 g，白芍 9 g，大枣 4 枚（擘）。水煎温服。服上方 10 剂，汗出止，胁痛愈，右脉有力，左偏小，食指与小指作麻兼微痛，左臂亦痛，是心血仍虚而运行稍滞。三诊用三痹汤治之。本方养血补气之药多于祛风散邪，宜于气虚血少而有麻痹之证者。处方：生黄芪 18 g，续断 6 g，独活 6 g，秦艽 6 g，防风 6 g，细辛 3 g，当归 9 g，川芎 6 g，熟地黄 9 g，酒炒白芍 9 g，桂枝 9 g，茯苓 9 g，杜仲炭 9 g，川牛膝 9 g，党参 9 g，炙甘草 6 g。水煎温服。四诊：服上方 10 剂后周身觉有力，食指痛愈。唯左脉仍弱，血虚宜补，予人参养荣丸。（中国中医研究院. 岳美中医案集［M］. 北京：人民卫生出版社，1978.）

2. 肩周炎

笔者曾治患者，男，51 岁，左肩部疼痛 2 个月。2 个月前，感到左肩部疼痛，并逐渐加重，左肩关节活动受限，外展、外旋、后伸障碍，不能背后梳头，脱上衣困难，尤其是夜间疼痛较重。当地医院诊为肩周炎，经过理疗及服药等多方治疗，效果不好。而口服西药只能暂时缓解疼痛，且因刺激胃而不能常服。就诊时症见左肩部疼痛，肩关节功能障碍，前臂外展只能抬起 30°，外旋、后伸障碍，夜间疼痛较重，有时呈刺痛状，影响睡眠。肩关节怕凉，不敢吹空调和电扇，遇凉气或凉风疼痛加重。口干，二便正常，舌暗红，舌体胖大、边有齿痕，苔薄白，脉细涩。拟方黄芪桂枝五物汤加减：黄芪 30 g，白芍 15 g，桂枝 15 g，生姜 15 g，大枣 20 g，鸡血藤 30 g，秦艽 15 g，姜黄 15 g，葛根 20 g。7 剂，水煎服。服药后，左肩关节内旋及外旋、外展功能基本恢复，疼痛较前减轻。守法继续治疗 1 个月而愈。

3. 痛经

笔者曾治患者，女，37 岁，痛经 6 个月。患者自从半年前流产后，每逢经行及经后小腹疼痛，经量少、色暗，有时有小血块。就诊时症见面色苍白无华，伴有小腹轻度发凉，唇淡，舌质淡、舌边轻度紫暗，脉细无力。诊为气血亏虚、瘀血阻滞胞络之痛经。治以调补气血，滋养冲任，兼以活血祛瘀法。方用黄芪桂枝五物汤加减：黄芪 30 g，桂枝 15 g，赤芍 15 g，生姜 15 g，大枣 20 g，当归 15 g，川芎 15 g，白芍 15 g，炙甘草 6 g。上方每次经净后连服 7 剂。平时注意调节饮食，加强营养，连续治疗 3 个周期，痛经基本消失。

4. 糖尿病性周围神经病

笔者曾治患者，男，75 岁，双下肢麻木 2 个月。患者有 2 型糖尿病病史 6 年，一直采用门冬胰岛素治疗，血糖控制不理想，自测空腹血糖 8 ~ 11 mmol/L，餐后血糖 10 ~ 13 mmol/L。近 2 个月来自觉肢体麻木、乏力，右侧为甚，逐渐加重，故前来就诊。就诊时症见口干多饮，乏力倦怠，面色晦暗，言语低弱，视物模糊，肢体麻木，小便频数，伴泡沫尿，大便正常，舌淡暗，苔白腻，脉沉弱涩滞。双下肢皮肤温度觉及痛觉减退。双下肢足背动脉搏动减弱，尼龙丝试验阳性。空腹血糖 10.6 mmol/L，餐后 2 小时血糖 13.4 mmol/L，糖化血红蛋白 11.3%。治以益气活血通络法。方用黄芪桂枝五物汤加减：黄芪 30 g，桂枝 15 g，威灵仙 20 g，鸡血藤 20 g，海风藤 20 g，络石藤 20 g，钩藤 20 g，生姜 15 g，大枣 20 g，当归 15 g，川芎 15 g，白芍 15 g，炙甘草 6 g。上方连服 7 剂后，症状缓解。后连续治疗 1 个月，症状全消。

按语：上述四例均为卫气虚、营血不足、风邪入侵、痹阻血脉、不荣则痛所致。痹阻部位不同，临床表现不一，但病机相同，方证相应，故均可选用同首方治疗。在临床运用过程中可根据症状不同而相应加减。第一例血虚偏重，加熟地黄以加强滋阴养血之力；第二例以肩关节疼痛为主，加姜黄、葛根等增强通络止痛之力；第三例瘀血较重，加赤芍增强活血之力；第四例风邪偏重，加四藤一仙汤增强祛风通络之力。

百合地黄汤

《金匮要略》

> 百合（擘）七枚，生地黄汁一升。上以水洗百合，渍一宿，当白沫出，去其水，更以泉水二升，煎取一升，去滓，内地黄汁，煎取一升五合，分温再服。中病，勿更服，大便当如漆。

一、方源考证

本方出自东汉张仲景的《金匮要略》："百合病，不经吐、下、发汗，病形如初者，百合地黄汤主之。"

二、组方药物

本方由百合、生地黄组成。这里主要介绍百合。

百合为百合科植物卷丹、百合或细叶百合的干燥肉质鳞叶。味甘，性寒，归心、肺经，具有养阴润肺、清心安神之功效。《本草述》指出："百合之功，在益气而兼之利气，在养正而更能去邪，故李梴氏谓其为渗利和中之美药也。如伤寒百合病，《要略》言其行住坐卧，皆不能定，如有神灵，此可想见其邪正相干，乱于胸中之故，而此味用之以为主治者，其义可思也。"

三、用法与用量

原方剂型为汤剂。本方现代临床参考剂量如下：百合 20 g，地黄30 g。水煎服。

四、组方解析

本方具有滋阴清热、安神定志之功效，主治百合病。该病以神志恍惚、

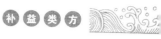
精神不定为主要表现。因其治疗以百合为主药，故名百合病，该病由心肺阴虚、虚热内扰所致。方中百合清心润肺，滋阴安神，为君药。生地黄益心营，清血热，为臣药。泉水煎百合能下热气，利小便，为佐药。养阴与清热相伍，共成润养心肺、清热凉血之剂。因生地黄性寒滑利，多服反致泻利，故仲景于方后强调"中病勿更服"；同时，指出此方服后"大便当如漆"，是生地黄汁服后使大便发黑，为正常变化，不必惊慌。

五、临床运用

本方是治疗百合病的常用方剂，以神志恍惚、意欲饮食复不能食、时而欲食、时而恶食、沉默寡言、欲卧不能卧、欲行不能行、如有神灵，如寒无寒、如热无热、口苦、小便赤、舌红少苔、脉微细为辨证要点。

（一）临床治疗的常见疾病

本方现在常用于以精神神志障碍为主症的神经官能症、癔症、自主神经功能紊乱、更年期综合征、失眠、肺结核、干燥综合征、甲亢、肿瘤等。

（二）医案解读与应用

1．抑郁症

笔者曾治患者，女，18岁，某中专学生，情绪低落，不能正常学习1年。平素性格内向，多愁善感。1年前因感情问题，开始情绪低落、消沉、失眠，食欲下降，身体消瘦，整天昏昏沉沉，体倦乏力，对学习兴趣索然，无法集中注意力，病情持续半年后，无法正常学习而被迫休学。曾服盐酸多塞平片治疗1个月，症状有所改善，但停药后症状复发，再服效果不显。就诊时症见唉声叹气，精神恍惚，体倦乏力，舌淡，脉细弱。诊断为抑郁症。治以百合地黄汤加减：百合18 g，生地黄、麦冬、五味子、黄芪、党参、白芍各15 g，甘草6 g。每日1剂，水煎服。连服2个疗程，并辅以心理疏导。患者症状基本消失，已返校正常学习。

2．口腔溃疡

仝小林医案：患者女性，57岁，口腔、口唇黏膜反复溃疡3年。因生气或食辛辣食物后出现口腔、口唇黏膜溃疡，反复发作2月，至当地医院就诊，诊断为扁平苔藓。每因食刺激性食物发作，自服阿奇霉素后可缓解。因口腔溃疡疼痛难忍，不能食硬物及热食，常年以流质饮食为主。刻下症：口腔、口唇黏膜溃疡、疼痛，牙根酸痛。左侧头面时有窜痛，每于生气时反复发作。畏寒，时有汗出，五心烦热，心烦易怒，时有胸闷气短。呃逆，饮食可，咽干，二便可，眠差，多梦。时悲伤欲哭。晨起咯黄痰。舌干少苔，根部苔黄，脉弦。中医诊断：百合病，阴虚燥热证。西医诊断：扁平苔藓。处方：生百合 30 g，生地黄 30 g，知母 30 g，黄连 15 g，牡丹皮 30 g，炒酸枣仁 45 g。14 剂，水煎服。服上方后，口唇黏膜溃疡及疼痛减轻，牙根酸痛减轻，已能进米饭、葡萄等稍硬食物。左侧头面窜痛减轻，心烦易怒减轻。遇冷则双足抽筋，无五心烦热，仍胸闷气短，晨起咯黄痰。二便调，纳可，眠差，夜间易醒，余无不适。舌干，舌苔根部黄，底瘀，脉弦数。处方：上方加重生地黄 120 g，酸枣仁 120 g，五味子 9 g。14 剂，水煎服。效不更方，后以上方为基础方加减。服药后口腔溃疡明显好转，现仅左侧颊黏膜处有一直径约 0.5 mm 的溃疡。虽仍牙根酸软，但能进馒头、脆饼干等食物；仍不能食花生、苹果等坚硬食物；咽干痛明显减轻；足抽筋较前减轻；仍头部窜痛，时头痛，时眼痛，时牙痛；情绪不稳定，易怒；睡眠改善，仍眠欠安多梦；舌苔厚、底滞，脉偏弦略数。处方：百合 30 g，生地黄 120 g，知母 30 g，黄芪 30 g，黄连 30 g，紫苏叶 9 g，炒酸枣仁 60 g，五味子 15 g。复诊时，口腔溃疡、牙痛消失，时有牙酸，能正常进食几乎所有食物。后以本方改制水丸服用。随诊 1 年，口腔溃疡未复发，睡眠安。（周强，赵锡艳，逄冰，等. 仝小林教授应用百合地黄汤、百合知母汤验案分析［J］. 中国中医急症，2013，22（4）：581 – 582.）

3. 甲状腺功能亢进症

笔者曾治患者，女，46 岁，心悸、消瘦半年，加重 1 个月。患者半年前无明显诱因自觉体重下降，半年来下降 10 多斤，易出汗，心悸。近 1 个月症状加重，当地医院诊断为甲亢，因对治疗甲亢的西药过敏，前来就诊。就诊时症见神志清，精神疲，轻微胸闷心悸，运动后稍气促，消瘦，易出汗，口渴稍多饮，无多食易饥，无头晕头痛，纳可，眠差，大便干结，小便正常，舌质红，苔薄白，脉细数。中医诊为瘿病。拟方百合地黄汤加减：百合 30 g，生地黄 15 g，麦冬 15 g，南沙参 15 g，炙甘草 15 g，大枣 20 g，浮小麦 30 g，瓜蒌子 15 g，西洋参 15 g（另炖）。水煎服，每日 1 剂，共服 10 剂。二诊：胸闷心悸较前减轻，运动后气促明显减轻，口渴多饮较前减轻，仍消瘦，易汗出，睡眠差，大便较前改善。效不更方，上方再服 10 剂。三诊：偶有胸闷心悸，口渴多饮明显减轻，体重基本同前，大便基本正常，睡眠仍差。上方加生牡蛎 30 g、生龙骨 30 g，服 10 剂。四诊：睡眠明显改善，大便一天 2 次，质软，无明显胸闷心悸，体重较前增加 1 斤。上方去生地黄，服 20 剂，症状基本消失。

按语：以上三例均为心肺阴虚、虚热内扰所致，故选用百合地黄汤养阴清热、安神定志，均取得较好效果。第二例方中使用药物剂量较大，源于其对药物剂量的深入研究及丰富的临床经验，值得大家临床参考。

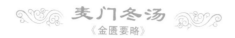

麦门冬汤
《金匮要略》

> 麦门冬七升，半夏一升，人参二两，甘草二两，粳米三合，大枣十二枚。上六味，以水一斗二升，煮取六升，温服一升，日三夜一服。

一、方源考证

本方出自东汉张仲景的《金匮要略》："大逆上气，咽喉不利，止逆下气者，麦门冬汤主之。"

二、组方药物

本方由麦门冬（麦冬）、半夏、人参、甘草、粳米、大枣组成。这里主要介绍麦冬。

麦冬为百合科植物麦冬的块根。味甘、微苦，性微寒，归心、肺、胃经，具有滋阴生津、润肺清心之功效。《神农本草经》将其列为上品："主心腹结气，肠中伤饱，胃络脉绝，羸瘦短气，久服轻身不老不饥。"《本草纲目》说："麦门冬，凡入汤液，以滚水润湿，少顷，抽去心，或以瓦焙软，乘热去心。"临床运用有去心与不去心之分，养阴生津多去心用，滋阴清热则多连心用。如欲用其入心清热，可用朱砂拌之，称为辰麦冬。去心之说最早见于《名医别录》："麦冬如不去心可令人心烦。"《金匮玉函经》强调："微润，抽去心。"陶弘景《名医别录》也指出："以肥大者为好，用之汤泽，抽去心，不尔，令人烦。"

三、用法与用量

原方剂型为汤剂。本方现代临床参考剂量如下：麦冬 35 g，半夏 5 g，人参 5 g，甘草 3 g，粳米 10 g，大枣 20 g。水煎服。

四、组方解析

本方具有滋养肺胃、降逆下气之功效，主治肺胃阴虚所致的肺痿证或呃逆证。肺阴虚，肃降失职，肺气上逆则咳逆上气；气不布津，聚生浊唾涎沫；肺胃阴伤，津不上承，则口干咽燥；虚热内盛，故手足心热。胃阴不足，胃气上逆则呕吐；舌红少苔、脉虚数为阴虚内热之佐证。方中重用麦冬为君药，甘寒清润，既养肺胃之阴，又清肺胃虚热。人参益气生津，为臣药。佐以甘草、粳米、大枣益气养胃，胃津充足，自能上归于肺，此正"培土生金"之法。肺胃阴虚，虚火上炎，不仅气机逆上，而且进一步灼津为涎，故又佐以半夏降逆下气，化其痰涎，虽属温燥之品，但用量很轻，与大剂麦冬配伍，则其燥性减而降逆之用存，且能开胃行津以润肺，又使麦冬滋而不腻，相反相成。甘草兼顾调和诸药，兼作使药。

五、临床运用

本方为治疗肺胃阴虚、气机上逆所致肺痿证或呃逆证的常用方，以咳唾涎沫、短气喘促，或口干呕逆、舌干红少苔、脉虚数为辨证要点。

（一）临床治疗的常见疾病

（1）以咳嗽、气喘为主症的慢性支气管炎、支气管扩张、慢性咽喉炎、硅肺、肺结核等。

（2）以恶心、呕吐为主症的胃及十二指肠溃疡、慢性萎缩性胃炎、妊娠呕吐等。

（二）医案解读与应用

1．呕吐

笔者曾治患者，女，21 岁，呕吐 1 个月。患者 2 年前出现胃胀、嗳气，

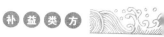

饮食不规律、饥饿则会出现胃痛、腹痛。近 1 个月来，出现呕吐，早上起床后恶心，呕吐，吐酸水，自觉食道灼热。有时中午也呕，晚上进食亦呕。大便不规律，近日偏稀，唇干、口干，欲温饮，口中发黏，手心汗多。月经周期准，量偏少，色可。舌偏暗，苔偏少，脉细数。诊断为呕吐，辨证为胃阴不足、胃气上逆呕吐证。拟方麦门冬汤加减：麦冬 30 g，大枣 20 g，半夏 6 g，生姜 10 g，党参 20 g，炙甘草 6 g，黄连 6 g，砂仁 6 g，粳米 20 g。7 剂。服药后，呕吐、口干均减轻，大便仍干稀不调。上方加半夏泻心汤：麦冬 30 g，大枣 20 g，柴胡 6 g，枳壳 5 g，白芍 10 g，黄芩 9 g，半夏 9 g，党参 20 g，炙甘草 6 g，黄连 6 g，干姜 5 g。7 剂。患者服药后，已不呕吐，诸症减轻，口黏除，仍有嗳气。前方再进 14 剂，已无明显不适。

2. 咳嗽

笔者曾治患者，男，32 岁，咳嗽 3 周。患者近 3 年来，每到立春后清明前无故发生咳嗽，咽痒，持续 3 周余方告缓解，在当地医院治疗，效果不理想。现立春后症状复发，就诊症见咳嗽，干咳，呛咳不止，日夜不休，咳甚则面红耳赤，涕泪俱出，背冷潮热，口干，大便干，舌红苔少，脉弦细。证属肺阴亏虚、肺气上逆。予麦门冬汤加减：党参 30 g，炒麦冬 20 g，石斛 20 g，炙甘草 6 g，粳米 1 把，红枣 5 枚，姜半夏 6 g。服 3 剂咳大减，余症已除。守原方继进 7 剂，咳嗽未作。

3. 呃逆

笔者曾治患者，女，41 岁，呃逆 3 个月。患者近 5 年来，反复咳嗽，时发时止，每次发作有 1 个月之久。当地医院诊断为慢性支气管炎，经中西药治疗，效果不理想。近 3 个月咳嗽再次发作，同时伴呃逆，故前来就诊。症见咳嗽，喉间有痰阻滞，吐咯不爽，反复呃逆，吞咽困难，饮水至咽即咳呛而出，气逆心悸，身体消瘦，肢体乏力，面色苍白，语言低微，口干咽燥，动则喘咳，小便色黄，大便时干，舌苔薄黄、质嫩红，脉沉细数。诊断为咳嗽，辨证为肺胃津伤、虚气上逆证。拟麦门冬汤加减：麦冬 30 g，姜半夏 10 g，党参 30 g，炙甘草 6 g，粳米 30 g，大枣 20 g，厚朴 9 g，紫苏叶 10 g。进 7 剂后症状缓解。继服 14 剂而病瘥。

按语：上述三例均为肺胃阴虚、虚气上逆所致。第一例除呕吐外，还伴有胃胀，饥饿则会出现胃痛，食道灼热，唇干、口干、脉细数，表明阴虚挟有内热，原方加黄连苦降清热。第二例为咳嗽，除咳嗽症状外，口干、大便干、舌红苔少、脉弦细，表明肺阴亏虚较重，原方加石斛增强滋养肺阴之力。第三例除呃逆外，还伴有喉间有痰阻滞、吐咯不爽，故原方加半夏厚朴汤增强化痰行气之力。

当归建中汤
《千金翼方》

当归四两，桂心三两，甘草（炙）二两，芍药六两，生姜三两，大枣（擘）十二枚。右六味，吹咀，以水一斗，煮取三升，分为三服，一日令尽。

一、方源考证

本方出自唐代孙思邈的《千金翼方》："治产后虚赢不足，腹中疼痛不止，吸吸少气，或若小腹拘急挛痛引腰背，不能饮食，产后一月，日得服四五剂为善，令人强壮内补方。"

二、组方药物

本方由当归、桂心（肉桂）、炙甘草、芍药（白芍）、生姜、大枣组成。这里主要介绍大枣。

大枣为鼠李科植物枣的干燥成熟果实。味甘，性温，归脾、胃、心经，具补中益气、养血安神的功效。大枣助湿生热，令人中满。凡湿盛、痰凝、食滞、虫积及龋齿作痛、痰热咳嗽者慎用。《神农本草经》云："大枣甘平，生平泽，治心腹邪气，安中养脾，助十二经，平胃气，通九窍，补少气少津，身中不足，大惊，四肢重；和百药。久服轻身长年. 叶覆麻黄能出汗。"清末民初医家张锡纯在《医学衷中参西录》中指出："大枣味甘微辛，性温，其津液浓厚滑润，最能滋养血脉，润泽肌肉，强健脾胃，固肠止泻，调和百药，能缓猛药健悍之性，使不伤脾胃。是以十枣汤、葶苈大枣汤诸方用之。若与生姜并用，为调和营卫之妙品，是以桂枝汤、柴胡汤诸方用之。《内经》谓其能安中者，因其味至甘能守中也。又谓其能通九窍者，因其津液滑润且微有辛味，故兼有通利之能也。谓其补少气少津液者，为其味甘能益气，其津液浓厚润滑，又能补人身津液之不足也。虽为寻常食品，用之得当能建其功。"

三、用法与用量

原方剂型为汤剂。本方现代临床参考剂量如下：当归 12 g，肉桂 9 g，炙甘草 6 g，白芍 18 g，生姜 9 g，大枣 20 g。水煎服。

四、组方解析

本方具有温补气血、缓急止痛之功效，主治产后气血不足证。产后气血不足，经脉得失于濡养，不荣则痛，故出现少腹拘急疼痛，痛引腰背，时自汗出，不思饮食等。方中当归滋阴养血活血，为君药。白芍养血敛阴，助君滋阴养血，为臣药。君臣相配，令营血不亏则经脉得濡，经脉得濡则疼痛得缓。大枣益气养血，肉桂温阳散寒，生姜温中和胃，为佐药。炙甘草与白芍相配，酸甘化阴，缓急止痛，同时调和药性，兼佐使药。诸药合用，共奏温补气血、缓急止痛之效。

五、临床运用

本方是治疗妇人产后气血亏虚、腹痛的常用方，以腹中隐痛、食欲不振、面色萎黄、唇口干燥为辨证要点。

（一）临床治疗的常见疾病

以慢性腹痛为主症的产后腹痛、痛经及胃肠道疾病。

（二）医案解读与应用

1. 经前腹痛

曹颖甫医案：宗嫂（十一月十七日）月事将行，必先腹痛，脉左三部虚，此血亏也，宜当归建中汤。方用全当归（四钱）、川桂枝（三钱）、赤白芍（各三钱）、甘草（钱半）、生姜（三片）、红枣（七枚）、饴糖（二两，冲服）。（曹颖甫. 经方试验录［M］. 北京：人民军医出版社，2010.）

按语：本例腹痛为气血亏虚、胞宫失养所致，失荣则痛。当归建中汤具有温补气血、缓急止痛之功效，方证相应，故取效。曹氏曾在书中评价该方："当归建中汤，即桂枝汤加味也。姑以本方为例，甘草之不足，故加饴糖。白芍之不足，故加赤芍。桂枝之不足，故加当归。《本经》表桂枝治上气咳逆，表当归治咳逆上气，然则其差也仅矣。我今用简笔法，略发其义于此，而贻其详界读者。"

2. 胃穿孔术后腹痛腹泻

冯世伦医案：患者男，44 岁，1964 年 9 月 9 日初诊。1962 年，患者因胃穿孔做切除手术后，大便溏泻，迄今未已。常有肠鸣腹痛，腰痛两足拘急，头晕乏力，心悸短气，汗出如流，曾多次发生昏倒（西医诊断为贫血），舌苔光，脉沉细。此属表里俱虚、卫弱血衰，治宜补虚和中，调卫和营。予当归建中汤加减：当归 12 g，白芍 18 g，桂枝 18 g，炙甘草 6 g，生姜 10 g，大枣 4 枚，苍术 10 g，泽泻 12 g，饴糖 45 g（分冲）。上药服 3 剂，诸症减，惟心悸气短尚明显。增桂枝为 12 g，加生龙骨、生牡蛎各 15 g，继服，诸症渐渐好转。在上方基础上适证变化治疗，至 11 月 30 日复诊，除脘腹微胀外，余无所苦。（冯世伦，张长恩. 张仲景用方解析 [M]. 北京：人民军医出版社，2004.）。

按语：胃穿孔是胃溃疡最为常见且最严重的并发症之一，多伴大出血。本例患者胃穿孔术后，脾胃虚弱，气血化生不足，再加上原来血虚较重，气随血脱，气血亏虚，不荣则痛。故在原方基础上加甘温补中、缓急止痛的饴糖。

3. 产后腹痛

笔者曾治患者，女，36 岁，产后腹痛 3 个月。患者平素体质较弱，已育有 1 子，3 岁。3 个月前生育二胎，产后 3 个月仍有腹痛，就诊。症见小腹拘急挛痛，喜稳喜按，伴面色苍白，少气懒言，舌淡，脉虚弱。诊断为腹痛，属气血亏虚证。拟当归建中汤加减：当归 15 g，白芍 20 g，桂枝 18 g，炙甘草 12 g，生姜 10 g，大枣 4 枚，阿胶 10 g（烊化）。7 剂，水煎服。服药后，患者腹痛症状减轻。原方继服 21 剂，症状全消。嘱其服用归脾丸 2 个月继续调养。

按语：本例患者高龄生育二胎，产后气血亏虚，胞宫失养，不荣则痛。故原方加阿胶以加强补血之力，同时，用归脾丸气血双补，病后调养。

升阳益胃汤
《脾胃论》

黄芪二两，半夏（汤洗）、人参（去芦）、甘草（炙）各一两，防风、白芍药、羌活、独活各五钱，橘皮（连穰）四钱，茯苓、泽泻、柴胡、白术各三钱，黄连二钱。上㕮咀，每服三钱，生姜五片，枣二枚，去核，水三盏，同煎至一盏，去渣，温服，早饭、午饭之间服之，禁忌如前。其药渐加至五钱止。

一、方源考证

本方出自金代李东垣的《脾胃论》："脾胃之虚，怠惰嗜卧，四肢不收，时值秋燥令行，湿热少退，体重节痛，口苦舌干，食无味，大便不调，小便频数，不嗜食，食不消。兼见肺病，洒淅恶寒，惨惨不乐，面色恶而不和，乃阳气不伸故也。当升阳益胃，名之曰升阳益胃汤。"

二、组方药物

本方由黄芪、半夏、人参、炙甘草、防风、白芍药（白芍）、羌活、独活、橘皮、茯苓、泽泻、柴胡、白术、黄连、生姜、大枣组成。这里主要介绍防风和独活。

防风为伞形科植物防风的干燥根。味辛、甘，性微温，归膀胱、肝、脾经，具有祛风解表、胜湿止痛、止痉之功效。《本草纲目》载："三十六般风，去上焦风邪，头目滞气，经络留湿，一身骨节痛。除风去湿仙药。"《汤液本草》也指出："东垣云：防风能制黄芪，黄芪得防风，其功愈大。又云：防风乃卒伍卑贱之职，随所引而至，乃风药中润剂也。虽与黄芪相制，乃相畏而相使者也。"

独活为伞形科植物重齿毛当归的干燥根。味辛、苦，性微温，归肾、膀胱经，具有祛风胜湿、通痹止痛之功效。《神农本草经》载："主风寒所击，金疮止痛，奔豚，痫痓，女子疝瘕。"《药性论》曰："治中诸风湿冷，奔喘逆气，皮肌苦痒，手足挛痛，劳损，主风毒齿痛。"《本草纲目》称之为"长生草"。

三、用法与用量

原方剂型为汤剂。本方现代临床参考剂量如下：黄芪 30 g，半夏、人参、炙甘草各 15 g，独活、防风、白芍、羌活各 10 g，橘皮 6 g，茯苓、柴胡、泽泻、白术各 6 g，黄连 3 g，生姜 10 g，大枣 15 g。水煎服。

四、组方解析

本方具有益气升阳、清热除湿之功效，主治脾胃虚弱、湿热滞留中焦证，症见怠惰嗜卧，四肢不收，体重节肿，口苦舌干，饮食无味，食不消化，大便不调，小便频数；或洒淅恶寒，惨惨不乐，面色恶而不和。方中重用黄芪为君药，益气健脾，升举阳气。人参、白术、炙甘草为臣药，助君药益气健脾。柴胡升举阳气；防风祛风除湿；羌活、独活祛风除湿；半夏燥湿；橘皮理气化湿；茯苓健脾渗湿；泽泻利水渗湿；黄连清热燥湿；白芍养血和营，防苦湿渗利药损伤阴血；生姜、大枣益气和胃。共为佐药。炙甘草调和药性，兼使药之用。诸药合用配，共奏益气升阳、清热除湿之效。

五、临床运用

本方主治脾胃气虚、湿热滞留中焦证，以怠惰嗜卧、四肢不收、口苦舌干为辨证要点。

（一）临床治疗的常见疾病

（1）以腹胀、腹泻为主症的消化系统疾病，如慢性胃炎、胃肠性感冒、慢性肠炎、慢性胰腺炎、肠道易激综合征等。

（2）以胸闷、体倦乏力为主症的心血管系统疾病，如原发性低血压、心绞痛等。

（3）以小便频数为主症的泌尿系统疾病，如慢性肾炎、尿道综合征等。

（二）医案解读与应用

1. 萎缩性胃炎

刘渡舟医案：患者女，37 岁，10 余年前发现有慢性胃炎，一直间断服药治疗，病情时好时坏。近半年来病情似有恶化，饮食渐减，周身乏力，大便稀溏，1 天 2 次，恶寒怕风，稍有不慎，即患感冒，胃镜示"慢性浅表萎缩性胃炎"。已服中西药物数月而无效。刻诊：视其舌淡而苔白腻，切其脉则濡细无力。处方：羌活、独活、柴胡、防风各 4 g，红参 6 g，白术 12 g，茯苓 30 g，炙甘草 10 g，黄芪 20 g，白芍 12 g，半夏 16 g，黄连 3 g，泽泻 10 g，陈皮 8 g。服药 7 剂后，纳增便减，周身轻松。又服 7 剂，诸症若失。细心调理 2 个多月，胃镜复查只有部分浅表病灶存在，自觉饮食、体力如常人，数年之苦，终于痊愈。（王庆国. 刘渡舟医论医话 100 则［M］. 北京：人民卫生出版社，2013.）

按语：本例患者的主要症状为饮食渐减，周身乏力，大便稀溏，可辨为久病损伤脾胃，脾之阳气不升，胃之浊阴不降，湿热阻于中焦，脾胃化源不足，土不生金，则肺气也虚，乃脾胃与肺共同为病。治当以升举脾胃之阳气为主，辅以健脾化湿。选用升阳益胃汤，方证相应，故取得较好疗效。

2. 脾切除术后调理

焦树德医案：1960 年接诊一患者，10 年前因病做脾切除术，其医生预言术后尚可生存 10 年，恰逢 10 年后患者又久病不愈，症状为胃脘堵闷，不思饮食，二便不调，体重日减，精神不振，面色不和，悒悒不乐，舌苔白厚而腻，脉象虚弦而滑。据此脉症，知为脾胃虚而阳气不伸之证。故用升阳益胃汤随证加减而痊愈。病愈后身体健壮，至 1980 年仍在工作。（阎小萍. 焦树德临证百案按［M］. 北京：北京科学技术出版社，2006.）

按语：本例患者所患为脾切除后所致。西医脾的概念与中医所说的"脾"有所区别，中医的"脾"包括人体消化系统的主要功能，不单指西医的脾。脾切除后人体消化功能仍在，只是出现功能失调。如辨证属脾阳不升、湿浊阻停滞，可以用升阳益胃汤，能取得良好疗效。焦氏用此方时，常把白术改为苍术，并适当加厚朴、草果等芳香化湿之品，以助化湿之力。对慢性胃炎、风湿性关节炎、肌肉风湿等病，见有本方主治证时，或低热综合征而中焦湿盛者，均可随证加减使用之。

3. 新冠病毒感染后遗症

笔者曾治患者，男，56 岁，全身倦怠乏力 1 周。患者居住于广东省珠海市，2022年12月底感染新冠病毒，出现发热、头痛、咳嗽等症状，自行服用百服宁等药后，症状缓解。但近1周来，自觉全身怠惰乏力，前来就诊。就诊时症见嗜卧，整天想睡觉，怠惰乏力，四肢酸胀，伸屈都不舒服，口苦口干，饮食无味，大便黏，小便频数，舌淡，苔黄腻，脉濡数。诊断为脾阳不升、湿浊阻滞证。拟升阳益胃汤加减：羌活15 g，独活15 g，柴胡6 g，防风15 g，红参10 g，白术15 g，茯苓15 g，炙甘草6 g，黄芪30 g，白芍15 g，半夏9 g，黄连6 g，泽泻15 g，陈皮5 g，草果10 g，厚朴9 g。7剂，水煎服。患者服3剂后，症状明显改善。服7剂后，症状基本消失。嘱其继服1周以巩固疗效。

按语：新冠病毒感染属中医疫病范畴，为寒湿疫。寒伤阳气，故新冠病毒感染后患者多有阳虚，阳虚水湿内阻，再加上患者居住于海边，感病后阳虚湿阻较重，故出现怠惰乏力、四肢酸胀、伸屈都不舒服等症状。选方升阳益胃汤，方证相应，故取得较好疗效。

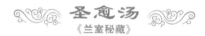

圣愈汤
《兰室秘藏》

生地黄、熟地黄、川芎、人参各三分，当归身、黄芪各五分。上㕮咀，如麻豆大，都作一服。水二大盏，煎至一盏，去滓，稍热无时服。

一、方源考证

本方出自金代李东垣的《兰室秘藏》："治诸恶疮，血出多而心烦不安，不得睡眠，亡血故也，以此药主之。"

二、组方药物

本方由生地黄、熟地黄、川芎、人参、当归身、黄芪组成。这里主要介绍川芎。

川芎为伞形科植物川芎的干燥根茎。味辛，性温，归肝、胆、心包经，具有活血祛瘀、祛风止痛之功效。《神农本草经》载："主中风入脑头痛，寒痹，筋挛缓急，金创，妇人血闭无子。"《本草纲目》载："燥湿，止泻痢，行气开郁。芎䓖，血中气药也，肝苦急以辛补之，故血虚者宜之；辛以散之，故气郁者宜之。"李东垣更言明头痛必用川芎，他强调："头痛必用川芎，如不愈，加各引经药：太阳羌活，阳明白芷，少阳柴胡，太阴苍术，厥阴吴茱萸，少阴细辛，是也。"

三、用法与用量

原方剂型为煮散剂。本方现代临床参考剂量如下：生地黄 15 g，熟地黄 15 g，川芎 15 g，人参 15 g，当归身 20 g，黄芪 20 g。水煎服。

四、组方解析

本方具有益气养血、滋阴固摄之功效，主治气血亏虚、虚热内扰证。方中重用黄芪为君药，大补肺脾之气，气旺血生，并能固摄止血。人参大补元气，熟地黄滋阴养血，为臣药，助君药补益气血，君臣相配，气旺则血自生，血旺则气有所附。当归身养血活血，川芎活血行气，生地黄滋阴清热，为佐药，既可防君臣滋补之滋腻，又可清阴虚所生的内热。诸药合用，共奏补气养血、滋阴固摄之效。

五、临床运用

本方主治气血亏虚、虚热内扰证，以体倦、心烦不安、舌淡苔薄、脉细数为辨证要点。

（一）临床治疗的常见疾病

（1）以月经不调为主症的妇科疾病，如崩漏、痛经、滑胎等。

（2）以皮肤病变为主症的疾病，如黄褐斑、老年性皮肤瘙痒等。

（3）以头晕乏力为主症的血液系统疾病，如嗜酸性粒细胞增多症、恶性肿瘤化疗后贫血、心脑血管疾病（如低血压、缺血性脑卒中）等。

（二）医案解读与应用

1. 再生不良性贫血

刘渡舟医案：患者，女，30 岁。1994 年 1 月 3 日初诊，发热数月不退，热度时高时低。经某医院检查，血红蛋白 100 g/L，白细胞 3.5×10^9/L，血小板 78×10^9/L。脾不大。诊断为再生不良性贫血。患者精神萎靡，头晕，乏力，时有齿衄，食欲减退，动则心慌，汗出，舌质淡，苔白，脉细无力。证属血虚发热。以益气养血法治之。为圣愈汤加味：当归 20 g，白芍 20 g，生地黄 30 g，川芎 10 g，党参 15 g，黄芪 20 g，地骨皮 12 g。服 7 剂，发热即止。服后头晕、乏力、心慌皆有好转，仍动则汗出、齿衄。原方去地骨皮，黄芪增至 30 g，并加阿胶 10 g。连服 7 剂，精神、饮食大有好转，汗出、齿衄皆愈。上方出入进退月余，血红蛋白升至 126 g/L，白细胞 4.5×10^9/L，血小板 123×10^9/L。发热未再发作。（王庆国. 刘渡舟医论医话 100 则［M］. 北京：人民卫生出版社，2013.）

2. 崩漏

笔者曾治患者，女，52 岁，阴道持续流血 6 月，加重 1 月。患者近 2 年来月经紊乱，周期不准，量时多时少。于 6 个月前无明显诱因出现阴道少量流血，为暗红色，见血块，不伴腹痛、腹胀等不适，曾行妇科检查，亦未见异常，诊为围绝经期综合征。近 1 个月来血量增多，无潮热盗汗，阴道无瘙痒不适，故来诊治。就诊时症见阴道流血，为暗红色夹血块，面色无华，形瘦，体倦乏力，舌淡润，脉弦细。妇科检查未见异常。诊断为崩漏，属气血亏虚、冲任不固证。拟圣愈汤加减：党参 20 g，黄芪 30 g，熟地黄 30 g，当归 15 g，白术 10 g，酸枣仁 20 g，阿胶 10 g，炒荆芥 10 g，香附 6 g，炙甘草 6 g，桑叶 10 g。7 剂，水煎服。二诊时，自诉阴道流血停止，仍有体倦乏力，舌淡、苔薄白，脉细弱。故治疗仍守原方药再服 14 剂，以巩固疗效。

按语：本例患者进入围绝经期，肝肾亏虚，气血不足，冲任不固，故致崩漏，以漏为主，漏下血色暗红、夹血块，为兼有血瘀之证，与圣愈汤方证相应，故取得较好疗效。

3. 闭经

笔者曾治患者，女，26 岁，闭经 1 年。患者于 1 年前月经逐渐减少后至闭经。在当地医院检查，发现患者有肠结核，采用抗结核等对症治疗方法，服药近 1 年，结核治愈，但月经一直未来。就诊时症见闭经，面色发黄，身体消瘦，体倦乏力，舌淡苔少，脉弦滑。诊断为闭经，属气血亏虚、瘀阻胞宫证。拟圣愈汤加减：黄芪 30 g，党参 20 g，当归 15 g，川芎 15 g，白芍 15 g，熟地黄 30 g，柏子仁 15 g，丹参 20 g，泽泻 15 g，泽兰 15 g，莪术 6 g，肉桂 6 g，红花 10 g，牛膝 30 g。上方服用 14 剂后，月经来潮，但量少，仍有血块。效不更方，连服上方 30 剂后，月经来潮量增加，血块减少，嘱其服用八珍汤以巩固疗效。

按语：闭经原因大致分为血虚、血瘀两大类，而血虚中有血枯化源不足或心脾肾亏损无以营注冲任之故。本例闭经主要因患者肠结核，耗伤气血，经血化源不足，故选方圣愈汤，取得较好疗效。

地黄饮子
《黄帝素问宣明论方》

熟干地黄、巴戟（去心）、山茱萸、石斛、肉苁蓉（酒浸，焙）、附子（炮）、五味子、官桂、白茯苓、麦门冬（去心）、菖蒲、远志（去心）各等分。右为末，每服三钱，水一盏半，生姜五片，枣一枚，薄荷，同煎至八分，不计时候。

一、方源考证

本方出自金代刘完素的《黄帝素问宣明论方》："喑痱证，主肾虚。内夺而厥，舌喑不能言，二足废不为用。肾脉虚弱，其气厥不至，舌不仁。经云：喑痱，足不履用，音声不出者。地黄饮子主之，治喑痱，肾虚弱厥逆，语声不出，足废不用。"

二、组方药物

本方由熟干地黄（熟地黄）、巴戟（巴戟天）、山茱萸、石斛、肉苁蓉、附子、五味子、官桂（肉桂）、白茯苓（茯苓）、麦门冬（麦冬）、菖蒲（石菖蒲）、远志、生姜、大枣、薄荷组成。这里主要介绍石斛和五味子。

石斛为兰科植物金钗石斛、霍山石斛、鼓槌石斛或流苏石斛的栽培品及其同属植物近似种的新鲜或干燥茎。味甘，性微寒，具有益胃生津、滋阴清热之功效。《神农本草经》将其列为上品："主伤中，除痹，下气，补五脏虚劳羸瘦，强阴，久服厚肠胃。"《本草纲目》指出："石斛气平，味甘淡微咸，阴中之阳，降也。乃足太阴脾、足少阴右肾之药。深师云：囊湿精少，小便余沥者，宜加之。一法：每以二钱，入生姜一片，水煎，代茶饮，甚清肺补脾也。治发热自汗，痈疽排脓内塞。"

五味子为木兰科植物五味子的干燥成熟果实，习称北五味子，主产于东北。南五味子为木兰科植物华中五味子的干燥成熟果实，主产于西南及长江流域以南各省。两者均味酸、甘，性温，归肺、心、肾经，具有收敛固涩、益气生津、补肾宁心之功效。《神农本草经》将其列为上品："主益气、咳逆上气，劳伤羸瘦，补不足，强阴，益男子精。"北五味子的功效偏于补益心肾、滋阴，用于治疗肾虚遗精、滑精、五更泻、津伤口渴、自汗、盗汗、虚烦心悸、失眠多梦、消渴病。南五味子偏敛肺固涩止咳，治疗肺虚久咳、肺肾不足之喘咳。孙思邈曰："五月常服五味子以补五脏气。遇夏月季夏之间，困乏无力，无气以动，与黄芪、人参、麦门冬，少加黄檗煎汤服，使人精神顿加，两足筋力涌出。生用。六月常服五味子，以益肺金之气，在上则滋源，在下则补肾。"《本草纲目》指出："五味子，入补药熟用，入嗽药生用。五味子酸咸入肝而补肾，辛苦入心而补肺，甘入中宫益脾胃。"

三、用法与用量

原方剂型为汤剂。本方现代临床参考剂量如下：熟地黄 30 g，巴戟天 30 g，山茱萸 15 g，石斛 30 g，肉苁蓉 30 g，炮附片 15 g，五味子 10 g，肉桂 6 g，薄荷 10 g，茯苓 15 g，石菖蒲 10 g，麦冬 15 g，远志 10 g，生姜 10 g，大枣 15 g。水煎服。

四、组方解析

本方具滋肾阴、补肾阳、化痰开窍之功效，主治肾阴阳两虚所致的喑痱证。方用熟地黄、山茱萸滋补肾阴，肉苁蓉、巴戟天温壮肾阳，共为君药。附子、肉桂之辛热，以助温养下元，摄纳浮阳，引火归元；石斛、麦冬、五味子滋养肺肾，金水相生，壮水以济火。共为臣药。石菖蒲与远志、茯苓合用，开窍化痰，交通心肾；薄荷轻清上行，宽散解郁。共为佐药。生姜、大

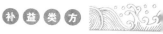

枣和中调药，功兼佐使之用。诸药相配，标本兼治，阴阳并补，上下同治，而以治本治下为主。使肾阴得以补养，浮阳得以摄纳，水火既济，痰化窍开则"喑痱"可愈。

五、临床运用

本方是治疗喑痱证的代表方，以足废不能用、舌强不能言、肢冷、舌淡苔白滑润、脉沉细无力为辨证要点。

（一）临床治疗的常见疾病

以双下肢无力和语言障碍为主症的冠心病、脑血管意外、晚期高血压、脑动脉硬化、中风后遗症、脊髓炎等。

（二）医案解读与应用

1．中风偏瘫

赵锡武医案：患者男，74岁，就诊于北京医院。于1980年2月2日突然意识障碍，右侧偏瘫，失语，急诊入院。诊察见血压170/100 mmHg，心率58次/分，伸舌偏右，双侧巴宾斯基征（＋）。诊断为：①脑梗死失语；②高血压病；③冠心病。经入院急救，症状已缓。就诊时症见右侧偏瘫，痰鸣，咳嗽，偶呛，可以吞咽，仍有潮式呼吸，嗜睡，能叫醒，右脉弦细。诊断为中风。首先用蠲饮六神汤合小陷胸汤治之：旋覆花9 g，茯苓12 g，石菖蒲12 g，橘红12 g，半夏18 g，胆南星6 g，瓜蒌30 g，黄连5 g，苦杏仁9 g，竹沥水30 mL（冲），地龙12 g。5剂，水煎服。二诊：仍有嗜睡，呼吸时鼾声响，痰减，潮式呼吸明显，脉弱，身有微汗，大便溏。投地黄饮子加减以治其本：生地黄、熟地黄各12 g，肉苁蓉15 g，巴戟天12 g，石菖蒲9 g，附子9 g，远志15 g，石斛9 g，山茱萸12 g，五味子9 g，薄荷9 g，麦冬12 g，人参12 g，黄芪30 g。3剂。三诊：汗止，神清脉缓，苔腻，呃逆，痰多，右侧肢体无力，呼吸好转。后用地黄饮子与蠲饮六神汤合用30多剂。至八诊时：病情好转，语言较前清楚，痰减，大便时溏时干，脉左沉细，苔白厚。赵氏认为此时脑症已缓，可以兼顾冠心病。给炙甘草汤七剂：炙甘草15 g，生地黄45 g，麦冬15 g，桂枝13 g，火麻仁30 g，生姜13 g，阿胶15 g，党参25 g，茯苓15 g，大枣10枚，黄酒30 mL。7剂后，患者四肢活动好，双侧无明显差别，语言较前清楚，思维正常，可以正常活动。（中国中医研究院西苑医院. 赵锡武医疗经验 [M]. 北京：人民卫生出版社，2005.）

2. 慢性感觉性、共济失调性周围神经病变

印会河（近代北京名医）医案：患者女，32 岁，1993 年 7 月 12 日初诊，主诉双下肢共济失调 7 ~ 8 年，加重 2 ~ 3 年。患者七八年来双下肢痿软无力，共济失调，走路如踩棉花，经常跌倒，生活不能自理，失眠多梦。西医诊断为慢性感觉性、共济失调性周围神经病变。经长期治疗，症状无明显改善，故前来寻中医治疗。检查：神志清楚，语言流利，步态不稳，不能直行，摇摇欲坠地，舌质红，苔腻，脉弦细无力。辨证：肝肾两虚，筋骨不荣。治法：温补肝肾。处方：熟地黄 12 g，山茱萸 9 g，石斛 18 g，麦冬12 g，五味子 10 g，石菖蒲 12 g，远志 6 g，茯苓 15 g，肉苁蓉 10 g，肉桂3 g，熟附片 15 g，巴戟天 10 g，丹参 15 g，鹿角（霜）胶 9 g（化冲）。7剂，每日 1 剂，水煎，分 2 次服。二诊：药后双下肢走路较前有力，步态较前稍稳，要求继服用上方。原方 14 剂，服法同前，服药后症状进一步好转。（印会河. 印会河医论医话 [M]. 北京：中国医药科技出版社，2021.）

3. 高血压

笔者曾治患者，男，55 岁，头晕 6 个月。高血压 2 年，主要以西药降压为主，但效果不佳，血压波动较大，经常出现头晕。就诊时症见头晕心慌，颧红多汗，多梦，腰酸腿软，夜尿多频，阳痿，舌红少苔，脉细数无力。血压 150/105 mmHg，心率 95 次/分。诊断为眩晕，证属阴阳两虚，阴虚阳浮，虚风内动。治当补阴摄阳，宁心益肾。拟地黄饮子加减：熟地黄30 g，巴戟天 15 g，山茱萸 15 g，麦冬 15 g，五味子 10 g，石斛 15 g，茯苓15 g，远志 10 g，石菖蒲 10 g，丹参 20 g，葛根 20 g，天麻 15 g，附子 10 g，肉桂 6 g，薄荷 5 g，生姜 2 片，大枣 2 枚，煅牡蛎 30 g（先煎）。7 剂，水煎服。服药后症状减轻。连续服 30 剂，各种症状消失，血压稳定在125/85 mmHg。

按语：上述三例均为肾的精气不足、阴阳两虚所致。肾的主要生理机能是主藏精，主骨生髓；主水，主纳气。肾藏先天之精，主生殖，为人体生命之本原，故称肾为"先天之本"。肾精贵藏，肾精化肾气，肾气含阴阳，肾阴与肾阳能资助、协调一身脏腑之阴阳，故又称肾为"五脏阴阳之本"。如肾精不足，阴阳均虚，则使筋骨失养，故见筋骨痿软无力，双下肢痿弱无力，甚则足废不能用；足少阴肾脉夹舌本，肾虚则精气不能上承，痰浊随虚阳上泛堵塞窍道，故舌强而不能言；虚阳上浮，会出现头晕心慌，颧红多

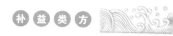
汗。治宜阴阳并补。选地黄饮子，方证相应，取得较好疗效。

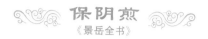

保阴煎

《景岳全书》

> 生地、熟地、芍药各二钱，山药、川续断、黄芩、黄柏各一钱半，生甘草一钱。水二盅，煎七分。食远温服。

一、方源考证

本方出自明代张景岳的《景岳全书》："治男妇带浊遗淋，色赤带血，脉滑多热，便血不止，及血崩血淋，或经期太早，凡一切阴虚内热动血等证。"

二、组方药物

本方由生地（生地黄）、熟地（熟地黄）、芍药（白芍）、山药、川续断（续断）、黄芩、黄柏、生甘草组成。这里主要介绍山药。

山药为薯蓣科植物薯蓣的干燥根茎。原名薯蓣，唐朝时期，因避讳代宗李豫，改为薯药；北宋时期，又因避讳宋英宗赵曙之名讳，而更名山药。河南（怀庆府）所产者品质较佳，故有"怀山药"之称。霜降后采挖，刮去粗皮，晒干或烘干，为"毛山药"；或再加工为"光山药"。味甘，性平，入肺、脾、肾经，具有健脾养胃、生津益肺、补肾涩精之功效。

三、用法与用量

原方剂型为汤剂。本方现代临床参考剂量如下：生地黄 30 g，熟地黄 30 g，白芍 30 g，山药 20 g，续断 20 g，黄芩 15 g，黄柏 15 g，甘草 6 g。水煎服，空腹温服。

四、组方解析

本方具有滋阴清热、凉血止血之功效，主治阴虚内热动血证。方中生地黄清热凉血，养阴生津；熟地黄滋阴养血。共为君药。白芍养血敛阴，黄芩、黄柏清热泻火，直折热邪，为臣药。续断固肾止血，山药健脾益肾，为佐药。甘草调和药性，为使药。诸药合用，共奏滋阴清热、凉血止血之效。

五、临床运用

本方主治阴虚内热动血证，以月经提前、月经量多、舌红少苔、脉细数为辨证要点。

（一）临床治疗的常见疾病

以月经不调为主症的生殖系统疾病，如月经提前、月经量多、崩漏、产后恶露不尽、不孕症等。

（二）医案解读与应用

1．产后恶露不绝

笔者曾治患者，女，29岁，产后2个月恶露淋漓不净。近1周来阴道出血增多，曾在当地医院治疗，出血仍未停止，建议行清宫术。患者拒绝刮宫，要求中药治疗。就诊时症见阴道仍有出血，色黯红，有血块，有臭秽味，小腹时痛，腰酸痛，口干，舌红，苔黄腻，脉细数。诊断为产后恶露不绝，证属阴虚火旺型。治宜清热利湿，滋阴凉血止血。拟保阴煎加减：生地黄30 g，熟地黄30 g，黄芩15 g，黄柏15 g，白芍20 g，山药30 g，续断20 g，炙甘草6 g，滑石20 g（包煎，先下），车前子15 g，薏苡仁30 g，泽泻15 g，荆芥10 g，蝉蜕10 g，连翘15 g，赤芍15 g，茜草15 g，煅龙骨30 g（先煎），煅牡蛎30 g（先煎）。7剂，水煎服。服药后阴道出血止。后继服7剂，观察半月阴道未出血。后以知母地黄丸调理2个月。

2．尿血

笔者曾治患者，女，58岁，尿血1年，加重1周。患者尿血反复发作近1年，时轻时重，在当地医院做相关检查，无明显器质性病变，接受中西药治疗，疗效不理想。近1周尿血症状加重，前来就诊。就诊时症见尿血，色鲜红，心烦口渴，神疲，腰膝酸软，头晕耳鸣，多梦，舌质红，苔薄黄，脉细数。诊断为尿血，属阴虚湿热、虚火内炽、热伤血络证。拟方保阴煎加减：生地黄 30 g，熟地黄 30 g，黄芩 10 g，黄柏 15 g，白芍 20 g，山药 15 g，续断 20 g，炙甘草 6 g，牛膝 20 g，女贞子 15 g，墨旱莲 15 g，泽泻 15 g，赤芍 10 g，白茅根 30 g，牡丹皮 10 g，小蓟 20 g。7 剂，水煎服。服药后尿血减少，心烦口渴、神疲、腰膝酸软、头晕、耳鸣等症状较前缓解，舌红、苔黄减轻。继服上方 14 剂后，尿中无血丝，余症随之消失。继服上方 14 剂以巩固疗效。

按语：上述二例均为阴虚内热、热伤血络所致出血。第一例为阴虚内热，兼湿热下注较明显，故原方加黄芩滑石散加强利湿清热之力；第二例为阴虚内热，肾阴虚较重，加二至丸女贞子、墨旱莲增强滋补肾阴之力。

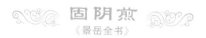

固阴煎
《景岳全书》

人参随宜，熟地三五钱，山药（炒）二钱，山茱萸一钱半，远志（炒）七分，炙甘草一二钱，五味子十四粒，菟丝子（炒香）二三钱。水二盅，煎七分，食远温服。

一、方源考证

本方出自明代张景岳的《景岳全书》："治阴虚滑泄，带浊淋遗，及经水因虚不固等证。此方专主肝肾。"

二、组方药物

本方由人参、熟地（熟地黄）、山药、山茱萸、远志、炙甘草、五味子、菟丝子组成。这里主要介绍菟丝子。

菟丝子为旋花科植物南方菟丝子或菟丝子的干燥成熟种子。味辛、甘，性平，归肝、肾、脾经，具有补益肝肾、固精缩尿、安胎、明目、止泻之功效。《神农本草经》载："主续绝伤，补不足，益气力，肥健人，久服明目。"菟丝子酒炙后效果更好,《本草经集注》有"得酒良";《本草纲目》也提出:"凡用菟丝子,以温水淘去沙泥,酒浸一宿,曝干捣之,不尽者,再浸曝捣,须臾悉细。"

三、用法与用量

原方剂型为汤剂。本方现代临床参考剂量如下:人参 10 g,熟地黄 15 g,山药 6 g,山茱萸 9 g,远志 6 g,炙甘草 6 g,五味子 6 g,菟丝子 9 g。水煎服。

四、组方解析

本方具有滋补肝肾、固精止遗之功效,主治肝肾阴虚证。方中熟地黄甘润味厚,滋阴补肾,为君药。山茱萸滋补肾,涩精固摄,为臣药。人参、五味子益气敛阴,山药健脾固肾,远志宁心神,菟丝子补益肝肾、固精,为佐药。炙甘草和中调药,为使药。诸药合用,共奏滋补肝肾、固精止遗之效。

五、临床运用

本方为治疗肝肾阴虚证的代表方,以腰膝酸软、舌红苔黄、脉细数为辨证要点。

(一)临床治疗的常见疾病

以月经不调为主症的女性生殖系统疾病,如月经推后、月经量大、卵巢早衰,以及妊娠病如先兆流产之滑胎。

(二)医案解读与应用

1.经断前后诸证

笔者曾治患者,女,49 岁,烘热汗出 1 年。患者既往月经规律,48 岁时自然绝经。绝经后 1 年来出现阵发性烘热汗出,严重时每天发作 7 ~ 9 次。就诊时症见潮热面红,汗出,以上半身为甚,伴烦躁易怒,心悸失眠、多梦,双眼干涩,形体偏瘦,眼眶发黑,舌红,少苔,脉细涩弱。进行性激素六项检查示:FSH 98.24 mIU/mL,LH 62.41 mIU/mL,E2 12.67 pg/mL,

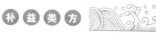

PRL 7.43 ng/mL，P 0.08 ng/mL，T 15.95 ng/dL。西医诊断为围绝经期综合征。中医诊断为经断前后诸证。拟固阴煎加减：熟地黄 30 g，山茱萸 15 g，山药 20 g，炙甘草 6 g，制远志 10 g，醋五味子 10 g，炒酸枣仁 20 g，浮小麦 30 g，煅牡蛎 30 g（先煎），煅龙骨 30 g（先煎），知母 15 g，黄柏 15 g。7 剂，水煎服。二诊：烘热汗出、潮热面红、烦躁易怒、心悸失眠、双目干涩等不适症状较前有所改善。效不更方，继服原方 14 剂。服药后不适症状较前有明显改善，精神状态及情绪明显好转，在原方基础上，加生地黄 20 g，石斛 10 g，麦冬 20 g，加强养阴之力。随访 3 个月后患者自诉上述不适症状未复发。

按语：女性的经、孕、产、乳无不围绕肾虚—天癸—冲任—胞宫轴这一轴线系统。上述患者为七七天癸之年，肾气、肾阴亏虚，阴不维阳，故头面烘热汗出，心悸失眠；肾阴亏虚，水不涵木，肝失濡养，故出现眼干眼涩症状，辨证属肝肾阴虚，故给予固阴煎加减，以补肾填精，调理冲任。

2. 月经后期

笔者曾治患者，女，37 岁，月经后期 3 个月。既往月经规律，末次月经具体时间不详，约为 3 月末。近期因工作压力较大，经常熬夜，月经紊乱，末次月经后未来潮至今。就诊时症见失眠、多梦，腰酸，面色晦暗，舌质偏暗，有齿痕，脉沉涩。行尿妊娠试验为阴性。诊断为月经后期。拟固阴煎加减：丹参 20 g，熟地黄 30 g，巴戟天 20 g，桑寄生 15 g，五味子 10 g，远志 10 g，女贞子 15 g，覆盆子 15 g，益母草 20 g，川牛膝 20 g，茯神 10 g，红花 10 g。7 剂，水煎服。二诊：服药后患者失眠、多梦症状有所改善，自诉月经来潮，但经量较少，伴见腰酸症状较重，经行乳胀。舌暗，脉沉涩。考虑患者除肝肾亏虚外，还伴有气滞血瘀，故在原方基础上加香附 15 g，郁金 15 g，柴胡 6 g。14 剂。三诊：患者月经量较前明显增多，乳胀症状减轻。随诊 3 个月后无复发。

按语：中医认为肾气主管人体生长发育和生殖。《内经》提出："女子五七阳明脉衰，面始焦，发始堕。"本例患者已处于肾气衰退阶段，加上平素工作压力较大，经常熬夜，耗伤阴血，肾虚精血亏少，冲任亏虚，血海不能按时满溢，故月经后期。治宜固阴煎补肾养血调经。因患者平素因压力较大，情致多有抑郁，故应在辨证补肾阴的基础上酌情加疏肝理气之品。

3. 卵巢早衰

笔者曾治患者，女，37 岁，闭经 6 个月。患者既往月经规律，但结婚年龄较晚，结婚后 3 年未避孕未怀孕，受家人和周围环境影响，心情抑郁，近半年渐出现月经2～3个月一潮，伴经量减少，直至经闭不潮。在当地医院检查性激素六项检查示：FSH 44.22 mIU/mL，LH 21.35 mIU/mL，E2 152.46 pg/mL，PRL 7.55 ng/mL，P 1.46 ng/mL，T 38.24 ng/dL。西医诊断为卵巢早衰。就诊时症见情绪抑郁，悲伤欲哭，烘热汗出，舌红苔薄，脉弦细。诊断为闭经，证属肝肾阴虚。拟固阴煎加减：熟地黄30 g，山药20 g，山茱萸15 g，牡丹皮15 g，茯苓15 g，泽泻15 g，广郁金10 g，香附15 g，白芍20 g，续断20 g，杜仲20 g，柴胡6 g，薄荷10 g。14剂，水煎服。二诊：情绪有所改善，但月经仍未来潮。在原方基础上，酌加生地黄30 g，百合30 g，当归15 g，醋鳖甲30 g，女贞子20 g，墨旱莲20 g，红花10 g，以增强滋补肝肾、滋阴清热之力。再服14剂后，月经来潮，心情舒畅，食欲增加，患者要求继服上方2个月以巩固病情。

按语：患者因婚后久不受孕而情致抑郁，情致所伤，肝首当其冲。肝为藏血之脏，肝气不舒，伴肾阴亏损，故出现闭经。病机为本虚标实，其本为肾阴亏损，标为肝气郁滞，治以补肝肾之阴，清阴虚之热，解肝气之郁。在原方基础上加百合地黄汤，方证相应，则诸症自除。

托里消毒散
《外科正宗》

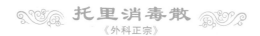

人参、川芎、白芍、黄芪、当归、白术、茯苓、金银花各一钱，白芷、甘草、皂角针、桔梗各五分。水二盅，煎八分，食远服。

一、方源考证

本方出自明代陈实功的《外科正宗》："治痈疽已成不得内消者，宜服此药以托之，未成者可消，已成者即溃，腐肉易去，新肉易生，此时不可用内消泄气、寒凉等药致伤脾胃为要。"

二、组方药物

本方由人参、川芎、白芍、黄芪、当归、白术、茯苓、金银花、白芷、甘草、皂角针（皂角刺）、桔梗组成。这里主要介绍白芷和皂角针。

白芷为伞形科植物白芷或杭白芷的干燥根。产于河南长葛、禹县者习称"禹白芷"，产于河北安国者习称"祁白芷"，产于浙江者习称"杭白芷"，产于四川者习称"川白芷"。味辛，性温，归胃、大肠、肺经，具有解表散寒、祛风止痛、宣通鼻窍、燥湿止带、消肿排脓之功效。《神农本草经》将其列为上品："主女人漏下赤白，血闭，阴肿，寒热，风头，侵目，泪出，长肌肤、润泽，可作面脂。"

皂角针即皂角刺，为豆科植物皂荚的干燥棘刺。味辛，性温，归肝、胃经，具有消肿托毒、排脓、杀虫之功效。《本草纲目》载："治痈肿，妒乳，风疬恶疮，胞衣不下，杀虫。""皂荚刺治风杀虫，功与荚同，但其锐利直达病所为异耳。"

三、用法与用量

原方剂型为散剂。本方现代临床参考剂量如下：人参、川芎、白芍、黄芪、当归、白术、茯苓、金银花各 3 g，白芷、甘草、皂角刺、桔梗各1.5 g。打碎，水煎服。也可使用汤剂，剂量适当增加。

四、组方解析

本方具有益气养血、活血透脓之功效，主治疮疡中期证，是补托法的代表方。方中黄芪益气托毒排脓，当归养血活血，为君药。人参益气，白术、茯苓益气健脾祛湿，白芍滋阴，为臣药，助君药补气养血。金银花清热解毒，为治疮疡要药；白芷、桔梗、皂角刺均能排脓托毒于外。共为佐药。甘草清热解毒，调和药性，兼佐使药之用。诸药相配，即能托毒外出，使邪有外出之机，不致脓毒旁窜深溃，又不致因攻邪而正气更伤，共奏益气养血、活血透脓之效。

五、临床运用

本方为治疗疮疡中期的代表方，以痈疽已成还未内消为辨证要点。

（一）临床治疗的常见疾病

外科疮疡如糖尿病足、手术切口、压疮、肛周脓肿，内痈如慢性溃疡、肠痈，感染性疾病如尿道炎、鼻窦炎、化脓性中耳炎、散粒肿等。

（二）医案解读与应用

1．糖尿病足

笔者曾治患者，男，65岁，左足肿溃烂1周。有糖尿病病史9年。近1周左足外踝部因穿鞋过紧，磨破后出现水疱，破溃后脓水渗出较多。就诊时症见外踝部皮肤红肿溃烂，精神疲倦，消瘦，视物模糊，口干纳呆，四肢麻木，睡眠差，二便尚可，舌质淡暗，苔白，脉沉细。左足外踝部可见红肿溃烂，直径约2.5 cm，脓液渗出，创面周围红肿明显，足底部2/3皮肤呈焦黑色，足背动脉尚可触及搏动，双下肢皮肤可见散在多处色素沉着。西医诊断为2型糖尿病合并足部溃疡。中医诊断为消渴病，属气血两虚、浊毒内停证。治宜益气养血，活血透脓。拟托里消毒散加减：黄芪30 g，皂角刺20 g，金银花30 g，桔梗15 g，白芷15 g，当归15 g，白芍15 g，白术15 g，党参30 g，茯苓15 g，薏苡仁30 g，败酱草30 g，熟附子5 g（先煎），甘草12 g。7剂，水煎服。同时配伍清洁创面、控制血糖等综合治疗方法。服药后，患者精神好转，口不干，四肢麻木减轻，血糖控制平稳，左足红肿消退，创面无脓液及腐烂组织，并见有新生嫩红肉芽组织生长，足底部焦黑死皮逐渐脱落。后在原方基础上根据症状变化适当加减，继服30剂后死皮全部脱落，伤口愈合良好，无渗血、渗液。

按语：糖尿病足是以肢体末端麻木、发凉、疼痛、感染、溃疡、坏疽等为主要临床特征，在发生肢端坏死的同时，坏疽感染创面往往加重糖尿病，使病势加重，病情复杂。治疗糖尿病足应重视对全身与局部病灶处理等综合治疗，以达到扶正祛邪的目的。

2．慢性阑尾炎

笔者曾治患者，男，55岁，右下腹疼痛伴发热1周。1周前因右下腹痛，在当地医院就诊，诊断为慢性阑尾炎急性发作，采用抗感染等治疗，疼痛明显减轻，后建议手术治疗。患者要求保守治疗，前来就诊。就诊时症见患部有条索状结块，按之疼痛，伴体倦乏力，纳呆，腹胀，舌质淡，苔薄白，脉沉弦。诊断为肠痈，证属气血、浊毒瘀阻。拟托里消毒散加减：党参30 g，白术15 g，当归15 g，茯苓15克，黄芪30 g，川芎15 g，白芷15 g，金银花 30 g，白芷 15 g，皂角刺 15 g，桔梗 15 g，甘草 12 g。7 剂，水煎服。复诊时，右下腹包块显著缩小，食欲增加，大便正常，仍感右下腹隐痛。原方去白芷加川楝子 10 克、乳香 6 g、没药 6 g，以加强行气止痛之功。继服 14 剂，诸症平复。

按语：本例为慢性阑尾炎急性发作。经抗感染治疗后，患者已有气血亏虚，这时需要在清热解毒的同时补益气血，故选用托里消毒散。

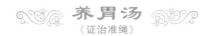

养胃汤
《证治准绳》

> 半夏（汤洗七次）、厚朴（去粗皮、姜汁炒）、苍术（米泔浸一宿，洗切，炒）各一两，橘红七钱半，藿香叶（洗去土）、草果（去皮膜）、茯苓（去黑皮）、人参（去芦）各半两，炙甘草二钱半。右㕮咀，每服四钱，水一盏半，姜七片，乌梅一个，煎六分，热服。

一、方源考证

本方出自明代王肯堂的《证治准绳》："治外感风寒，内伤生冷，憎寒壮热，头目昏疼，不问风寒二证，夹食停痰，俱能治之，但感风邪，以微汗为好。"

二、组方药物

本方由半夏、厚朴、苍术、橘红、藿香叶（广藿香）、草果、茯苓、人参、炙甘草、生姜、乌梅组成。这里主要介绍苍术和广藿香。

苍术为菊科植物茅苍术或北苍术的干燥根茎。以产于江苏茅山一带者质量最好，故又名"茅苍术"。苍术和白术在《神农本草经》中被统称为"术"，列为上品，"作煎饵。久服，轻身、延年、不饥"。至南北朝时期，陶弘景在《本草经集注》中才将两药分开，提出："术乃有两种，白术叶大有毛而作桠，根甜而少膏，可作丸散用。赤术叶细而无桠，根小苦而膏，可

187

作煎用。"苍术味辛、苦，性温，具有燥湿健脾、祛风散寒、明目之功效。《本草纲目》云："大风痹，筋骨软弱，散风除湿解郁。汁酿酒，治一切风湿筋骨痛。"

广藿香为唇形科植物广藿香的干燥地上部分。味辛，性微温，归脾、胃、肺经，具有芳香化浊、和中止呕、发表解暑之功效。《神农本草经》载："主风水毒肿，去恶气，止霍乱，心腹痛。"《本草纲目》载："升降诸气，脾胃吐逆为要药。"

三、用法与用量

原方剂型为汤剂。本方现代临床参考剂量如下：法半夏 15 g，厚朴 15 g，苍术 15 g，橘红 5 g，广藿香 10 g，草果 10 g，茯苓 10 g，人参 10 g，生姜 10 g，乌梅 10 g，炙甘草 6 g。水煎服。

四、组方解析

本方具有温中理气、燥湿和胃之功效，主治外感风寒、寒湿内阻证。方中半夏燥湿化痰，降逆止呕，为君药。厚朴下气除满，化湿宽中，为臣药。苍术祛风散寒；橘红理气和中；广藿香散寒解，化湿止呕；草果燥湿温中；茯苓健脾渗湿；人参益倔健脾；生姜温胃和中；乌梅敛痰，助半夏化痰。共为佐药。炙甘草补脾益气，调和诸药，兼佐使药。诸药合用，共奏温中理气、燥湿和胃之效。

五、临床运用

本方为治疗外感风寒、寒湿内阻证的代表方，以恶心、呕吐、胃脘胀闷、苔白腻为辨证要点。

（一）临床治疗的常见疾病

以恶心、呕吐为主症的胃肠型感冒及急慢性胃肠炎、胃肠神经官能症、糖尿病等。

（二）医案解读与应用

1. 慢性浅表性胃炎

笔者曾治患者，男，55 岁，胃脘痞满 6 个月，加重 1 周。平素身体较胖，喜喝冰冻啤酒，近 6 个月来，时觉胃脘胀闷，痞满。近 1 周因天气突变，气温下降较快，胃脘痞满加重，伴有恶心、呕吐。在当地医院行胃镜检查，诊断为慢性浅表性胃炎。就诊时症见胃脘胀闷，痞满，恶心，似饥不纳，大便黏滞，四肢困倦乏力，舌淡，苔白腻，脉濡。诊断为胃脘痛，属脾胃虚寒、寒湿中阻证。治宜养胃汤加减：法半夏 15 g，厚朴 10 g，苍术 15 g，橘红 5 g，广藿香 10 g，草果 10 g，干姜 5 g，茯苓 10 g，红参 10 g，煅牡蛎30 g（先煎），炙甘草 6 g，香橼皮 9 g，佛手柑 15 g，焦山楂 10 g。上方 14 剂后，胃脘疼痛已缓解，唯大便仍黏，苔白腻，脉濡。再以前方加佩兰、山药、砂仁各 15 g 等增强化湿和胃之力。服药 2 个月后无明显不适，胃镜检查均恢复正常。

按语：本例为脾胃阳虚、寒湿中阻所致。脾胃阳虚，水湿内停，湿阻气滞则胃脘胀闷，痞满；脾主肌肉四肢，脾喜燥恶湿，湿为阴邪，易困脾阳，阳气不能透达四肢，故四肢困倦乏力。选用养胃汤温中理气，燥湿和胃，方证相应，故取得较好疗效。

2. 2 型糖尿病

笔者曾治患者，男，55 岁，胃脘胀闷、口渴、喜热饮 1 个月。患者近 1 个月来，口渴较甚，喜热饮，但饮水不多，伴胃脘胀闷不适，体倦乏力，易饥，但不欲多食，日见体胖，动则汗出，大便黏，不成形，舌淡，苔白腻，脉濡。空腹血糖 8.4 mmol/L，糖化血红蛋白 8.5%。西医诊断为 2 型糖尿病。中医诊断为消渴，证属脾胃虚寒、寒湿中阻。拟养胃汤加减：法半夏 15 g，厚朴 10 g，苍术 15 g，橘红 5 g，藿香 15 g，佩兰 15 g，茯苓 15 g，红参 10 g，葛根 20 g，黄连 5 g，木香 6 g，砂仁 6 g，炙甘草 6 g，鸡内金 10 g。14 剂，水煎服。服药后，胃脘胀闷、口渴、易饥症状明显改善，空腹血糖降为 7.4 mmol/L。前方加山药 15 g、生地黄 20 g，继服药 2 个月后，复查空腹血糖 6.3 mmol/L，糖化血红蛋白 6.5%。

按语：糖尿病属于中医消渴病的范畴，脾阳不足，不能运化，寒湿中阻，则胃脘胀闷；精微物质不能化生，故出现易饥但不欲多食、体倦乏力的症状。《黄帝内经》提出治疗方案："治之以兰，除陈气也。""兰"者，佩兰之谓，即选择具有化湿醒脾功效的药物。故本例在原方基础上加佩兰、木香、砂仁等。

保元汤
《简明医毂》

> 人参一钱，黄芪二钱，甘草五分，肉桂二分。右加生姜一
> 片，水煎服。

一、方源考证

本方出自明代孙志宏的《简明医毂》："治元气虚弱，精神倦怠，肌肉柔慢，饮食少进，面青㿠白，睡卧宁静，……及有杂证，皆属虚弱，宜服。"孙志宏，祖萝椿、父桂岩皆以儒兼医。行医五十余年，临证审慎。晚年感于医籍纷繁，虽有纂本，每多挂漏，因搜辑古今方书，结合家传及所验心得，编撰《简明医毂》。此书列述各科常见病证治，兼论尊生慎疾、医药得失之要，立论平正。

二、组方药物

本方由人参、黄芪、甘草、肉桂、生姜组成。这里主要介绍肉桂。

肉桂为樟科植物肉桂的干燥树皮。多于秋季剥取，阴干。味辛、甘、性大热，归肾、脾、心、肝经，具有补火助阳、引火归元、散寒止痛、温经通脉之功效。肉桂始载于《神农本草经》，被列为上品，分为牡桂、菌桂。牡桂"主上气咳逆结气，喉痹吐吸，利关节，补中益气"。菌桂"主百病，养精神，和颜色，为诸药先聘通使，久服轻身不老，面生光华"。清代医家陈修园认为："牡，阳也，牡桂者，即今之桂枝、桂皮也；菌根也；菌桂即今之肉桂、厚桂也。然生发之机在枝干，故仲景方中所用俱是桂枝，即牡桂也。"

三、用法与用量

原方剂型为汤剂。本方现代临床参考剂量如下：人参 15 g，黄芪 30 g,

190

甘草 12 g，肉桂 6 g，生姜 1 片。水煎服。

四、组方解析

本方具有补气温阳之功效，主治元气不足证。人身元气禀受于先天，本藏于肾，而赖后天水谷精微与吸入之气的荣养而滋生。方中人参大补元气，为君药。黄芪补气升阳，助元气输布周身，为臣药。肉桂补火助阳，鼓舞肾间阳气，助君臣补益元气；生姜温胃和中。共为佐药。甘草补中益气，调和药性，为兼佐使药。诸药合用，共奏补气温阳之效。

五、临床运用

本方为治疗元气不足的代表方，以体倦乏力、精神倦怠、脉虚弱为辨证要点。

（一）临床治疗的常见疾病

以全身虚损为主症的各种慢性消耗性疾病，如冠心病、慢性肾炎、糖尿病性周围神经病、白细胞减少等。

（二）医案解读与应用

1．冠心病

笔者曾治患者，男，68 岁，胸闷气短 1 个月。患者有心脏病史 10 年，近 1 个月病情加重，主要表现为胸闷气短、心率越来越慢，在当地医院诊断为病态窦房结综合征，并建议安装人工心脏起搏器。因本人恐惧而未实施，寻求中医治疗。就诊时症见胸闷心悸，气短无力，形寒肢冷，舌淡，脉沉迟。心率 42 次/分。诊断为心悸，证属元气不足。拟保元汤加减：红参 10 g（另炖），肉桂 6 g，炙黄芪 30 g，丹参 20 g，熟附子 15 g（先煎），当归 15 g，炙甘草 6 g。7 剂，水煎服。服药后心率提高至 48 次/分，自觉症状减轻。继服上方 14 剂，心率增至 56 次/分，临床症状消失。上方熟附子减至 10 g，连服 30 天，心率维持在 60 次/分左右，自觉良好。后用金匮肾气丸调养 3 个月，心率稳定，无明显不适。

2．糖尿病周围神经病变

笔者曾治患者，男，58 岁。四肢麻木 2 个月。患者有 2 型糖尿病病史 4

年，血糖控制不理想，波动较大，近 2 个月出现四肢麻木，以双下肢及两足为甚。就诊时症见四肢对称性麻木，膝、肘较明显，如手套袜状，感觉迟钝，遇冷麻木感加重，但行走自如，少气懒言，小便自利，大便溏，舌淡苔白，脉细无力。诊断为血痹证，证属元气不足、瘀阻脉络。拟保元汤加减：炙黄芪 30 g，红参 10 g，肉桂 6 g，当归 15 g，地龙 1 g，细辛 6 g，炙甘草 6 g，生姜 5 片。7 剂，水煎服。服药 7 剂后麻木感减轻，遇寒已不感病情加重。效不更方，继服 30 剂后，症状全部消失。

按语：元气是人体最根本、最重要的气，是人体生命活动的原动力，它通过三焦而流注于全身，内至五脏六腑，外达肌肤腠理，无处不到，推动和调节人体的生长发育和生殖机能，调控各个脏腑经络形体和官窍的生理活动。上述第一例为元气不足，导致心阳不振，不能推动血脉运用，心脉痹阻所致；第二例为元气不足，不能推经络气血运行，经络痹阻所致。方证相应，故均选用保元汤大补元气治疗见效。

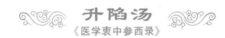

升陷汤

《医学衷中参西录》

> 生黄芪六钱，知母三钱，柴胡一钱五分，桔梗一钱五分，升麻一钱。水煎服。

一、方源考证

本方出自清代张锡纯的《医学衷中参西录》："治胸中大气下陷，气短不足以息……"张锡纯为近代中西汇通代表人物。清末民初，西学东渐，西医学在我国流传甚快，张锡纯结合中医的情况，认真学习和研究西医新说，沟通融会中西医，按其说法："今汇集十余年经验之方""又兼采西人之说与方中义理相发明，辑为八卷，名之曰《医学衷中参西录》"。

二、组方药物

本方由黄芪、知母、柴胡、桔梗、升麻组成。这里主要介绍知母和升麻。

知母为百合科植物知母的干燥根茎。切片入药，生用，或盐水炙用。味苦、甘，性寒，归肺、胃、肾经，具有清热泻火、滋阴润燥之功效。《神农本草经》将其列为中品："主消渴热中，除邪气肢体浮肿，下水，补不足，益气。"元代医家王好古认为它可以"泻肺火，滋肾水，治命门相火有余"。但该药有致泄的作用，临床使用要注意。《名医别录》云："多服令人泄。"

升麻为毛茛科植物大三叶升麻、兴安升麻或升麻的干燥根茎。味辛、微甘，性微寒，归肺、脾、大肠、胃经，具有发表透疹、清热解毒、升阳举气之功效。《神农本草经》指其"主解百毒，辟温疾、障邪（一作瘴气邪气）"。《本草纲目》指其"消斑疹，行瘀血，治阳陷眩运，胸胁虚痛，久泄下痢后重，遗浊，带下，崩中，血淋，下血，阴痿足寒"。

三、用法与用量

原方剂型为汤剂。本方现代临床参考剂量如下：黄芪18 g，知母9 g，柴胡4.5 g，桔梗4.5 g，升麻3 g。水煎服。

四、组方解析

本方具有补益肺气、举陷升提之功效，主治气虚下陷证。症见气短不足以吸，或满闷怔忡，或气息将停等。方中黄芪为君药，以补元气之不足。知母为臣药，滋阴清热，既补阴液之足，又防补气药的甘温助热。气以升为顺，故佐以柴胡、升麻两药升提大气；桔梗轻清，以之引药上行直达病痊。诸药合用，共奏补益肺气、举陷升提之效。

五、临床运用

本方为治疗气虚下陷证的代表方，以气促气短、呼吸困难、脉沉迟微弱为辨证要点。

（一）临床治疗的常见疾病

以气促、呼吸困难为主症的呼吸系统疾病，如气胸、一氧化碳中毒、失音，以及泌尿系统疾病，如慢性肾炎、尿失禁等。

（二）医案解读与应用

1. 一氧化碳中毒

张锡纯医案：有兄弟二人，其兄年近六旬，弟五十余。冬日畏寒，共处一小室中，炽其煤火，复严其户牖。至春初，二人皆觉胸中满闷，呼吸短气。盖因户牖不通外气，屋中氧气全被煤火着尽，胸中大气既乏氧气之助，又兼受碳气之伤，日久必然虚陷，所以呼吸短气也。因自觉满闷，医者不知病因，竟投以开破之药。迨开破益觉满闷，转以为药力未到，而益开破之。数剂之后，其兄因误治，竟至不起。其弟服药亦增剧，而犹可支持，遂延余诊视。其脉微弱而迟，右部尤甚，自言心中发凉，少腹下坠作疼，呼吸甚觉努力。知其胸中大气下陷已剧，遂投以升陷汤，升麻改用二钱，去知母，加干姜三钱。2剂，少腹即不下坠，呼吸亦顺。将方中升麻、柴胡、桔梗皆改用一钱，连服数剂而愈。（张锡纯. 医学衷中参西录［M］. 北京：人民卫生出版社，2017.）

2. 哮喘

张锡纯医案：一人，年四十八。素有喘病，薄受外感即发，每岁反复多次。医者投以小青龙加石膏汤辄效。一日反复甚剧，大喘昼夜不止。医者投以从前方2剂，分毫无效。延愚诊视，其脉数至六至，兼有沉濡之象。疑其阴虚不能纳气，故气上逆而作喘也。因其脉兼沉濡，不敢用降气之品。遂用熟地黄、山药、枸杞子、玄参大滋真阴之品，大剂煎汤，送服人参小块二钱。连服3剂，喘虽见轻，仍不能止。复诊视时，见令人为其捶背，言背常发紧，捶之则稍轻，呼吸亦稍舒畅。此时，其脉已不数，仍然沉濡。因细询此次反复之由，言曾努力搬运重物，当时即觉气分不舒，迟二三日遂发喘。乃恍悟此证因阴虚不能纳气，故难于吸。因用力太过，大气下陷，故难于呼。其呼吸皆须努力，故呼吸倍形迫促。但用纳气法治之，止治其病因之半，是以其喘亦止愈其半也。遂改用升陷汤，方中升麻、柴胡、桔梗皆不敢用，以桂枝尖三钱代之。又将知母加倍，再加玄参四钱，连服数剂后痊愈。（张锡纯. 医学衷中参西录［M］. 北京：人民卫生出版社，2017.）

3. 胁疼

张锡纯医案：一人，年二十四。胸中满闷，昼夜咳嗽，其咳嗽时，胁下疼甚。诊其脉象和平，重按微弦无力。因其胁疼，又兼胸满，疑其气分不舒，少投以理气之药。为其脉稍弱，又以黄芪佐之，而咳嗽与满闷益甚，又兼言语声颤动。乃细问病因，知其素勤稼穑，因感冒懒食，犹枵腹力作，以

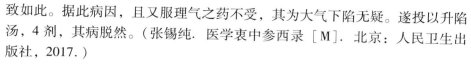

致如此。据此病因，且又服理气之药不受，其为大气下陷无疑。遂投以升陷汤，4剂，其病脱然。（张锡纯. 医学衷中参西录［M］. 北京：人民卫生出版社，2017.）

4. 失音

张锡纯医案：一人，年四十许。失音半载，渐觉咽喉发紧，且常溃烂，畏风恶寒，冬日所着衣服，至孟夏犹未换。饮食减少，寝成虚劳，多方治疗，病转增剧。诊其脉，两寸微弱，毫无轩起之象，知其胸中大气下陷也。投以升陷汤，加玄参四钱，两剂，咽喉即不发紧。遂减去升麻，又连服十余剂，诸病皆愈。（张锡纯. 医学衷中号录［M］. 北京：人民卫生出版社，2017.）

按语：张锡纯所说的"大气"即是中医的"宗气"。宗气由先天之气、后天的水谷之气和自然界的清气构成，存于胸中，依于心肺发挥行呼吸、灌血脉和资先天的功能，其盛衰关系到一身之气的盛衰，宗气上走息道，推动肺的呼吸，宗气虚则下陷会引起与呼吸、语言、发声相关的疾病。上述四例均为张锡纯本人临床经验，也体现了升陷汤的主治证。张氏对其组方的解释体现了其中西结合汇通思想："以黄芪为主者，因黄芪既善补气，又善升气，且其质轻松，中含氧气，与胸中大气有同气相求之妙用，惟其性稍热，故以知母之凉润者济之；柴胡为少阳之药，能引大气之陷者自左上升；升麻为阳明之药，能引大气之陷者自右上升；桔梗为药中之舟楫，能载诸药之力上达胸中，故用之为向导也。至其气分虚极者，酌加人参，所以培气之本也；或更加萸肉，所以防气之涣也。至若少腹下坠或更作疼，其人之大气直陷至九渊，必需升麻之大力者，以升提之，故又加升麻五分或倍作二钱也。方中之用意如此，至随时活泼加减，尤在临证者之善变通耳。"

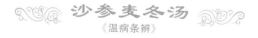

沙参麦冬汤
《温病条辨》

沙参三钱，玉竹二钱，生甘草一钱，冬桑叶一钱五分，麦冬三钱，生扁豆一钱五分，花粉一钱五分。水五杯，煮取二杯，日再服。

一、方源考证

本方出自清代吴瑭的《温病条辨》："燥伤肺胃阴分，或热或咳者，沙参麦冬汤主之。"

二、组方药物

本方由沙参（南沙参）、玉竹、生甘草、冬桑叶（桑叶）、麦冬、生扁豆、花粉（天花粉）组成。这里主要介绍南沙参和玉竹。

南沙参为桔梗科植物轮叶沙参或沙参的干燥根。味甘，性微寒，归肺、胃经，具有养阴清肺、益胃生津、化痰益气的功效。《神农本草经》将其列为上品："主血积惊气，除寒热，补中，益肺气，久服利人。"

玉竹为百合科植物玉竹的干燥根茎，又称葳蕤。味甘，性微寒，归肺、胃经，具有养阴润燥、生津止渴之功效。《神农本草经》将其列为上品："主中风暴热，不能动摇，跌筋结肉，诸不足。久服去面黑野，好颜色，润泽。"《本草纲目》载："主风温自汗灼热，及劳疟寒热，脾胃虚乏，男子小便频数，失精，一切虚损。"

三、用法与用量

原方剂型为汤剂。本方现代临床参考剂量如下：南沙参9g，玉竹6g，甘草3g，桑叶4.5g，麦冬9g，生扁豆4.5g，天花粉4.5g。水煎服。

四、组方解析

本方具有养胃生津、润肺止咳之功效，主治燥伤肺胃、津液亏损证。方中南沙参养阴清热，润肺化痰，益胃生津，为君药。麦冬养阴生津、润肺止咳，为臣药。玉竹养药阴润燥，生津止渴；天花粉清热泻火，生津止渴；桑叶轻宣燥热；生扁豆健脾和中。共为佐药。生甘草益气和中，调和诸药，为使药。诸药合用，共奏养胃生津、润肺止咳之效。

五、临床运用

本方是治疗燥伤肺胃之代表方，以口渴咽干、干咳少痰、舌红少苔、脉细数为辨证要点。

（一）临床治疗的常见疾病

（1）以咳嗽、气喘为主症的呼吸系统疾病，如慢性支气管炎、迁延性肺炎等。

（2）以恶心、呕吐为主症的消化系统疾病，如慢性胃炎、胃溃疡、小儿厌食、口疮；内分泌系统疾病，如糖尿病等。

（二）医案解读与应用

1. 慢性支气管炎

笔者曾治患者，女，65岁，反复咳嗽、气喘4年余，加重1个月。患者反复咳嗽、咳痰、气喘4年，每因气候变化而加重，每年持续3个月以上。曾在当地医院诊断为慢性支气管炎，服用中西药，症状有所改善，但仍反复发作。就诊时症见咳嗽气喘，咯痰，痰少而黏，偶有脓痰及咯血，舌红苔薄，脉沉细。诊断为咳嗽，证属久咳伤阴、肺阴不足。治宜滋阴润肺。拟方沙参麦冬汤加减：南沙参30 g，麦冬20 g，白扁豆20 g，黄芩10 g，延胡索15 g，玄参15 g，玉竹20 g，僵蚕10 g，天花粉15 g，桑叶15 g，蝉蜕10 g，射干10 g，甘草6 g。7剂，水煎服。服7剂后症状明显改善，守方如上再进21剂，诸症皆消。

2. 口腔溃疡

笔者曾治患者，女，48岁，口腔溃疡反复发作1年。患者近1年来反复出现口腔溃疡，此愈彼起，缠绵难愈，情绪不畅。近1周再次发作前来就诊，就诊时症见口腔内有1～2处溃疡点，溃烂面颜色呈灰白色，睡眠差，多梦易醒，盗汗，大便干，舌红，少苔，脉细数。诊断为口糜证，证属阴虚火旺。治宜滋阴清热生津。拟沙参麦冬汤加减：南沙参30 g，麦冬20 g，浮小麦30 g，远志10 g，天花粉15 g，桑叶15 g，生地黄20 g，玉竹15 g，酸枣仁30 g，女贞子15 g，黄连3 g，甘草6 g。7剂，水煎服。复诊，诉服4剂后溃疡即消退，睡眠可。嘱患者放松心情，忌食辛辣刺激之物。

3. 眩晕

笔者曾治患者，男，52 岁，反复发作头晕 3 个月。患者近 3 个月来反复发作头晕，失眠，自行在家炖服天麻瘦肉汤，无明显效果，前来就诊。就诊时症见头晕，视物旋转，严重时伴有头痛，精神较差，腰膝酸软，耳鸣，健忘，伴有咽干，五心烦热，少寐，舌红，苔少，脉弦细。血压 125/86 mmHg。诊为眩晕病，证属阴虚内热、虚阳上浮。拟沙参麦冬汤加减：南沙参 30 g，麦冬 20 g，玉竹 15 克，天花粉 15 g，白芍 30 g，生地黄 20 g，天麻 15 g，杜仲 20 g，丹参 20 克，墨旱莲 15 g，百合 30 g，女贞子 15 g，煅龙骨 30 g，牡蛎 30 g，炙甘草 6 g。7 剂，水煎服。服药后症状较前明显减轻。守方如上，再进 14 剂，头晕及伴随症状消失。

按语：上述三例均为肺胃阴虚、虚气上逆所致。第一例为肺胃阴虚、肺气上逆证，方中加清肺热、利咽喉的黄芩、射干、蝉蜕等。第二例胃阴虚较重、胃火上炎，故加清胃热的黄连。第三例风阳上亢较重，故加煅龙骨、牡蛎、天麻以熄风止眩晕。

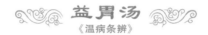

益胃汤
《温病条辨》

> 沙参三钱，麦冬五钱，冰糖一钱，细生地五钱，玉竹（炒香）一钱五分。水五杯，煮取二杯，分二次服，渣再煮一杯服。

一、方源考证

本方出自清代吴瑭的《温病条辨》："阳明温病，下后汗出，当复其阴，益胃汤主之。"

二、组方药物

本方由沙参（北沙参）、麦冬、冰糖、细生地（生地黄）、玉竹组成。这里主要介绍冰糖。

冰糖是砂糖的结晶再制品。有白色、微黄、微红、深红等色，结晶如冰状，故名冰糖。冰糖以透明者质量最好，纯净，杂质少，口味清甜；半透明者次之。具有补中益气、和胃润肺之功效。宋代王灼在《糖霜谱》一书中记载："唐大历间有僧，号邹和尚，跨白驴登伞山（即现在的伞峰山）。一日，驴犯山下黄氏蔗苗，黄请偿（赔偿）。邹因蔗为霜糖利且十倍，由是传其法焉。厥后始知邹为文殊化身，而白驴者狮子也。"北宋诗人苏轼在《送金山乡僧归蜀开堂》诗中写道"冰盘荐琥珀，何似糖霜美"，诗人黄庭坚作诗《又答寄糖霜颂》称"远寄蔗霜知有味，胜于崔浩水晶盐"，表明当时人们对冰糖的喜爱。

三、用法与用量

原方剂型为汤剂。本方现代临床参考剂量如下：北沙参 9 g，麦冬 15 g，冰糖 3 g，生地黄 15 g，玉竹 4.5 g。水煎服。

四、组方解析

本方具有滋阴清热、润燥生津之功效，主治胃阴虚证。方中重用麦冬、生地黄甘寒清热养阴，润燥生津，甘凉益胃，共为君药。玉竹、北沙参甘凉滋阴生津，养胃润燥，为臣药。冰糖濡养肺胃阴津，引上药入胃经，为佐使药。全方药仅五味，药专力宏，共奏养阴、润燥、益胃之效。

五、临床运用

本方是治胃阴虚证的代表方，以口干咽燥、舌红少苔为辨证要点。

（一）临床治疗的常见疾病

以口干咽燥为主症的消化系统疾病，如慢性胃炎、萎缩性胃炎、小儿厌食；内分泌系统疾病如糖尿病；口腔疾病如口腔溃疡等。

（二）医案解读与应用

1. 慢性浅表性胃炎

笔者曾治患者，男，67 岁，反复性上腹部胀痛 1 年，加重 1 周。出现反复性上腹部胀痛已有 1 年，当地医院诊为慢性浅表性胃炎，经抑酸、保护胃黏膜、促进胃动力的药物治疗后症状改善，但经常复发。就诊时症见口上腹部胀痛，有灼热感，口燥咽干，饥不欲食，手足心热，干呕或呃逆，大便干燥，舌红少津，脉细数等。诊为胃脘痛，证属胃阴不足证。拟益胃汤加减：北沙参 30 克，麦冬 15 克，党参 20 克，玉竹 15 g，生地黄 20 g，乌梅 15 g，白芍 30 克，白术 15 g，川贝母 15 g，鸡内金 10 克，甘草 6 克。7 剂，水煎服。服药 14 剂后，症状消失，继服药 30 天以巩固疗效。

2．泌尿道感染

笔者曾治患者，男，55 岁，无明显诱因出现小便淋涩疼痛 1 个月，当地医院诊断为泌尿道感染，配合抗生素治疗半个月，症状有所缓解，但仍有排尿不畅，尿痛。就诊时症见口干咽燥，尿少色黄，困涩难排伴灼痛，形体消瘦，面色苍黄，神疲乏力，纳呆，大便质硬，舌质淡红，苔少，舌面有裂纹，脉虚细无力。查血常规、尿常规及泌尿系统 B 超均未见异常。诊断为淋证，证属气阴两虚。拟益胃汤加减：北沙参 30 g，麦冬 15 g，生地黄 20 g，玉竹 15 克，芦根 30 克，白茅根 30 克，生麦芽、生谷芽各 20 g，党参 20 g，生姜 2 片，大枣 15 g。7 剂，水煎服。服药后精神好转，小便质转清，淋涩疼痛明显减轻，纳可，大便仍质硬。效不更方，服法同前，再服 14 剂后症状全消。

3．2 型糖尿病

笔者曾治患者，女，58 岁，口渴、多尿半年。半年前开始出现口渴、多尿，空腹血糖 8.1 mmol/L，当地医院诊断为 2 型糖尿病，建议口服降糖药。但患者担心副作用，未服药，只是进行饮食及运动控制，血糖波动于 7.3～8.1 mmol/L。1 周前因聚餐，大吃大喝后，口渴、多尿症状加重，故前来就诊。症见口渴，尿频而泡沫甚多，胃中灼热，头昏面红，腰酸倦怠，大便干燥，舌红干少苔，脉细数无力。空腹血糖 9.7 mmol/L，血压 122/86 mmHg。诊断为消渴，证属脾阴虚、气阴两亏。拟益胃汤加减：玄参 15 g，麦冬 30 g，生地黄 20 g，北沙参 20 g，玉竹 15 g，黄芪 20 g，山茱萸 15 g，黄连 3 g。7 剂，水煎服。服药后口渴、尿频、胃中灼热减轻，大便已正常。原方继服 14 剂，症状进一步减轻。原方去黄连，加太子参、山药、五味子、天花粉，连服 21 剂。服后全部症状消失，血糖降至正常范围（<6.3 mmol/L）。

按语：上述三例均为阴虚内热、津液亏损所致。第一例胃病久治不愈，迁延日久，胃阴亏虚，胃阳偏亢，虚热内生，胃失濡养而成。第二例为膀胱气化失司、津液代谢失常所致。第三例为胃热津伤所致。故均选用益胃汤滋阴清热，润燥生津。

二冬汤
《医学心悟》

天冬（去心）二钱，麦冬（去心）三钱，花粉一钱，黄芩一钱，知母一钱，甘草五分，人参五分，荷叶一钱。水煎服。

一、方源考证

本方出自清代程国彭的《医学心悟》："治上消者，宜润其肺，兼清其胃，二冬汤主之。"程国彭，字锺龄，号恒阳子，安徽歙县人。自幼聪颖好学，曾中过秀才。其治学态度严谨，遇到医理上的精微之处，或有关疑难病的治疗方法问题，往往昼夜追思，每当有所领悟时，立即驰笔记录，如此达三十年之久，终于写成《医学心悟》一书。

二、组方药物

本方由天冬、麦冬、花粉（天花粉）、黄芩、知母、甘草、人参、荷叶组成。这里主要介绍天冬和荷叶。

天冬，别名天门冬，为百合科植物天冬的干燥块根。味甘、苦，性寒，归肺、肾经，具有养阴润燥、清肺生津之功效。《神农本草经》将其列为上品："主诸暴风湿偏痹，强骨髓，杀三虫。"《本草纲目》指其"润燥滋阴，清金降火"。天冬与麦冬均为百合科植物，功用相近，都有滋阴润燥的作用。但天冬是藤本植物，而麦冬是草本植物；天冬的清火养阴作用强于麦冬，麦冬除烦、宁心、安神的作用较强。

荷叶为睡莲科植物莲的干燥叶。味苦，性平，归肝、脾、胃经，具有清暑化湿、升发清阳、凉血止血之功效。《本草纲目》载："生发元气，裨助脾胃，涩精浊，散瘀血，清水肿、痈肿，发痘疮。治吐血、咯血、衄血、下血、溺血、血淋、崩中、产后恶血、损伤败血。"

三、用法与用量

原方剂型为汤剂。本方现代临床参考剂量如下：天冬 12 g，麦冬 18 g，天花粉 6 g，黄芩 6 g，知母 6 g，甘草 3 g，人参 3 g，荷叶 6 g。水煎服。

四、组方解析

本方具有滋阴润、生津止渴之功效，主治肺胃阴虚有热证。方中天冬、麦冬养阴润燥，清热生津，共为君药。天花粉清热生津止渴，黄芩、知母清热滋阴润燥，为臣药。人参大补元气，补脾益肺，生津；荷叶清热宣散。共为佐药。全方共奏养阴润肺、生津止渴之效。

五、临床运用

本方为治疗肺胃阴虚之上消的代表方，以口渴、咽干、多饮为辨证要点。

（一）临床治疗的常见疾病

（1）以口渴为主症的内分泌系统疾病，如糖尿病及并发症等。
（2）以咳嗽为主症的呼吸系统疾病，如支气管炎、肺结核等。

（二）医案解读与应用

1. 2 型糖尿病

笔者曾治患者，男，43 岁，口渴、多饮 1 个月。患者 1 个月前无明显诱因出现口渴，多饮，身体消瘦，1 个月内体重下降 2 kg。就诊症见口渴，多饮，每天喝 6 L 水，口干，面红，自觉心胸烦热，大便干燥，尿频，舌红干、少苔，脉细数。空腹血糖 10.3 mmol/L，结合胰岛功能及抗体检查，诊断为 2 型糖尿病。中医诊断为消渴，属肺胃阴虚之上消证。拟二冬汤加减：天冬 20 g，麦冬 30 g，天花粉 15 g，黄芩 15 g，知母 10 g，石膏 20 g，甘草 6 g，红参 6 g，荷叶 20 g。7 剂，水煎服。服药后口渴、多饮症状明显减轻，大便已正常。原方继服 14 剂，症状进一步减轻。原方去石膏，连服 21 剂。服后全部症状消失，血糖降至正常范围（<6.3 mmol/L）。

2. 支气管炎

笔者曾治患者，男，14 岁，咳嗽 2 周。患者 1 个月前感冒后出现恶发热，咳嗽，体温曾升至 38.7 ℃，后热退，但反复咳嗽，近 2 周加剧，入夜尤甚。就诊时症见咳嗽，终末带有回吼声，干咳，痰少而黏，呕而拒食，神疲乏力，尿黄，大便干，眼睑浮肿，唇干，舌偏红而苔薄黄，脉细数。治宜清热滋阴，降逆化痰。拟二冬汤加减：天冬 15 g，麦冬 20 g，天花粉 10 g，黄芩 10 g，知母 10 g，炙甘草 6 g，红参 5 g，荷叶 15 g，五味子 10 g，竹茹 15 g，款冬花 10 g，紫菀 9 g。7 剂，水煎服。服药后咳嗽明显缓解，夜寐能安，可进食。上方改红参为太子参 15 g，继服 14 剂，诸症消失。

按语：上述二例均为肺胃阴虚有热所致。第一例胃热较甚，故加石膏清热生津止渴。第二例肺阴虚较重，故加五味子、款冬花、紫菀等润肺止咳。

一贯煎
《医方絜度》

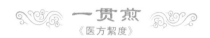

北沙参、麦冬、当归各一钱五分，枸杞、生地各三钱，川楝子二钱。水煎温服。

一、方源考证

本方出自清代钱敏捷的《医方絜度》："一贯煎（柳州）主肝血衰少，脘痛，胁疼。"钱敏捷，字勤民，江苏太仓人。幼年从其姨丈嘉定蒋氏习医。学成后，于嘉定、太仓一带行医，擅长内科。其著有《医方絜度》，共三卷，载方 261 首，每方均标出处、主治、煎服法、方信纸。该书对研究与学习方剂大有裨益，而其特色则寓于方论之中。

二、组方药物

本方由北沙参、麦冬、当归、枸杞（枸杞子）、生地（生地黄）、川楝子组成。这里主要介绍川楝子。

川楝子为楝科植物川楝的干燥成熟果实。味苦，性寒，有小毒，归肝、小肠、膀胱经，具有疏肝泄热、行气止痛、杀虫之功效。《神农本草经》中将其列为下品，不分川楝、苦楝："主温疾伤寒，大热烦狂，杀三虫疥疡利，小便水道。"《图经本草》称："楝实，以蜀产者为佳。"现商品有川楝子与苦楝子两种，药用以川楝子为主。《本草纲目》指出："导小肠膀胱之热，因引心包相火下行，故心腹痛及疝气为要药。"

三、用法与用量

原方剂型为汤剂。本方现代临床参考剂量如下：北沙参、麦冬、当归各4.5 g，枸杞子、生地黄各9 g，川楝子6 g。水煎，温服。

四、组方解析

本方具有滋阴疏肝之功效，主治肝肾阴虚、肝气郁滞证。方中重用生地黄滋阴养血，补益肝肾，为君药。北沙参、麦冬、当归身、枸杞子益阴养血而柔肝，配合君药以补肝体，育阴而涵阳，为臣药。佐以少量川楝子，疏肝泄热，理气止痛，疏肝木条达之性，该药性虽苦寒，但与大量甘寒滋阴养血药配伍，则无苦燥伤阴之弊。诸药合用，使肝体得以濡养，肝气得以条调畅，则胸脘胁痛等症可解。

五、临床运用

本方为治疗肝肾阴虚、肝气郁滞证的代表方，临床应用以胸脘胁痛、咽干口燥、舌红少津、脉弦细而数为辨证要点。

（一）临床治疗的常见疾病

（1）以胁肋疼痛为主症的消化系统疾病，如慢性肝炎、慢性胃炎、胃及十二指肠溃疡等；神经系统疾病，如肋间神经痛、神经官能症等。

（2）以咳嗽为主症的呼吸系统疾病，如上呼吸道感染、慢性支气管炎等。

（二）医案解读与应用

1. 慢性肝炎

笔者曾治患者，女，45 岁，肝区隐痛 3 个月。患慢性乙型肝炎 2 年，肝功能反复异常，症状表现时轻时重，每遇劳累后加剧，经年服中药、西药，病情仍反复。就诊症见肝区隐痛，腹胀，食欲不振，失眠多梦，全身乏力，下午下肢轻度泛肿，自觉发热，有时午后低烧，月经量少，舌红苔少，脉沉细数。诊断为胁痛，证属肝肾阴虚、肝气郁滞。拟一贯煎加减：北沙参 30 g，麦冬 20 g，当归 10 g，枸杞子 20 g，生地黄 20 g，川楝子 10 g，丹参 20 g，五味子 5 g，太子参 15 g。服上方 2 个月，其间根据症状变化适当加减，服完药后，诸症痊愈。

2. 咳嗽

笔者曾治患者，女，48 岁，咳嗽 7 天。平素性急易怒，月经量少，周期先后不定期，此次病情发作因家庭琐事争执引起。就诊时症见咳嗽剧烈，痰黏且少，咽痒，咳甚则头痛，入夜咳则不能安睡，胸胁胀痛，目赤烦躁，纳减，口渴，喜冷饮，舌红、苔薄黄，脉象弦数。诊为咳嗽，证属肝阴不足、肝火犯肺。拟一贯煎加减：生地黄 20 g，北沙参 30 g，麦冬 20 g，枸杞子 15 g，当归 10 g，川楝子 6 g，苦杏仁 10 g，石决明 30 g（先煎），生牡蛎 30 g（先煎），炙枇杷叶 20 g，桑白皮 15 g，山茱萸 15 g。服药 7 剂后，咳嗽衰其大半。稍作加减，继服 1 周后，咳嗽痊愈。嘱调畅情志，防止复发。

按语：上述二例均为肝肾阴虚、肝气郁滞所致。第一例为肝肾阴虚，肝气郁滞，肝的经络气血不通，不通则痛。第二例为肝郁犯肺、木火刑金所致。故均选用一贯煎治疗，取效。

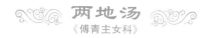

两地汤

《傅青主女科》

大生地（酒炒）一两，元参一两，白芍药（酒炒）五钱，麦冬肉五钱，地骨皮三钱，阿胶三钱。水煎服。

一、方源考证

本方出自清代傅山的《傅青主女科》："又有先期经来只一二点者，人以为血热之极也，谁知肾中火旺而阴水亏乎。……治之法不必泄火，只专补水，水既足而火自消矣，亦既济之道也。方用两地汤。"

二、组方药物

本方由生地（生地黄）、元参（玄参）、白芍药（白芍）、麦冬肉（麦冬）、地骨皮、阿胶组成。这里主要介绍地骨皮和阿胶。

地骨皮为茄科植物枸杞或宁夏枸杞的干燥根皮。味甘，性寒，归肺、肝、肾经，具有凉血除蒸、清肺降火之功效。《神农本草经》将其列为上品："主五内邪气，热中消渴，周痹。"《本草纲目》载："去下焦肝肾虚热。"

阿胶为马科动物驴的干燥皮或鲜皮经煎煮、浓缩制成的固体胶，因古时产于山东省东阿县而得名。以原胶块用，或将胶块打碎，用蛤粉炒或蒲黄炒成阿胶珠用。味甘，性平，归肺、肝、肾经，具有补血、滋阴、润肺、止血之功效。《神农本草经》将其列为上品："主心腹内崩，劳极，洒洒如疟状，腰腹痛，四肢酸疼，女子下血，安胎。久服轻身益气。""久服，轻身益气。"

三、用法与用量

原方剂型为汤剂。本方现代临床参考剂量如下：生地黄 30 g，玄参 30 g，白芍 15 g，麦冬 15 g，地骨皮 9 g，阿胶 9 g（烊化）。水煎服。

四、组方解析

本方具有滋阴清热之功效，主治肾水不足、虚热内扰之月经不调证。方中生地黄、地骨皮滋阴补肾，凉血清热，为君药。白芍养血益阴，阿胶滋阴补血，为臣药。玄参滋阴降火，麦冬滋阴清热，为佐药。诸药合用，共奏滋阴补血、凉血清热之效。

五、临床运用

本方为治疗阴虚内热之月经不调证的代表方。临床应用以月经提前、量少、咽干口燥、舌红苔少、脉细数无力为辨证要点。

（一）临床治疗的常见疾病

常用于治疗以月经不调为主症的生殖系统疾病，如月经提前、量少、经间期出血、崩漏、卵巢早衰、产后发热等，以及其他疾病如鼻出血、牙龈出血、咳血、便血等。

（二）医案解读与应用

1. 月经提前

笔者曾治患者，女，35 岁，月经先期 3 个月。患者曾有功能失调性子宫出血病史 2 年，在当地医院治疗，病情基本得到控制，月经正常。但近 3 个月来，再次出现月经先期。就诊时症见月经提前 10 天来潮，量少，色红，质稠，两颧潮红，手足心热，咽干口燥，舌质红、苔少，脉细数。诊断为月经先期，证属阴虚血热型。治宜养阴清热调经。拟方两地汤加减：生地黄 30 g，地骨皮 15 g，玄参 15 g，阿胶 9 g（烊化），墨旱莲 15 g，女贞子 15 g，乌贼骨 20 g，麦冬 15 g，白芍 15 g。14 剂，水煎服。二诊时患者自诉月经正常来潮，来潮时伴下腹胀痛。上方加柴胡、木香各 6 g，香附 10 g。以上方调理 3 个月经周期，后月经周期基本正常，伴随症状消失。

按语：功能失调性子宫出血为妇科常见病。该病可发生于有月经女子的任何年龄。该患者月经先期是因阴血不足，进而阴不制阳，虚阳化火，扰动血海，以致经血非时而下，即临床表现为阴虚血热证。故用两地汤加减，养阴清热调经。药证相合，月经如期而来。

2. 牙龈出血

笔者曾治患者，男，65 岁，牙龈反复出血半年。近半年来牙龈反复出血，时发时止，常因过食辛辣或劳烦而诱发。就诊时症见牙龈肿痛出血，齿摇不坚，伴腰酸耳鸣，夜睡不宁，形体消瘦，口干，舌红，少苔，脉弦细数。诊断为齿衄，证属阴虚血热型。治以养阴清热，凉血止血。拟方两地汤加减：生地黄 30 g，地骨皮 20 g，知母 15 g，牛膝 30 g，玄参 15 g，麦冬 15 g，阿胶 9 g（烊化），白芍 20 g，墨旱莲 15 g。7 剂，水煎服。服 7 剂后，牙龈出血明显减少。上方再服 14 剂，牙龈出血止，伴随症状消失。

按语：本例为肾水不足、虚热内扰、热伤脉络所致。肾主骨生髓，齿为骨之余。肾水不足，骨髓失养，虚火上扰，故出现牙龈肿痛出血、齿摇不坚。治宜滋阴清热，凉血止血。

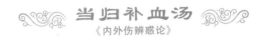

当归补血汤
《内外伤辨惑论》

> 黄芪一两，当归（酒洗）二钱。上件咀，都作一服。水二盏，煎至一盏，去渣，温服，空心食前。

一、方源考证

本方出自金元医家李东垣的《内外伤辨惑论》卷中："治肌热，燥热，困渴引饮，目赤面红，昼夜不息，其脉洪大而虚，重按全无。"李东垣被称为"金元四大家"之一，提出"内伤脾胃，百病由生"的理论，他有感内伤热中证的临床表现与外感六淫之邪相类似，当时许多医家不能鉴别，导致误治，故撰《内外伤辨惑论》一书，详加区分，以便后学掌握。

二、组方药物

本方由黄芪和当归两味药组成。
黄芪为豆科植物蒙古黄芪或膜荚黄芪的干燥根。味甘，性微温，归肺、脾经，具有补气升阳、固表止汗、利水消肿、生津养血之功效。
当归是伞形科植物当归的干燥根。味甘、辛，性温，归肝、心、脾经，具有补血活血、调经止痛、润肠通便之功效。

三、用法与用量

原方剂型为汤剂，其中特别强调黄芪和当归的用量比为 5∶1。本方现代临床参考剂量如下：黄芪 30 g，当归 6 g。本方为补益药，空腹、饮食饭前服，更有利于药物吸收。

四、组方解析

本方主治血虚发热证，其多由劳倦内伤、血虚气弱、阳气浮越所致，治宜补气生血。血虚气无所依，阳浮于外，故肌热面赤、烦渴、渴喜热饮；脉洪大而虚、重按无力也为血虚气弱的脉症。方中重用黄芪为君药，其用量 5 倍于当归，用意有二：一是有形之血生于无形之气，故用黄芪大补脾肺之气，以资化源，使气旺血生；二是滋阴补血摄纳浮阳。配以少量当归为佐使药，养血和营，血为气之宅，血足则回归之浮阳有所依，阳生阴长而虚热自退。两药相配，阳生阴长，气旺血生，虚热自退。

五、临床运用

本方为治疗血虚发热证及补气生血治法的代表方，以肌热面红、烦渴欲饮、脉洪大而虚、重按无力为辨证要点。

（一）临床治疗的常见疾病

（1）以血虚为主症的各类血液系统疾病，如各种贫血、白细胞减少症、血小板减少性紫癜、肿瘤放化疗的辅助治疗等属血虚气弱者。

（2）以出血为主症的妇科疾病，如阴道炎、宫颈炎、子宫内膜息肉、子宫肌瘤、产后子宫复位不良等属血虚气弱者。

（二）医案解读与应用

1. 产后出血证

张锡纯医案：天津李氏妇，年近四旬，得产后下血证。身形素弱，临盆时又劳碌过甚，遂得斯证。现产后未见恶露，纯下鲜血。屡次延医服药血终不止。及愚诊视，已二十八日矣。其精神衰惫，身体羸弱，周身时或发灼，自觉心中怔忡莫支，其下血剧时腰际疼甚，呼吸常觉短气。其脉左部弦细，右部沉虚，一分钟八十二至。即此脉症细参，当系血下陷气亦下陷。从前所服之药，但知治血，不知治气，是以屡次服药无效。此当培补其气血，而以收敛固涩之药佐之。处方：生箭芪（一两）、当归身（一两）、生怀地黄

（一两）、净萸肉（八钱）、生龙骨（八钱，捣碎）、桑叶（十四片）、广三七（三钱细末，冲服）。……服药两剂，下血与短气皆愈强半，诸病亦皆见愈，脉象亦有起色，而起坐片时自觉筋骨酸软。后继服用此方并加一些强壮筋骨的药。　（张锡纯. 医学衷中参西录 [M]. 北京：人民卫生出版社，2017）

2. 肾性高血压

笔者曾治某者，女，43 岁，头晕 1 周。慢性肾小球肾炎病史 5 余年，在多家医院诊治，经中西医治疗，病情控制较好，无明显不适。近 1 周出现头晕，双下肢水肿，遂前来就诊。就诊时症见头晕，腰膝酸软，耳鸣，体倦乏力，小便量少，双下肢指陷性水肿，舌暗红，苔薄黄，脉沉涩。尿常规：蛋白（+）。肾功能：尿素氮 12 mmol/L，肌酐 135 mmol/L。血压 160/100 mmHg。西医诊断为肾性高血压。中医诊断为眩晕，证属气血亏虚、瘀血内结。治宜益气养血，活血化瘀。拟当归补血汤加减：黄芪 30 g，当归 15 g，水蛭 5 g，泽泻 15 g，大黄 5 g。服 15 剂。二诊：症状减轻，水肿基本消失，仍烦躁失眠。上方加黄连 5 g。服 15 剂。三诊时症状基本消失。肾功能：尿素氮 8.912 mmol/L，肌酐 97 mmol/L。血压 140/90 mmHg。将上方做成丸药服用巩固治疗，半年后随访，症状未再复发，血压 140/90 mmHg，肾功能及尿常规基本正常。

按语：上述第一例为产后出血证，因产后气虚不能摄血导致出血，故除固涩止血外，还须益气生血、摄血。第二例为肾性高血压，因长期气虚，不能生血、行血，导致血虚兼血瘀，水湿内停，须补气生血活血，从根本上解决问题。两例均为血虚气虚证，方证相应，取得较好疗效，属异病同治之法。

祛湿类方

本类方是以祛湿药为主，具有化湿、燥湿、利湿等作用，主治湿邪为病的方剂。

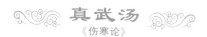

真武汤
《伤寒论》

> 茯苓、芍药、生姜（切）各三两，白术二两，附子（炮，去皮，破八片）一枚。上五味，以水八升，煮取三升，去滓，温服七合，日三服。

一、方源考证

本方出自东汉张仲景的《伤寒论》：①"太阳病发汗，汗出不解，其人仍发热，心下悸，头眩，身瞤动，振振欲擗地者，真武汤主之。"②"少阴病，二三日不已，至四五日，腹痛，小便不利，四肢沉重疼痛，自下利者，此为有水气，其人或咳，或小便利，或下利，或呕者，真武汤主之。"

二、组方药物

本方由茯苓、芍药（白芍）、生姜、白术、附子组成。这里主要介绍白术。

白术为菊科植物白术的干燥根茎。以浙江于潜产者最佳，称为于术。味苦、甘，性温，归脾、胃经，具有健脾益气、燥湿利水、止汗、安胎之功效。《神农本草经》将其列为上品："主风寒湿痹，死肌、痉、疸，止汗，除热，消食。作煎饵，久服轻身延年不饥。"明代倪朱谟编纂的《本草汇言》指出："白术，乃扶植脾胃，散湿除痹，消食除痞之要药。脾虚不健，术能补之；胃虚不纳，术能助之。"

三、用法与用量

原方剂型为汤剂。本方现代临床参考剂量如下：茯苓、白芍、生姜各9 g，白术6 g，熟附子9 g（先煎）。水煎服。

四、组方解析

本方具有温阳利水之功效，主治阳虚水泛证。方中附子大辛大热，温肾暖脾，使阳气旺盛，则能化气行水，为君药。茯苓、白术补气健脾，利水渗湿，合附子温阳利水，共为臣药。生姜辛温以发散水气，并助附子温阳散寒；白芍酸甘敛阴舒筋，以止筋惕肉瞤，并可兼制附子燥热伤阴之弊。共为佐药。诸药相合，温肾暖脾，气化湿行，共奏温阳利水之效。"真武"为北方水神，能降龙治水，威慑水患。张仲景以"真武"命名该方，强调该方的治水功效。

五、临床运用

本方为治疗阳虚水泛证的代表方，以肢体沉重或浮肿、小便不利、舌质淡胖、苔白脉沉为辨证要点。

（一）临床治疗的常见疾病

以小便不利、水肿为主症的慢性肾小球肾炎、心源性水肿、甲状腺功能低下、慢性支气管炎、慢性肠炎等。

（二）医案解读与应用

1. 头痛

刘渡舟医案：患者为汽车司机，夏日开车时，经常在休息空闲时畅饮大量冰水或啤酒。进入秋季便发头痛。每于夜间加重，发则需用拳掌捶击或服止痛药方能缓解。本人甚为痛苦。伴有视物昏花，病程已1个多月。望其人面色黧黑，舌质淡嫩，苔水滑，脉沉弦而缓。拟附子12 g，茯苓18 g，白术

9 g，生姜 12 g，白芍 9 g，桂枝 6 g，炙甘草 6 g。服药 6 剂后，头痛明显减轻，改服苓桂术甘汤 4 剂而愈。（王庆国．刘渡舟医论医话 100 则［M］．北京：人民卫生出版社，2013.）

按语：本例是肾阳不足、肝失温煦、阳虚水泛所致。阳虚水泛，浊阴上窜，清阳被蒙，故出现头痛。

2. 心动过缓

陈瑞春医案：曾治患者，自觉头晕、胸闷，精神疲乏，睡眠不宁，容易惊醒。经多方检查，确认为心动过缓。舌淡润，脉缓两尺弱。用桂枝甘草汤温阳益气。10 剂后，脉搏稍有力。但早起心率仍只有 45 次/分左右，精神不振，食纳量少，睡眠不实，面色㿠白，大便偏软，小便清长，舌白润，脉缓弱两尺无力。处方：红参 10 g，制附子 10 g，生黄芪 20 g，茯苓 15 g，白术 10 g，白芍 10 g，桂枝 10 g，炙甘草 10 g，生姜 10 g。嘱文火久煎 1 小时，取浓汁温服。该患者断断续续服用真武汤加味近 200 剂，遂至痊愈。（陈瑞春．陈瑞春伤寒实践论［M］．北京：中国中医药出版社，2020.）

按语：本例为心肾阳虚、阳气不能推动心血运行所致，故方中加红参大补元气。

3. 慢性肾衰竭

笔者曾治患者，男，53 岁，双下肢水肿 3 个月。患者有糖尿病病史 15 年，口服降糖药治疗，血糖控制尚可。近 3 个月来，双下肢浮肿不退，前来就诊。症见双下肢浮肿，呈凹陷性水肿，恶心，呕吐，腹部胀满，头晕眼花，腰膝酸重，小便色黄量少，舌淡苔白，脉沉。检查：尿蛋白（＋＋＋），肌酐 135 μmol/L，尿素氮 9.8 mmol/L。诊为糖尿病肾病，慢性肾衰竭。拟真武汤加减：红参 10 g，制附子 15 g，生黄芪 30 g，茯苓 15 g，白术 10 g，白芍 10 g，桂枝 10 g，泽泻 15 g，猪苓 15 g，当归 10 g，生姜 10 g，大黄 5 g，水蛭 5 g。14 剂，水煎服。服药后双下肢水肿和伴随症状明显减轻。继服 21 剂，肌酐 95 μmol/L，尿素氮 7.8 mmol/L，尿蛋白消失。继服用金匮肾气丸调理 2 个月。

按语：本例患者已出现慢性肾功能不全，为阳虚湿浊瘀阻所致，故在原方基础上加大黄、水蛭泻浊化瘀。

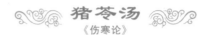

猪苓汤
《伤寒论》

猪苓（去皮）、茯苓、泽泻、阿胶、滑石（碎）各一两。上五味，以水四升，先煮四味，取二升，去滓，内阿胶烊消，温服七合，日三服。

一、方源考证

本方出自东汉张仲景的《伤寒论》：①"若脉浮发热，渴欲饮水，小便不利者，猪苓汤主之。"②"少阴病，下利六七日，咳而呕渴，心烦不得眠者，猪苓汤主之。"

二、组方药物

本方由猪苓、茯苓、泽泻、阿胶、滑石组成。这里主要介绍猪苓。
猪苓为多孔菌科真菌猪苓的干燥菌核。味甘、淡，性平，归肾、膀胱经，具有利水渗湿之功效。《神农本草经》将其列为中品："主痎疟，利水道。"《本草纲目》载："开腠理，治淋、肿、脚气，白浊、带下，妊娠子淋，小便不利。"

三、用法与用量

原方剂型为汤剂。本方现代临床参考剂量如下：猪苓9g，茯苓9g，泽泻9g，滑石9g。先煮上4味药，去渣，加阿胶烊化，温服。

四、组方解析

本方具有利水渗湿、滋阴清热之功效，主治阴虚水热互结证。方中猪苓淡渗利水，为君药。泽泻、茯苓淡渗利水，为臣药。滑石利水清热，阿胶滋阴润燥，为佐药。诸药合用，利水而不伤阴，滋阴而不恋邪，使水气去，邪热清，阴液复而诸症自除。

五、临床运用

本方为治水热互结而兼阴伤证的代表方，以小便不利、发热、渴欲饮水、舌红、脉细数为辨证要点。

（一）临床治疗的常见疾病

以排尿异常为主症的泌尿系统疾病，如泌尿系感染、肾炎、膀胱炎、产后尿潴留等。

（二）医案解读与应用

1. 慢性肾盂肾炎

岳美中医案：患者女性，患慢性肾盂肾炎，因体质较弱，抗病机能减退，肾盂肾炎长期反复发作，久治不愈。发作时有高热、头痛、腰酸、腰痛、食欲不振、尿意窘迫、排尿少，有不快与疼痛感。尿检查：尿中混有脓球、上皮细胞、红细胞、白细胞等。尿培养：有大肠杆菌。中医诊断属淋病范畴，此为湿热侵及下焦。治宜清利下焦湿热。拟方猪苓汤：猪苓 12 g，茯苓 12 g，滑石 12 g，泽泻 18 g，阿胶 9 g（烊化兑服）。水煎服 6 剂后，诸症即消失。（中国中医研究院．岳美中医案集［M］．北京：中国中医药出版社，2005．）

按语：本案体质较弱，恐肾虚于先；久治不愈，乃邪恋于内。综观诸症，为肾阴虚膀胱湿热，阴虚加湿热，胶着难愈，故长期反复发作。猪苓汤滋阴兼清利湿热，两不相误，6 剂获愈。

2. 结核性心包积液

刘渡舟医案：患者，男，64 岁，发热为 38.8 ℃，心悸，胸满憋气。经北京某大医院确诊为结核性心包积液。周身水肿，小便不利，虽服利尿药，仍然涓滴不利。听诊：心音遥远。叩诊：心浊音界向左下扩大。给予抗结核药物治疗，同时输入白蛋白。经治 2 周有余，发热与水肿稍有减轻，但心包积液反有增无减。虽经穿刺抽液急救，但积液随抽随涨，反而使病情逐渐加重。医院已下病危通知书。刘氏诊其低热不退、心悸胸满、小便不利、口渴欲饮、咳嗽泛恶、不欲饮食、心烦寐少、脉来弦细而数、舌红少苔，根据舌红、脉细、心烦、尿少的特点，以及咳、呕、渴、肿的发病规律，辨为少阴阴虚、热与水结之证。治以养阴清热、利水疏结之法。乃用猪苓汤：猪苓20 g，茯苓30 g，泽泻20 g，阿胶12 g（烊化），滑石16 g。服药至第 3 剂，则小便畅利，势如澎水，而心胸悸、满、憋闷等症爽然而愈。刘氏认为方已中鹄，不事更改，应守方再进，而毕其功于一役。服之 20 余日，经检查，心包积液完全消尽，血压 120/75 mmHg，心率 70 次/分，心音正常，水肿消退，病愈出院。（王庆国. 刘渡舟医论医话 100 则 ［M］. 北京：人民卫生出版社，2013.）

3. 经行泄泻

刘渡舟医案：患者，女，42 岁，1993 年 8 月 11 日初诊，患经行泄泻数年，多方调治不愈。平时大便正常，每次行经，便作泄泻，质稀如水，口干而渴，小溲窘迫，夜不得寐，寐则梦多，两腿自感沉重如铅。本次月经来潮量多夹有血块。视其舌红苔白，脉来弦细。诊断：经行泄泻。辨为阴虚生热，热与水结，代谢失序，水液下趋大肠作泻。治当育阴、清热、利水。予疏猪苓汤原方：猪苓20 g，茯苓20 g，阿胶10 g（烊化），泽泻20 g，滑石16 g。服 3 剂，泄泻即止，小便自利，诸症随之而愈。（王庆国. 刘渡舟医论医话 100 则 ［M］. 北京：人民卫生出版社，2013.）

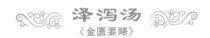

泽泻汤
《金匮要略》

> 泽泻五两，白术二两。上二味，以水二升，煮取一升，分温再服。

一、方源考证

本方出自东汉张仲景的《金匮要略》："心下有支饮，其人苦冒眩，泽泻汤主之。"

二、组方药物

本方由泽泻、白术组成。这里主要介绍泽泻。

泽泻为泽泻科植物泽泻的干燥块茎。味甘、淡，性寒，归肾、膀胱经，具有利水渗湿、泄热化浊、降脂之功效。《神农本草经》将其列为上品："主风寒湿痹，乳难消水，养五脏，益气力，肥健。久服耳目聪明，不饥，延年轻身，面生光，能行水上。一名水泻，一名芒芋，一名鹄泻。"《本草汇言》云："利水之主药。利水，人皆知之矣；丹溪又谓能利膀胱、包络之火，膀胱包络有火，病癃闭结胀者，火泻则水行，行水则火降矣，水火二义，并行不悖。"

三、用法与用量

原方剂型为汤剂。本方现代临床参考剂量如下：泽泻 15 g，白术 6 g。水煎，温服。

四、组方解析

本方具有利水除饮、健脾制水之功效，主治饮水饮内停证。方中泽泻甘淡，利水渗湿，使水湿从小便而出，为君药。白术甘苦，健脾益气，利水消肿，助脾运化水湿，为臣药。两药相须为用，重在利水，兼健脾以制水。

五、临床运用

本方为治痰饮眩晕证之方，以饮停心下、头目眩晕、胸中痞满、咳逆水肿为辨证要点。

（一）临床治疗的常见疾病

以头晕为主症的梅尼埃病、颈椎病、椎基底动脉供血不足、脑动脉硬化、中耳积液、化脓性中耳炎、脑积水、脑外伤后遗症、高血压病等。

（二）医案解读与应用

1. 慢性肝炎伴头晕下肢浮肿

刘渡舟医案：患者男，35 岁，患慢性肝炎数年，右肋经常性疼痛，伴有头晕目眩而下肢浮肿，舌体肥胖，脉弦大无力。此为肝失疏泄、脾湿内盛、清阳不升所致。处方：泽泻 15 g，白术 12 g，川楝子 10 g，延胡索

10 g。3 剂后小便畅利，肿消晕止，胁痛亦安。（王庆国. 刘渡舟医论医话100 则［M］. 北京：人民卫生出版社，2013.）

2. 冒眩

刘渡舟医案：患者男，50 岁，湖北潜江县人，头目冒眩，终日昏昏沉沉，如在云雾之中。两眼懒睁，双手颤抖，不能握笔写字。迭经中西医治疗，病无起色，颇以为苦。视其舌肥大异常，苔呈白滑而根部略腻，切其脉弦软。疏《金匮要略》泽泻汤：泽泻24 g，白术12 g。服第一煎，未见任何反应。患者对其家属说：此方药仅两味，吾早已虑其无效，今果然矣。孰料第二煎后，覆杯未久，顿觉周身与前胸后背渐渐汗出，以手拭汗而黏，自觉头清目爽，身感轻快之至。又服3 剂，继出微汗少许，久困之疾从此而愈。 （王庆国. 刘渡舟医论医话100 则［M］. 北京：人民卫生出版社，2013.）

3. 梅尼埃病

笔者曾治患者，女，55 岁，头晕目眩1 周。平素体质较差，1 周前，头晕发作，自觉四周及自身在旋转，反复发作。就诊时症见头晕，并伴有头重、耳鸣、胸闷、恶心、呕吐，时有水平性眼球震颤，舌质淡红，苔白厚腻，脉弦滑。诊断为梅尼埃病。拟泽泻汤治疗：泽泻70 g，白术30 g。2 剂后诸症均消。效不更方，再进3 剂巩固后出院。后改用散剂：泽泻240 g，白术80 g，研细末，每服5 g，每日2 次。

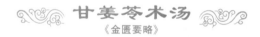

甘姜苓术汤
《金匮要略》

> 甘草、白术各二两，干姜、茯苓各四两。上四味，以水五升，煮取三升，分温三服。

一、方源考证

本方出自东汉张仲景的《金匮要略》："肾著之病，其人身体重，腰中冷，如坐水中，形如水状，反不渴，小便自利，饮食如故，病属下焦。身劳汗出，衣里冷湿，久久得之，腰以下冷痛，腹重如带五千钱，甘姜苓术汤主之。"临床又称该方为"肾着汤"。

二、组方药物

本方由甘草、白术、干姜、茯苓组成。

三、用法与用量

原方剂型为汤剂。本方现代临床参考剂量如下：甘草6 g，白术6 g，干姜12 g，茯苓12 g。水煎，温服。

四、组方解析

本方具温中燥湿、健脾利水之功效，主治寒湿内阻证。方中重用干姜为君药，温中散寒。白术健脾燥湿，为臣药。茯苓补水渗湿，并有健脾之功，为佐药。甘草益气和中，兼佐使药。四药相配，辛温甘淡，能温运水湿，发挥温中燥湿、健脾利水之功效。

五、临床运用

本方是治疗寒湿内阻证的代表方，以身体下部寒冷、沉重、肿胀、酸痛为辨证要点。

（一）临床治疗的常见疾病

以腰痛、水肿为主症的急性腰扭伤、腰肌劳损、肾结石、腰椎间盘突出症、慢性盆腔炎、妊娠浮肿、坐骨神经痛、风湿性关节炎、骨性关节炎等。

（二）医案解读与应用

1. 腰腿痛

刘渡舟医案：患者男，50 岁，腰腿、两足酸痛，恶寒怕冷，行路则觉两腿发沉。切其脉沉缓无力，视其舌硕大，苔则白滑。"沉"为阴脉，属少阴阳气虚也；"缓"为湿脉，属太阴脾阳不振也。本证为《金匮要略》所述"肾著"之病。故处方：茯苓30 g，白术15 g，干姜14 g，炙甘草10 g。此方服至 12 剂，则两足变热，恶寒怕冷与行路酸沉、疼痛之症皆愈。（王庆国. 刘渡舟医论医话 100 则 ［M］. 北京：人民卫生出版社，2013.）

2. 带下病

刘渡舟医案：患者女，38 岁，体肥而白带反多，且有秽浊气味，久治不愈。视之皆为治湿热之药。切其脉沉缓，视其苔白滑不燥。处方：白术 30 g，干姜 14 g，茯苓 30 g，炙甘草 10 g。服至 5 剂，白带减少大半，至 10 剂则痊愈。进修学生张君不解，问曰：带为湿浊之邪，味臭秽自是湿热所变。先生竟用"肾着汤"之温燥而又反加重干姜之剂量，而不知其理为何也？刘老曰：其人脉沉缓是为阴，是为寒湿，寒湿带下味秽，乃湿郁阳气而使之然。今方去其寒湿，则使下焦阳气不为湿邪所著，是以带止，而味亦自除也。（王庆国. 刘渡舟医论医话 100 则 ［M］. 北京：人民卫生出版社，2013.）

3. 痿证

笔者曾治患者，男，35 岁，双下肢无力 3 天。患者于 3 天前，早晨起床后无明显诱因突感双下肢无力，不能站立与步行，由家人背来就诊。就诊时症见双下肢欠温，不能随意运动。自感腰部重着，并有胸脘痞闷，纳呆，大便素溏，舌质淡，边有齿痕，苔白腻，脉沉迟。辨证为脾阳虚衰、复感寒湿之痿症。治拟温中散寒，健脾利湿。拟肾着汤加味：甘草 9 g，干姜 20 g，茯苓 15 g，白术 15 g，桂枝 10 g，巴戟天 20 g。服 3 剂后下肢即能站立。守方继服 7 剂，诸症悉瘥。

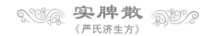

实脾散
《严氏济生方》

厚朴（去皮，姜制，炒）、白术、木瓜（去瓤）、木香（不见火）、草果仁、大腹子、附子（炮、去皮脐）、白茯苓（去皮）、干姜（炮）各一两，甘草（炙）半两。右㕮咀，每服四钱，水一盏半，生姜五片，枣子一枚，煎至七分，去滓温服，不拘时候。

一、方源考证

本方出自宋代严用和的《严氏济生方》："治阴水，先实脾土。"

二、组方药物

本方由厚朴、白术、木瓜、木香、草果仁（草果）、大腹子（槟榔）、附子、白茯苓（茯苓）、干姜、炙甘草、生姜、大枣组成。这里主要介绍木瓜、木香和大腹子。

木瓜为蔷薇科植物贴梗海棠的干燥近成熟果实。习称"皱皮木瓜"，安徽宣城产者称"宣木瓜"。味酸，性温，归肝、脾经，具有平肝舒筋、和胃化湿之功效。《本草纲目》提出："木瓜所主霍乱吐痢转筋、脚气，皆脾胃病，非肝病也。肝虽主筋，而转筋则由湿热、寒湿之邪袭伤脾胃所致，故筋转必起于足腓，腓及宗筋皆属阳明。木瓜治转筋，非益筋也，理脾而伐肝也，土病则金衰而木盛，故用酸温以收脾胃之耗散，而借其走筋以平肝邪，乃土中泻木以助金也。木平则土得令而金受荫矣。"《素问》云："酸走筋，筋病无多食酸。孟诜云：多食木瓜损齿及骨。皆伐肝之明验，而木瓜入手、足太阴，为脾胃药，非肝药，益可征矣。"

木香为菊科植物木香的干燥根。产于印度、巴基斯坦、缅甸者，称为广木香，现我国已栽培成功；主产于我国云南、广西者，称为云木香；主产于我国四川、西藏等地者，称为川木香。叶辛、苦，性温，归脾、胃、大肠、三焦、胆经，具有行气止痛、健脾消食之功效。《神农本草经》云："邪气，辟毒疫温鬼，强志，主淋露。久服不梦寤魇寐。"《本草纲目》云："心腹一切滞气。和胃气，泄肺气，行肝气。凡气郁而不舒者，宜用之。"

大腹子即槟榔，为棕榈科植物槟榔的干燥成熟种子。

三、用法与用量

原方剂型为煮散剂。本方现代临床汤剂参考剂量如下：厚朴、白术、木瓜、木香、草果、槟榔、附子、茯苓、干姜各 15 g，生姜 5 片，大枣 6 g，炙甘草 6 g。水煎，温服。

四、组方解析

本方具有温阳健脾、行气利水之功效，主治脾肾阳虚、水停气滞之阴水证。方中附子温肾阳而助气化以利水，干姜温脾阳而助运化以制水，二药相合，温肾暖脾，扶阳利水，共为君药。茯苓、白术健脾渗湿，利水消肿，共为臣药。木瓜芳香醒脾，除湿和中；厚朴、木香、槟榔、草果行气利水，令气化则湿化，气顺则胀消。共为佐药。炙甘草调药和中，为使药。用法中，生姜、大枣同煎，益脾和中。诸药合用，共奏温肾暖脾、行气利水之效。本方温补脾土之功偏胜，令脾实水制，故名"实脾"。

五、临床运用

本方为治疗脾肾阳虚、水停气滞之阴水证的常用方，以身半以下肿甚、脘腹胀满、舌淡胖苔白腻、脉沉迟为辨证要点。

（一）临床治疗的常见疾病

以水肿为主症的慢性肾小球肾炎、心源性水肿、肝硬化腹水等。

（二）医案解读与应用

1. 慢性肾炎

笔者曾治患者，男，55岁，双下肢浮肿3年，加重1个月。患者3年前患胃癌，做切除手术后，开始出现食少、大便溏、四肢不温、腰膝酸软、乏力、反复下肢浮肿、小便短少，当地医院诊断为慢性肾炎。服药后水肿有所缓解，近1个月症状日趋加重，前来就诊。就诊时症见双下肢水肿，按之凹陷，皮肤光滑不温，胸腹满，舌淡，苔白腻，脉沉迟。诊断为水肿，证属脾肾阳虚，水气内停。拟实脾散加减：厚朴10 g，白术15 g，木瓜10 g，木香6 g，草果15 g，槟榔15 g，熟附子10 g（选煎），茯苓15 g，干姜10 g，生姜5片，大枣6 g，炙甘草6 g，车前子15克。7剂，水煎服。服药后水肿明显消退。原方根据症状变化适当加减，再服21剂，水肿全消，伴随症状消失。

2. 病态窦房结综合征

笔者曾治患者，男，55岁，头晕胸闷3年余，加重1周。患者反复发作头晕、胸闷3年多，在当地医院行心电图检查，结果示"窦性心动过缓（52次/分），心律不齐，Ⅱ度窦房传导阻滞"，诊断为病态窦房结综合征。服药后症状有所缓解，但近1周症状加重，前来就诊。症见胸脘胀闷，心悸，眩晕，乏力，畏寒肢冷，大便稀，双下肢浮肿，面色少华，唇舌紫暗，舌苔薄白，脉沉迟而细。诊断为胸痹，证属脾肾阳虚，水气内停。拟实脾散加减：制附片15 g，白术15 g，茯苓15 g，大腹皮20 g，厚朴15 g，干姜5 g，细辛3 g，补骨脂20 g，木瓜20 g，桂枝10 g，丹参20 g，三七5 g，水蛭5 g。7剂，水煎服。服药后，胸闷心悸减轻，大便成形。在原方基础上根据症状变化作适当加减，再服30剂，诸症消失，心电图示"窦性心律"。

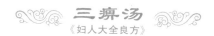

三痹汤
《妇人大全良方》

川续断、杜仲（去皮，切，姜汁炒）、防风、桂心、细辛、人参、茯苓、当归、白芍药、甘草各一两，秦艽、生地黄、川芎、川独活各半两，黄芪、川牛膝各一两。右㕮咀为末，每服五钱。水二盏，姜三片，枣一枚，煎至一盏，去滓热服，无时候，但腹稍空服。

一、方源考证

本方出自宋代陈自明的《妇人大全良方》："治血气凝滞，手足拘挛，风痹，气痹等疾皆疗。"

二、组方药物

本方由川续断（续断）、杜仲、防风、桂心（肉桂）、细辛、人参、茯苓、当归、白芍药（白芍）、甘草、秦艽、生地黄、川芎、川独活（独活）、黄芪、川牛膝、生姜、大枣组成。这里主要介绍续断。

续断为川续断科植物川续断的干燥根。因能"续折接骨"而得名。味苦、辛，性微温，归肝、肾经，具有补肝肾、强筋骨、续折伤、止崩漏之功效。《神农本草经》将其列为上品："主伤寒，补不足，金疮，痈疡，折跌，续筋骨，妇人乳难，久服益气力。"《本草纲目》特别强调："今人所用，以川中来，色赤而瘦，折之有烟尘起者为良焉。"

三、用法与用量

原方剂型为煮散剂。本方现代临床汤剂参考剂量如下：续断、杜仲、防风、肉桂、细辛、人参、茯苓、当归、白芍、秦艽、生地黄、川芎、独活各15 g，黄芪、川牛膝各30 g，生姜 3 片，大枣 6 g，甘草 6 g。水煎，热服。

四、组方解析

本方具有益气活血、补肾散寒、祛风除湿之功效，主治肝肾气血不足、外感风寒湿之痹证。方中黄芪大补元气；川牛膝补肝肾，祛风湿。共为君药。防风、细辛、秦艽、独活祛风除湿，续断、杜仲补肝肾强筋骨，共为臣药。肉桂、人参、茯苓温阳益气，当归、白芍、生地黄、川芎滋阴养血活血，为佐药。生姜、大枣益气和胃，为佐使药。甘草和中调药，为使药。诸药合用，共奏温阳益气活血、祛风除湿之效。

五、临床运用

本方治疗肝肾气血不足之风寒湿痹证，以手足拘挛、或肢节屈伸不利、或麻木不仁、舌淡苔白、脉细或涩为辨证要点。

（一）临床治疗的常见疾病

以关节疼痛为主症的疾病，如膝关节炎、肩周炎、风湿性关节炎、腰椎间盘病变及更年期妇女关节疼痛。

（二）医案解读与应用

1. 偏瘫

岳美中医案：患者男，55 岁，干部，于 1973 年 8 月就诊，左半身偏枯已近 5 年，手足举动不遂，下肢麻痹尤甚，不能下床。《素问·痹论》载："风寒湿三气杂至，合而为痹也。"明代秦昌遇加以分析云："风痹之症，走注疼痛，上下左右行而不定，名曰行痹。""寒痹之证，疼痛苦楚，手足拘紧，得热稍减，得寒愈甚，名曰痛痹。""湿痹之证，或一处麻痹不仁，或四肢手足不举。……拘挛作痛，蜷缩难伸，名曰著痹。"此证合于著痹致成偏枯。察其脉紧而虚，舌质淡。因患病日久，气血兼虚，拟攻补兼施。取补多攻少之三痹汤：生黄芪 18 g，续断 6 g，独活 6 g，秦艽 6 g，防风 6 g，细辛 3 g，当归 9 g，川芎 6 g，熟地黄 9 g，白芍 9 g，肉桂 9 g，茯苓 9 g，杜仲 9 g，牛膝 9 g，人参 9 g，炙甘草 1.5 g。嘱连续服 30 剂再复诊。服 20 剂后即来诊，诉药后大见好转，已能下床活动，非常高兴。因照原方加量配制丸药一料，以便常服，宣痹祛湿，增强体力。（中国中医研究院．岳美中医案集［M］．北京：中国中医药出版社，2005．）

2. 关节疼痛

笔者曾治患者，女，53 岁，自诉手指关节痹痛近 1 年，疼痛以夜间为甚，活动不利，清晨起床活动后很快缓解，天气变化症状加重，严重时手指尖如针刺般，绝经 2 年。当地医院诊断为更年期关节炎，建议以妇科内分泌疾病就诊，适当予以雌激素替代疗法。但患者拒绝雌激素治疗。就诊时症见手指关节疼痛，腰膝酸软，肩背酸痛，畏寒，体瘦，少气乏力，容易疲劳，舌质淡暗，苔薄白，脉细微涩。诊断为痹证，证属肝肾亏虚、气血不足、风寒湿痹阻型。拟三痹汤加减：黄芪 30 g，续断 20 g，杜仲 20 g，川芎 15 g，独活 15 g，大枣 6 g，甘草 6 g，党参 20 g，茯苓 15 g，当归 15 g，白芍 20 g，熟地黄 30 g，川牛膝 20 g，秦艽 15 g，防风 15 g，细辛 3 g，肉桂 3 g，制附子 10 g（先煎），生姜 5 片。7 剂，水煎服。复诊时患者自觉畏寒以及腰膝酸软、乏力等症状明显好转，手指关节活动较前利索，手指尖刺痛症状减轻。效不更方，继续予以初诊方 14 剂，患者关节痹痛麻木等症状消除，但仍有烦热汗出等症状。在原方基础上改肉桂为桂枝，21 剂，患者症状基本消除。

按语：患者年过七七，天癸已绝，肝肾亏虚，腰为肾之府，转摇不能，肾将惫已，发为腰膝酸软，肩背酸痛。气虚则少气乏力，容易疲劳。风寒湿邪痹着于肢体末节，阻滞气机，不通则痛，则手指活动不利，关节痹痛，天气变化时症状加重；肝肾亏虚，气血不足，阴阳失调，故见烦热汗出。

羌活胜湿汤
《内外伤辨惑论》

羌活、独活各一钱，藁本、防风、甘草（炙）、川芎各五分，蔓荆子三分。上㕮咀，都作一服，水二盏，煎至一盏，去渣，大温服，空心食前。

一、方源考证

本方出自金代李东垣的《内外伤辨惑论》："肩背痛不可回顾者，此手太阳气郁而不行，以风药散之。脊痛项强，腰似折，项似拔，此足太阳经不通行，以羌活胜湿汤主之。"

二、组方药物

本方由羌活、独活、藁本、防风、炙甘草、川芎、蔓荆子组成。这里主要介绍藁本和蔓荆子。

藁本为伞形科植物藁本或辽藁本的干燥根茎和根。味辛，性温，归膀胱经，具有祛风、散寒、除湿、止痛之功效。《神农本草经》指其："主妇人疝瘕，阴中寒肿痛，腹中急，除风头痛，长肌肤，悦颜色。"《本草纲目》指其："治痈疽，排脓内塞。夏英公病泄，太医以虚治不效。霍翁曰：风客于胃也。饮以藁本汤而止。盖藁本能去风湿故耳。"《医学启源》指其："治头痛，胸痛，齿痛。"

蔓荆子为马鞭草科植物单叶蔓荆或蔓荆的干燥成熟果实。味辛、苦，性微寒，归膀胱、肝、胃经，具有疏散风热、清利头目之功效。《神农本草经》中列为上品。《本草纲目》云："蔓荆实，气轻味辛，体轻而浮，上行而散，故所主者皆头面风虚之症。"《神农本草经》指其："主筋骨间寒热，湿痹拘挛，明目，坚齿，利九窍，去白虫。"

三、用法与用量

原方剂型为汤剂。本方现代参考剂量如下：羌活、独活各 30 g，藁本、防风、川芎、炙甘草各 15 g，蔓荆子 10 g。水煎温服。

四、组方解析

本方具有祛风胜湿之功效，主治风湿在表证。方中羌活、独活皆为辛苦温燥之品，辛散祛风，味苦燥湿，性温散寒，羌活善祛上部风湿，独活善祛下部风湿，合而用之，发散一身上下风湿之邪，通利关节而止痹痛，共为君药。防风祛风胜湿，藁本疏散太阳经之风寒湿邪，且善达巅顶而止头痛，共为臣药。川芎、蔓荆子为佐药，上行头目，活血行气，祛风止痛。炙甘草调和诸药，为使药。诸药合用，共奏祛风胜湿之效。

五、临床运用

本方是治疗风湿在表之证的常用方，以头身重痛或腰脊疼痛、苔白脉浮为辨证要点。

（一）临床治疗的常见疾病

以关节疼痛为主症的风湿性关节炎、类风湿性关节炎、骨质增生症、强直性脊柱炎等。

（二）医案解读与应用

1. 项背痛

刘渡舟医案：患者女，39 岁。1993 年 4 月 28 日初诊，患颈部关节疼痛数年。现颈项后背酸痛重着，不可回顾，上臂屈伸不利，腰部酸困，手脚冰凉。每遇阴天下雨症状加重，痛不可忍。带下量多、色白、黏腻，口不渴，时有恶心，厌油腻，小便短黄，大便溏薄。曾服用"芬必得"等药物，当时痛减，过后疼痛如故。舌苔白厚而腻、脉沉。证属风湿相搏，郁于太阳之经。治当祛风胜湿，以痛太阳之气。用羌活胜湿汤加味：羌活 10 g，独活 10 g，川芎 10 g，炙甘草 3 g，蔓荆子 10 g，藁本 6 g，防风 10 g，桂枝 6 g，生姜6 g。服5剂，项背之痛即止，带下减少，仍舌苔白腻、小便短黄。转方用胃苓汤：苍术6 g，厚朴10 g，陈皮10 g，生姜10 g，茯苓30 g，猪苓20 g，桂枝10 g，白术10 g，泽泻15 g。药服3剂，诸症皆愈。（王庆国. 刘渡舟医论医话100则［M］. 北京：人民卫生出版社，2013.）

2. 头痛

刘渡舟医案：患者男，48岁，夏日酷热，夜开电扇，当风取冷，而患发热（39.5 ℃）、头痛、气喘等，急送医院治疗。西医听诊肺有啰音，诊断为感冒继发肺炎，经用抗炎退热等法，5日后发热与喘已退，体温恢复正常。唯头痛甚剧，须注射杜冷丁方能控制，但止痛时间很短。刘氏切脉浮弦，无汗，苔白，舌润，辨为风寒之邪，伤于太阳之表，太阳经脉不利，其头则痛，所谓不通则痛也。为疏：荆芥10 g，防风10 g，川芎10 g，羌活6 g，细辛3 g，薄荷3 g，白芷6 g，清茶6 g。此方服至第二剂，头痛全止。（王庆国. 刘渡舟医论医话100则［M］. 北京：人民卫生出版社，2013.）

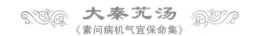

大秦艽汤
《素问病机气宜保命集》

> 秦艽三两，甘草二两，川芎二两，当归二两，白芍药二两，细辛半两，川羌活、防风、黄芩各一两，石膏二两，吴白芷一两，白术一两，生地黄一两，熟地黄一两，白茯苓一两，川独活二两。右十六味，剉，每服一两，水煎，去渣，温服，无时。

一、方源考证

本方出自金代刘完素的《素问病机气宜保命集》："中风，外无六经之形证，内无便溺之阻格，知血弱不能养筋，故手足不能运动，舌强不能言语，宜养血而筋自荣，大秦艽汤主之。"

二、组方用药

本方由秦艽、甘草、川芎、当归、白芍药（白芍）、细辛、川羌活（羌活）、防风、黄芩、石膏、吴白芷（白芷）、白术、生地黄、熟地黄、白茯苓（茯苓）、川独活（独活）组成。

三、用法与用量

原方剂型为汤剂。本方现代临床参考剂量如下：秦艽 9 g，甘草 6 g，川芎 6 g，当归 6 g，白芍 6 g，细辛 1.5 g，羌活、防风、黄芩各 3 g，石膏 6 g，白芷 3 g，白术 3 g，生地黄 3 g，熟地黄 3 g，茯苓 3 g，独活 6 g。水煎，温服。

四、组方解析

本方具有祛风清热、养血通络之功效，主治风邪初中经络证。方中秦艽祛风清热，通经活络，为君药。羌活、防风散太阳之风，白芷散阳明之风，独活、细辛搜少阴之风，合以祛风散邪，共为臣药。当归、白芍、川芎、生地黄、熟地黄养血和血柔筋，且使祛风而不伤阴血；白术、茯苓、甘草益气健脾，既可扶正以助祛风，又可使邪去而正不伤；用少量之石膏、黄芩以清内热，且可制约祛风药之温燥助阳化热。共为佐药。甘草调和诸药，为使药。诸药合用，共奏祛风清热、养血通络之效。

五、临床运用

本方是治风邪初中经络证的常用方，以口眼歪斜、舌强不语、手足不能运动、病程较短并兼有表证为辨证要点。

（一）临床治疗的常见疾病

面神经麻痹、脑血管痉挛、脑出血中风、脑缺血性中风等属风中经络者。

（二）医案解读与应用

1. 荨麻疹

笔者曾治患者，男，48 岁，全身起扁平丘疹 1 周。就诊时症见颈部、前胸、后背、腰臀均可见淡红色风团，灼热瘙痒，恶寒，咽痛，舌红，苔黄，脉浮紧。诊断为瘾疹，证属风邪犯表、营血不和型。拟大秦艽汤加减：秦艽 15 g，川芎 15 g，当归 10 g，白芍 20 g，细辛 3 g，羌活 10 克，独活 10 g，防风 15 g，黄芩 10 g，石膏 30 g，白芷 15 g，白术 15 g，生地黄 20 g，熟地黄 20 g，茯苓 15 g，白鲜皮 20 g，蒺藜 20 g，制何首乌 10 g，炙甘草 5 g。7 剂，水煎服。服药后扣风团消，瘙痒、咽痛止。上方去石膏、黄芩，再服 7 剂愈。诸症全消。

2. 面神经麻痹

笔者曾治患者，男，46 岁，口眼歪斜 1 天。患者昨日早晨骑车外出开会，天气较冷，下班回家后出现左颜面瘫，口眼歪斜，口偏于右，局部不知痛痒，口角流涎，鼓腮，吹哨漏气，不能喝水，眼合不紧，露睛，鼻中沟变浅，语言不变，舌本强，舌有白薄苔，脉浮紧。拟大秦艽汤加减：秦艽 15 g，甘草 6 g，川芎 15 g，当归 10 g，白芍 6 g，细辛 3 g，羌活 15 g，防风 15 g，黄芩 10 g，石膏 15 g，白芷 15 g，白术 10 g，生地黄 15 g，熟地黄 15 g，茯苓 15 g，独活 10 g，全蝎 5 g，蜈蚣 10 g。7 剂，水煎服。服药后症状明显减轻。嘱其继服 1 周，配合针灸治疗，症状全消。

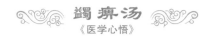

蠲痹汤
《医学心悟》

羌活、独活各一钱，桂心五分，秦艽一钱，当归三钱，川芎七分，甘草（炙）五分，海风藤二钱，桑枝三钱，乳香、木香各八分。水煎服。

一、方源考证

本方出自清代程国彭的《医学心悟》："通治风、寒、湿三气，合而成痹。"

二、组方药物

本方由羌活、独活、桂心（肉桂）、秦艽、当归、川芎、炙甘草、海风藤、桑枝、乳香、木香组成。这里主要介绍海风藤和乳香。

海风藤为胡椒科植物风藤的干燥藤茎。味辛、苦，性微温，归肝经，具有祛风湿、通经络、止痹痛之功效。《本草再新》载："行经络，和血脉，宽中理气，下湿除风，理腰脚气，治疝，安胎。"

乳香为橄榄科植物乳香树及其同属植物树皮渗出的树脂。味辛、苦，性温，归心、肝、脾经，具有活血定痛、消肿生肌之功效。《珍珠囊》指其"定诸经之痛"。《本草纲目》指出："消痈疽诸毒，托里护心，活血定痛，伸筋，治妇人难产，折伤。"

三、用法与用量

原方剂型为汤剂。本方现代临床参考剂量如下：羌活、独活各 18 g，肉桂 3 g，秦艽 6 g，当归 18 g，川芎 4 g，炙甘草 3 g，海风藤 12 g，桑枝 18 g，乳香、木香各 5 g。水煎服。

四、组方解析

本方具有祛风除湿、蠲痹止痛之功效，主治风寒湿痹证。方中羌活、独活祛风散寒除湿，为君药。肉桂、秦艽、海风藤、桑枝祛风除湿通络，为臣药。当归、川芎养血活血化瘀，木香理气止痛，乳香活血通络止痛，为佐药。炙甘草调和诸药，为使药。诸药合用，共奏祛风除湿、蠲痹止痛之效。

五、临床运用

本方为主治风寒湿痹证的代表方，以身体烦痛、项背拘急、肩臂肘痛、手足麻痹为辨证要点。

（一）临床治疗的常见疾病

肩周炎、类风湿性关节炎等辨证属风寒湿三气乘袭而成痹者。

（二）医案解读与应用

肩周炎

笔者曾治患者，女，51 岁，左侧肩关节疼痛 3 天。患者 3 天前清晨起床，突感左侧肩关节疼痛难忍，痛处固定不移，左手活动不利，穿衣抬举维艰，用力抬举则疼痛加剧。就诊时症见左侧肩关节疼痛，用力抬举则疼痛加剧，舌质红，苔薄白，脉浮紧。诊断为肩痹证，证属气血亏虚，寒湿痹阻。拟蠲痹汤加减：黄芪 30 g，防风 10 g，白术 20 g，桂枝 10 g，羌活 10 g，白芷 15 g，当归 15 g，白芍 20 g，姜黄 10 g，延胡索 20 g，甘草 6 g，生姜 3 片，大枣 4 枚为引。7 剂，水煎服。服药后左肩疼痛大减，能勉强抬举穿衣、取物。效不更方，再进 15 剂，诸症全消。

藿朴夏苓汤
《医原》

杜藿香二钱，真川朴一钱，姜半夏钱半，赤苓三钱，光杏仁三钱，生薏仁四钱，白蔻末六分，猪苓钱半，淡香豉三钱，建泽泻钱半。选用丝通草三钱，或五钱煎汤代水，煎上药服。

一、方源考证

本方出自清代石寿棠的《医原》："湿之化气，为阴中之阳，氤氲浊腻，故兼证最多，变迁最幻，愈期最缓。其见证也，面色混浊如油腻，口气浊腻不知味，或生甜水，舌苔白腻，膜原邪重则舌苔满布，厚如积粉，板贴不松，脉息模糊不清，或沉细似伏，断续不匀，神多沉困嗜睡。斯时也，邪在气分，即当分别湿多热多。"石寿棠，字芾南、堪棠，世医出身，习儒兼习医。临床行医同时注重学术总结，有著作多种，现行世者有三种，即《温热学讲义》、《医原》三卷、《温病合编》。

二、组方药物

本方由杜藿香（广藿香）、真川朴（厚朴）、姜半夏、赤苓（赤茯苓）、光杏仁（苦杏仁）、生薏仁（薏苡仁）、白蔻末（豆蔻）、猪苓、淡香豉（淡豆豉）、建泽泻（泽泻）、丝通草（通草）组成。这里主要介绍薏苡仁和豆蔻。

薏苡仁为禾本科植物薏米的干燥成熟种仁。味甘、淡，性凉，归脾、

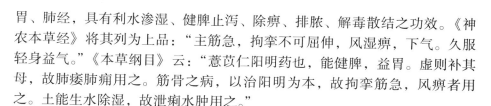

胃、肺经，具有利水渗湿、健脾止泻、除痹、排脓、解毒散结之功效。《神农本草经》将其列为上品："主筋急，拘挛不可屈伸，风湿痹，下气。久服轻身益气。"《本草纲目》云："薏苡仁阳明药也，能健脾，益胃。虚则补其母，故肺痿肺痈用之。筋骨之病，以治阳明为本，故拘挛筋急，风痹者用之。土能生水除湿，故泄痢水肿用之。"

白豆蔻即豆蔻，为姜科植物白豆蔻或爪哇豆蔻的干燥成熟果实。味辛，性温，归肺、脾、胃经，具有化湿行气、温中止呕、开胃消食之功效。《神农本草经》载："主积冷气，止吐逆反胃，消谷下气。"《本草纲目》载："治噎膈，除疟疾，寒热，解酒毒。"

三、用法与用量

原方剂型为汤剂。本方现代临床参考剂量如下：广藿香6 g，厚朴3 g，姜半夏4.5 g，赤茯苓9 g，苦杏仁9 g，薏苡仁12 g，豆蔻末1.8 g，猪苓4.5 g，淡豆豉9 g，泽泻4.5 g，通草9 g。水煎服。

四、组方解析

本方具有理气化湿、疏表和中之功效，主治湿温初起证。方中淡豆豉、广藿香、豆蔻宣通肺卫以疏表湿，使阳不内郁，则身热自解，为君药。广藿香、豆蔻、厚朴芳香化湿；厚朴、姜半夏燥湿运脾，使脾能运化水湿，不为湿邪所困，则胸闷、肢倦、苔滑、白腻等证即愈。共为臣药。苦杏仁开泄肺气于上，使肺气宣降，则水道自调；赤茯苓、猪苓、泽泻、薏苡仁、通草淡渗利湿于下，使水道畅通，则湿有去路，共奏开源洁流之功。共为佐药。全方用药照顾到了上、中、下三焦，以燥湿芳化为主，开宣肺气、淡渗利湿为辅。

五、临床运用

（一）临床治疗的常见疾病

（1）以皮肤水肿为主症的疾病，如慢性充血性心功能不全、慢性肾小球肾炎、肾病综合征、慢性肾衰竭、低蛋白血症、肾上腺皮质激素副作用、甲状腺功能低下等出现阳虚证者。

（2）以眩晕、身体不自主抖动为主症的疾病，如高血压病、低血压、一氧化碳中毒后眩晕、椎基底动脉供血不足、脑震荡后遗症、甲亢的震颤、老年性震颤、摆头运动症、肌束颤动症、大量氯丙嗪所致的锥体外系症状、面肌痉挛、眼睑眴动、长期使用皮质激素导致的手抖等。

（二）医案解读与应用

1. 口疮

笔者曾治患者，男，35 岁，口疮反复发作 2 年，加重 1 周。患者 2 年来口疮反复发作，每于饮酒或熬夜后发作，服用甲硝唑、维生素 C、牛黄解毒片等有所缓解，但仍反复发作。近 1 周前因进食火锅后口腔溃疡再次发作，疼痛难忍，影响进食前来就诊。症见口唇、颊膜、舌边可见多个小溃疡，部分覆有白苔，伴头昏重，肢倦乏力，口干口苦，喜冷饮，脘腹胀满，舌红少津，苔白腻，脉弦。诊断为口疮，证属湿阻中焦型。拟藿朴夏苓汤加减：藿香、厚朴、茯苓、焦神曲、焦山楂、焦麦芽各 15 g，法半夏、苦杏仁、陈皮、泽泻各 10 g，薏苡仁 20 g，黄连、甘草各 6 g。7 剂后自觉身轻体爽，口腔溃疡面积减小，色仍淡红。继以上方 14 剂，口腔溃疡愈合。

2. 口臭

笔者曾治患者，男，46 岁，口臭 2 年。患者自诉口臭 2 年余，素有饮酒史，无鼻炎、牙龈炎等病史，近日因频繁饮酒后口内臭秽加重。就诊时症见口臭，口干不欲多饮，纳差，偶有泛恶，大便黏腻，舌红，苔黄厚腻，脉滑略数。诊断为口臭，证属湿热内蕴型。拟藿朴夏苓汤加减：藿香、厚朴、茯苓各 15 g，法半夏、佩兰、陈皮、泽泻、黄芩、茵陈各 10 g，薏苡仁 20 g，甘草 6 g。7 剂，水煎服。服药后口臭、口干大减，仍时有恶心，舌苔根部厚，原方继服 14 剂，诸症消失，嘱其避免饮酒和食肥甘厚味。

3. 慢性浅表性胃炎

笔者曾治患者，女，55 岁，诉胃脘部胀痛 1 年，反复间断性发作，进食后明显，多食后恶心、嗳气。当地医院诊为慢性浅表性胃炎伴糜烂，间断口服泮托拉唑等药，症状有所缓解，但难以痊愈，前来求诊。症见上腹胀痛，时有嗳气，反酸，烧心，伴口干，纳差，便溏不爽，舌暗，苔黄腻，脉濡。诊断为胃脘痛，证属脾胃湿热型。拟藿朴夏苓汤加减：藿香、厚朴、枳壳、半夏、竹茹、栀子、苍术、白术、白蔻仁各 10 g，茯苓 15 g，薏苡仁 20 g，黄连、甘草各 6 g，赭石 12 g（先煎），三七 3 g（冲服）。忌食辛辣肥甘。7 剂，水煎服。服药后胃脘痛明显减轻，守前方加炒山楂、炒谷芽、炒麦芽各 15 g，白花蛇舌草 20 g，再服 14 剂，服药期间上腹痛未再发作。随后以香砂六君子汤加减调服月余。

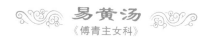

易黄汤
《傅青主女科》

> 山药（炒）一两，芡实（炒）一两，黄柏（盐水炒）二钱，车前子（酒炒）一钱，白果（碎）十枚。水煎服。

一、方源考证

本方出自清代傅山的《傅青主女科》："妇人有带下而色黄者，宛如黄茶浓汁，其气腥秽，所谓黄带是也。……法宜补任脉之虚，而清肾火之炎，则庶几矣。方用易黄汤。"

二、组方药物

本方由山药、芡实、黄柏、车前子、白果组成。下面主要介绍芡实和白果。

芡实为睡莲科植物芡的干燥成熟种仁。味甘、涩，性平，归脾、肾经，具有益肾固精、补脾止泻、除湿止带之功效。《神农本草经》载："主湿痹腰脊膝痛，补中除暴疾，益精气，强志，令耳目聪明。"《本草纲目》载："止渴益肾，治小便不禁，遗精，白浊，带下。"

白果为银杏科植物银杏的干燥成熟种子。味甘、苦、涩，性平，有毒，归肺、肾经，具有敛肺定喘、止带缩尿之功效。临床注意其炮制及毒副作用。元代吴瑞在《日用本草》指出："多食壅气动风。小儿多食昏霍，发惊引疳。同鳗鲡鱼食患软风。"《本草纲目》云："熟食温肺益气，定喘嗽，缩小便，止白浊；生食降痰，消毒杀虫；（捣）涂鼻面手足，去泡，黯，皱皲及疥癣疳匿、阴虱。多食令人胪胀。"

三、用法与用量

原方剂型为汤剂。本方现代临床参考剂量如下：山药30 g，芡实30 g，黄柏6 g，车前子3 g，白果20 g。水煎服。

四、组方解析

本方具有固肾止带、清热祛湿之功效，主治肾虚湿热带下证。方中重用炒山药、炒芡实补脾益肾，固涩止带，共为君药。白果收涩止带，兼除湿热，为臣药。少量黄柏苦寒入肾，清热燥湿；车前子甘寒，清热利湿。共为佐药。诸药合用，重在补涩，辅以清利，使肾虚得复，热去湿祛，则带下自愈。

五、临床运用

本方为治肾虚湿热带下的常用方，以带下色黄、其气腥秽、舌苔黄腻为辨证要点。

（一）临床治疗的常见疾病

宫颈炎、阴道炎、前列腺炎等属肾虚湿热下注者。

（二）医案解读与应用

1. 细菌性阴道病

笔者曾治患者，女，38岁，近半年来带下量多，色白带黄，质稀薄，有异味，偶有小腹隐痛，伴腰酸，时有阴痒，纳呆，舌苔白腻，脉细濡。当地医院诊断为细菌性阴道病。就诊时症见带下量多，质稀薄，有异味，腰酸，纳呆，舌苔白腻，脉细濡。诊断为带下，证属脾肾两虚、湿热下注。拟易黄汤加减：山药30 g，芡实30 g，黄柏6克，车前子6 g，白果20 g，苦参20 g，土茯苓30 g，牡丹皮10 g，柴胡6 g。7剂，水煎服。同时配伍外用洗剂。服药后症状明显减轻，继服14天后，临床症状和体征消失。

按语：本例为肾虚湿热下注所致。肾与任脉相通，肾虚有热，损及任脉，气不化津，津液反化为湿，循经下注于前阴，故带下色黄、黏稠量多，其气腥秽。治宜固肾清热，祛湿止带。选用易黄汤，方证相应，故取得较好疗效。

2. 慢性前列腺炎

笔者曾治患者，男，45 岁，有慢性前列腺炎病史 3 年，近 3 个月精液色黄，黏稠。就诊时自诉：每次行房 1 分钟不到即泄精，精液色黄，黏稠，伴腰酸沉疼痛，舌淡，苔黄腻，脉虚数。证属脾肾两虚、湿热下注。拟易黄汤加减：山药 30 g，芡实 15 g，车前子 15 g，炒黄柏 15 g，白果 15 g，土茯苓 30 g，薏苡仁 30 g，椿皮 15 g，苦参 20 g，败酱草 20 g，蒲公英 15 g，赤芍 15 g。7 剂，水煎服。服药后腰痛若失，早泄略有改善。效不更方，继服 14 剂，三诊时言行房亦能 7～8 分钟，自觉满意。先后服药 30 余剂告愈。

按语：本例为湿热疫毒，留注于精室，气血壅滞，功能失调，气化不利所致，多与湿、热、毒等相关。治宜固肾，清热祛湿解毒，故在原方中加入椿皮、苦参、败酱草、蒲公英等清热解毒之品。

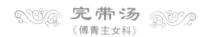

完 带 汤

《傅青主女科》

> 白术（土炒）一两，山药（炒）一两，人参二钱，白芍（酒炒）五钱，车前子（酒炒）三钱，苍术（制）三钱，甘草一钱，陈皮五分，黑芥穗五分，柴胡六分。水煎服。

一、方源考证

本方出自清代傅山的《傅青主女科》："妇人有终年累月下流白物，如涕如唾，不能禁止，甚则臭秽者，所谓白带也。……治法宜大补脾胃之气，稍佐以舒肝之品，使风木不闭塞于地中，则地气自升腾于天上，脾气健而湿气消，自无白带之患矣。方用完带汤。"

二、组方药物

本方由白术、山药、人参、白芍、车前子、苍术、甘草、陈皮、黑芥穗

（荆芥炭）、柴胡组成。下面主要介绍车前子和黑芥穗。

车前子为车前科植物车前或平车前的干燥成熟种子。味甘，性寒，归肝、肾、肺、小肠经，具有利尿通淋、渗湿止泻、明目、祛痰之功效。《神农本草经》载："主气癃、止痛，利水道小便，除湿痹。"清代陈士铎在《本草新编》中强调其滑利之性，临床使用要注意："车前子，功专利水，通尿管最神，止淋漓泄泻，能闭精窍，祛风热，善消赤目，催生有功。但性滑，利水可以多用，以其不走气也。泻宜于少用，以其过于滑利也。"

黑芥穗即荆芥炭，又名黑荆芥，是将荆芥切段后，用武火炒至焦黑色，存性，少喷清水，取出晾干入药。荆芥为唇形科植物荆芥的干燥地上部分。味辛、涩，性微温，归肺、肝经，具有收敛止血之功效。《神农本草经》将其列为中品："主寒热，鼠瘘，瘰疬生疮，破结聚气，下瘀血，除湿痹。"荆芥炒炭用，不仅减其辛散之力，且能引血归经，而止血作用加强。宋代《仁斋直指方》中用荆芥炭一味煎服治九窍出血。清代《本经逢原》云："产后止血，童便制黑用。"

三、用法与用量

原方剂型为汤剂。本方现代临床参考剂量如下：白术 30 g，山药 30 g，人参 6 g，白芍 15 g，车前子 9 g，苍术 9 g，甘草 3 g，陈皮 1.5 g，荆芥炭 1.5 g，柴胡 1.8 g。水煎服。

四、组方解析

本方具有补脾疏肝、化湿止带之功效，主治脾虚肝郁、湿浊带下证。方中重用白术、山药补气健脾，白术并能燥湿健脾，山药可补肾固带，共为君药。人参补中益气，助君药补气健脾之气；苍术燥湿运脾，助白术祛湿之力；白芍柔肝抑木，使木疏土健。共为臣药。陈皮燥湿运脾，芳香行气，既使君药补而不滞，亦取气行湿自去之意；车前子淡渗利湿，使水湿从小便而去；柴胡升阳，使湿气不致下流入里；荆芥炭入血分，祛风除湿止带。共为佐药。甘草调药和中，为使药。诸药合用，共奏补脾疏肝、化湿止带之效。

五、临床运用

本方为治疗脾虚带下的常用方，以带下清稀色白、舌淡苔白、脉濡缓为辨证要点。

（一）临床治疗的常见疾病

（1）阴道炎、宫颈糜烂等属肝脾不和、湿浊下注者。

（2）慢性胃炎、慢性结肠炎、慢性细菌性痢疾、慢性肝炎、慢性肾炎、慢性肾盂肾炎、慢性蛋白尿、乳糜尿、肾积水等属于脾虚湿盛者。

（二）医案解读与应用

1. 带下病

笔者曾治患者，女，35 岁，白带量多 3 个月。患者已婚，因家庭问题，情绪不畅，近 3 个月来带下量明显增多。当地医院诊断为宫颈充血、中度糜烂。就诊时症见白带量多，颜色白，质稠，未闻及异常气味，面色萎黄，神情郁闷，四肢乏力，腰痛腿酸，经行小腹冷痛，喜温喜按，得温则缓，失眠，多梦，胃纳少，大便溏，小便调，舌淡苔白腻，脉弦细。诊断为带下病，证属脾虚肝郁型。拟完带汤加减：车前子 15 g，白术 30 g，白芍 15 g，柴胡 6 g，荆芥炭 10 g，茯苓 15 g，苍术 15 g，佩兰 15 g，党参 30 g，续断 20 g，菟丝子 15 g，山药 30 g，陈皮 5 g，芡实 15 g。7 剂，水煎服。服药后症状明显好转。继服 14 剂而愈。

按语：本例由脾虚肝郁、带脉失约、湿浊下注所致。脾虚生化之源不足，气血不能上荣于面致面萎黄；脾失健运，水湿内停，清气不升致倦怠便溏；脾虚肝郁，湿浊下注，带脉不固致带下色白量多、清稀如涕；舌淡苔白腻、脉弦细为脾虚湿盛之象。治宜补脾益气，疏肝解郁，化湿止带。选用完带汤，方证相应，治有良效。

2. 多囊卵巢综合征

笔者曾治患者，女，33 岁，3 年前结婚后未避孕，至今未孕，带下量多，色白，无异味，无阴痒，平素怕冷。B 超检查示"双侧输卵管尚通畅，双侧卵巢多囊改变。"性激素：FSH 6.58 IU/L，LH 9.35 IU/L，T 2.64 nmol/L。配偶查精液常规未见异常。就诊时症见月经 1～2 个月一潮，7 天干净，量中，少许血块，轻微痛经，经前偶有少许乳胀，经行小腹胀，体肤多毛，下颌部痤疮明显，白带量多，色白，尿道口疼痛，纳眠可，二便调，舌淡胖，苔薄白，脉弦细。西医诊断为多囊卵巢综合征。中医诊断为月经后期、不孕症，证属肝郁脾虚。拟完带汤加减：车前子15 g，白术30 g，当归15 g，白芍15 g，柴胡10 g，荆芥炭10 g，茯苓15 g，苍术15 g，党参30 g，山药30 g，陈皮10 g，炒黄柏15 g，芡实15 g。14剂，水煎服。二诊：月经来潮，量、色、质同既往月经，经前少许乳胀，近3天白带豆腐渣样，无异味，无阴痒，大便正常，纳眠可，舌淡胖，苔薄白，脉弦细。上方去炒黄柏、芡实，加黄芪30 g，法半夏15 g，茺蔚子15 g。14剂。三诊：白带不多，无异味，无阴痒，无口干、口苦，纳眠可，二便调，月经正常。嘱其用香砂六君子丸调3个月。3个月后，患者顺利怀孕。

按语：本例属脾不健运、带脉失约、肝郁乘脾所致。脾虚湿浊，精微物质下注，故则带下量多色白；肝气郁滞，故经前乳胀；肝郁化火犯肺，肺经郁火蒸腾颜面，故下颌面痤疮。选用完带汤，方证相应，故取得较好疗效。

3. 阴囊潮湿

笔者曾治患者，男，36岁，阴囊潮湿3年，加重1个月。3年前无明显诱因出现阴囊潮湿。1个月前加重，前来就诊。就诊时症见阴囊潮湿，不思饮食，喜热饮，食凉则腹泻，情绪烦躁不安，舌有齿痕，苔白厚，左脉滑，右脉弦。诊断为阴汗，证属肝郁脾虚。治以疏肝健脾化湿。拟完带汤加减：白术15 g，苍术15 g，陈皮10 g，车前子15 g，党参30 g，柴胡10 g，白芍10 g，山药30 g，荆芥穗10 g，干姜6 g，藿香15 g，佩兰15 g，炙甘草6 g。7剂，水煎服。服上方后自觉效好，遂连服28剂，阴囊潮湿、食凉则腹泻症状均明显减轻，舌淡苔白，左脉缓，右脉弦。嘱其用香砂六君子丸调2个月，忌冷饮，以防食凉腹泻，并以理中丸调理2个月。

按语：本例阴囊潮湿为脾虚湿浊下注所致。不思饮食，喜热饮，食凉则腹泻表明脾阳虚弱；情绪烦躁不安为脾虚、肝木乘脾土所致。故在原方基础上加理中丸温阳健脾。

4. 遗精

笔者曾治患者，男，24岁，反复遗精2年。患者未婚，2年前因接触不良视频，频繁手淫致遗精频作，每月2～3次，渐至滑泄，疲劳后辄发。就诊时症见精神萎靡，伴有腰膝酸软，口干失眠，舌质淡红，舌边有齿印，脉弦细。诊断为脾虚肝郁、肾失固摄之遗精证。拟完带汤加减：白术15 g，苍术15 g，陈皮10 g，车前子15 g，党参30 g，柴胡10 g，白芍10 g，山药30 g，荆芥穗10 g，金樱子20 g，沙苑子20 g，酸枣仁30 g，鸡内金15 g，乌贼骨 15 g，炙甘草 6 g。服药 1 月后，遗滑整月未发。后嘱患者养成健康生活方式。

按语：本例遗精为脾肾亏虚、带脉失约所致。故选用完带汤健脾疏肝、除湿升清，加用固精升提安神之品，则精不妄泄于下，神不妄摇于上，漏危自止，精生气旺。男子遗精用完带汤治疗取效，也进一步体现了中医辨证用方的特色。

除湿胃苓汤
《医宗金鉴》

苍术（炒）、厚朴（姜炒）、陈皮、猪苓、泽泻、赤茯苓、白术（土炒）、滑石、防风、山栀子（生，研）、木通各一钱，肉桂、甘草（生）各三分。水二盅，灯心五十寸，煎八分，食前服。

一、方源考证

本方出自清代吴谦的《医宗金鉴》："此证俗名蛇串疮，有干湿不同，红黄之异，皆如累累珠形。……湿者色黄白，水疱大小不等，作烂流水，较干者多疼，此属脾肺二经湿热，治宜除湿胃苓汤。"

二、组方药物

本方由苍术、厚朴、陈皮、猪苓、泽泻、赤茯苓、白术、滑石、防风、山栀子（栀子）、木通、肉桂、甘草、灯心（灯心草）组成。这里主要介绍防风和栀子。

防风为伞形科植物防风的干燥根。味辛、甘，性微温，归膀胱、肝、脾经，具有祛风解表、胜湿止痛、止痉之功效。《本草纲目》载："三十六般风，去上焦风邪，头目滞气，经络留湿，一身骨节痛。除风去湿仙药。"明代杜文燮在《药鉴》中说："气温，味甘辛，无毒，气味俱薄，升也，阳也。行周身骨节疼痛之要药也。以气味能泻气，以体用能疗风，何者？盖此剂气温而浮，故能去在表风热，亦能疗肢节拘疼。治风通用，散湿亦宜。"

栀子为茜草科植物山栀的果实。味苦，性寒，归心、肝、肺、胃经，具有清热、泻火、凉血之功效。《神农本草经》载："主五内邪气，胃中热气，面赤，酒疱皶鼻，白癞，赤癞，疮疡。"《本草纲目》载："治吐血、衄血、血痢、下血、血淋，损伤瘀血，及伤寒劳复，热厥头痛，疝气，汤火伤。"

三、用法与用量

原方剂型为汤剂。本方现代临床参考剂量如下：苍术 15 g，厚朴 10 g，陈皮 10 g，猪苓 15 g，泽泻 15 g，赤茯苓 15 g，白术 15 g，滑石 15 g，防风 15 g，栀子 15 g，川木通 10 g，肉桂 6 g，灯心草 10 g，甘草 6 g。水煎服。

四、组方解析

本方具有清热除湿、健脾利水之功效，主治脾虚湿热壅遏证。方中苍术燥湿健脾，行气化湿，为君药。厚朴行气化湿，猪苓、赤茯苓、泽泻利水渗湿，白术健脾燥湿，陈皮行气化湿，为臣药，助君药化湿行气。栀子通行三焦，清热利湿；滑石除湿邪，清热利湿；木通清利湿热；灯心草利尿通淋；防风祛风除湿；肉桂温肾助阳，防苦寒之药伤阳。共为佐药。甘草健脾和中，调和诸药，为使药。诸药合用，共奏清热除湿、健脾利水之效。

五、临床运用

本方为治疗湿热所致带状疱疹、湿疹的常用方，以疼痛、舌淡苔腻、脉濡为辨证要点。

（一）临床治疗的常见疾病

以皮肤瘙痒为主症的带状疱疹、湿疹、神经性皮炎等疾病。

（二）医案解读与应用

1. 带状疱疹

笔者曾治患者，男，50 岁，右腰腹部红斑水疱伴疼痛 7 天。患者诉 7 天前醉酒后右腰及右腹部出现大片红斑，上有成群簇状小水疱，伴阵发性针

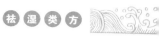

刺样疼痛。就诊时症见神疲乏力，不欲饮食，食后腹胀，夜寐欠安，大便时溏，小便清长。查体：右侧腰部及腹部皮肤有大小不等的 5 处红斑，基本在同一水平线上，上有集簇性小水疱，疱壁较松弛，部分水疱已破，渗液较多，糜烂面淡红。舌质淡，苔白腻，脉滑。西医诊断为带状疱疹。中医诊断为蛇串疮，证属脾虚湿蕴证，拟除湿胃苓汤加减：苍术 15 g，厚朴 10 g，茯苓 15 g，泽泻 15 g，猪苓 15 g，滑石 30 g，栀子 15 g，川木通 10 g，灯心草 10 g，板蓝根 20 g，白花蛇舌草 20 g，土茯苓 30 g，防风 15 g，甘草 6 g。7 剂，水煎服，同时外用矾冰液湿敷。二诊时，自诉病情好转，水疱已基本结痂，糜烂渗出减少，但仍感神疲乏力和时有轻微疼痛。故在原方基础上加黄芪、红花、当归等，服 14 剂。三诊时，皮损结痂脱落，遗留色素沉着，已无疼痛。

2. 过敏性鼻炎

笔者曾治患者，女，28 岁，反复鼻流浊涕、鼻塞、打喷嚏、鼻痒 5 年，加重 1 周。5 年前感冒后出现鼻流浊涕、鼻塞、打喷嚏、鼻痒，以后病情反复，多在天气转冷时发作，初则打喷嚏、鼻痒，鼻流清涕，继则流浊涕，鼻塞，晨起为著，伴有黄带较多，服用抗过敏西药后缓解，停药则复发。近 1 周症状加重，前来就诊。症见鼻流浊涕、打喷嚏、鼻塞、鼻痒，形体稍胖，面色萎黄，舌质淡，苔黄腻，脉濡缓。诊断为鼻鼽证，证属脾虚湿热蕴结。拟除湿胃苓汤加减：苍术 15 g，厚朴 10 g，茯苓 15 g，泽泻 15 g，猪苓 15 g，滑石 30 g，栀子 15 g，川木通 10 g，防风 15 g，苍耳子 10 g，细辛 6 g，辛夷花 10 g，甘草 6 g。7 剂，水煎服。服药后鼻涕明显减少。原方再服 14 天，流涕、鼻痒、打喷嚏等症悉除。

按语：上述二例均为脾虚湿热壅遏证所致。第一例为湿热壅遏肌肤所致，热毒较得，故原方加板蓝根、白花蛇舌草、土茯苓。第二例为湿热壅遏鼻腔所致，故加苍耳子、细辛、辛夷花。方证相应，故取得较好疗效。

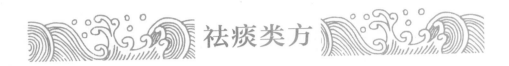

祛痰类方

本类方是以祛痰药为主，具有消除痰涎的作用，主治痰邪为病的方剂。

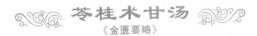

苓桂术甘汤
《金匮要略》

> 茯苓四两，桂枝、白术各三两，甘草二两。上四味，以水六升，煮取三升，分温三服。

一、方源考证

本方出自东汉张仲景的《金匮要略》：①"心下有痰饮，胸胁支满，目眩，苓桂术甘汤主之。"②"夫短气有微饮，当从小便去之，苓桂术甘汤主之。"

二、组方药物

本方由茯苓、桂枝、白术、甘草组成。

三、用法与用量

原方剂型为汤剂。本方现代临床参考剂量如下：茯苓 12 g，桂枝、白术各 9 g，炙甘草 6 g。水煎，温服。

四、组方解析

本方具有温阳化饮、健脾利水之功效，主治脾阳虚、痰饮内阻证。痰饮由脾阳虚不能运化、水湿停聚而成，方中重用茯苓为君药，健脾渗湿，可杜绝生痰之源。饮为阴邪，非温不化，故以桂枝为臣药，温阳化气，与茯苓一利一温而有温化痰饮之功。白术健脾燥湿，助茯苓健脾化饮之功，为佐药。甘草益气和中，调和诸药，为使药。诸药合用，温而不燥，利而不峻，正合《金匮要略》"病痰饮者，当以温药和之"之旨。

五、临床运用

本方为治疗脾阳不足之痰饮证的代表方，以胸胁支满、目眩心悸、舌苔白腻为辨证要点。

（一）临床治疗的常见疾病

慢性支气管炎、支气管哮喘、心源性水肿、慢性肾小球肾炎水肿、梅尼埃病、神经官能症等属水饮停于中焦者。

（二）医案解读与应用

1. 泄泻

笔者曾治患者，女，42 岁，泄泻反复发作 5 年，加重 1 个月。患者泄泻反复发作已有 5 年，在当地医院行纤维肠镜检查，诊断为慢性肠炎，服用中西药，效果不理想。近 1 个月泄泻加重，前来就医。就诊时症见泄泻，泻下粪便初稀溏，后则水泻，无臭秽及灼热感，每日 2 ～ 3 次，伴腹痛绵绵，继则肠鸣辘辘，气短懒言，小便量少，舌淡体胖，苔白而腻，脉沉缓无力。诊断为泄泻，属脾阳虚、痰饮下注证。拟苓桂术甘汤加减：茯苓 20 g，白术 20 g，桂枝 15 g，党参 30 g，炒扁豆 20 g，炙甘草 6 g。水煎服，每日 1 剂，服 7 剂。复诊时已无水泄，粪质稀溏，每日 1 ～ 2 次，气短等症状显著好转，方已奏效。予前方加黄芪、陈皮，以健脾益气助运、理气化痰。继服 14 剂后，大便已成形，诸症告愈。嘱患者服用参苓白术丸 1 个月以巩固疗效。

2. 眩晕

笔者曾治患者，女，50 岁，眩晕 1 周。患者有耳源性眩晕病 5 年，反复发作，时轻时重。近 1 周，眩晕再次发作，前来就诊。就诊时症见头晕，视物转动，如坐凌空，咳嗽，痰多白沫，大便溏薄，舌淡，苔白腻，脉滑。诊断为眩晕证，属痰饮上泛清阳所致。治宜温化痰饮。用苓桂术甘汤加减：

茯苓 20 g，桂枝 15 g，白术 15 g，甘草 6 g，天麻 9 g。连服 14 剂而愈。

3．呕吐

笔者曾治患者，女，71 岁，反复呕吐 1 周。反复头晕、呕吐清水 3 年，近 1 周复发前来就诊。就诊时症见反复呕吐，呕吐清水，吐尽方休，伴胃脘部寒冷，稍胀满，舌淡，苔白腻，脉滑。诊断为呕吐，属胃寒积饮证。拟苓桂术甘汤加减：茯苓 30 g，桂枝 15 g，白术 20 g，炙甘草 6 g，干姜 5 g，泽泻 15 g。7 剂，水煎服。复诊时自诉服 3 剂后呕吐已止，仅有泛酸感。前方茯苓减为 20 g，加吴茱萸 5 g、黄连 3 g、牡蛎 30 g，继服 14 剂，诸症消失。

按语：上述三例均为脾阳不足、痰饮内阻所致。第一例为痰饮下注大肠所致。第二例为痰饮上扰清阳所致。第三例则为痰饮阻于胃所致。痰饮致病广泛，"百病多由痰作祟""病痰饮者当以温药和之"，以苓桂术甘汤温脾阳，复运化，水饮一化，则诸症自愈。证同方也同，方证相应，故取得较好疗效。

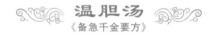

温胆汤
《备急千金要方》

半夏、竹茹、枳实各二两，橘皮三两，生姜四两，甘草一两。右六味，㕮咀，以水八升煮取二升，分三服。

一、方源考证

本方出自唐代孙思邈的《备急千金要方》："治大病后，虚烦不得眠，此胆寒故也，宜服温胆汤。"

二、组方药物

本方由半夏、竹茹、枳实、橘皮、生姜、甘草组成。

三、用法与用量

原方剂型为汤剂。本方现代临床参考剂量如下：半夏 9 g，竹茹 9 g，枳实 9 g，橘皮 12 g，生姜 20 g，甘草 6 g。水煎服。

四、组方解析

本方具有清胆和胃、理气化痰之功效，主治胆胃不和、痰热内扰证。方中半夏味辛苦，性温，燥湿化痰，和胃降逆，为君药。竹茹味甘微寒，入肺胃胆经，可以入肺而化痰热，入胃清胃热而止呕哕，入胆宁神、开郁除烦，以清热化痰，除烦止呕，为臣药。枳实行气消痰，散结通痞；橘皮理气燥湿化痰；生姜健脾和胃。共为佐药。甘草益气和中，调和诸药，为使药。全方诸药合用，共奏清胆和胃、理气化痰、除烦止呕之效，用之可使痰热得清，胆胃得和，诸症可解。

五、临床运用

本方主治胆胃不和、痰热内扰证，以舌苔白腻微黄，脉弦、滑或略数为辨证要点。

（一）临床治疗的常见疾病

神经官能症、急慢性胃炎、慢性支气管炎、梅尼埃病、妊娠呕吐等痰热内扰与胆胃不和者。

（二）医案解读与应用

1. 脑鸣

笔者曾治患者，男，36 岁，脑鸣 3 个月。患者自诉脑中有轰鸣音，时轻时重有 3 个月，有恐高症，曾去多家医院就诊，行颅脑 CT 检查，结果正常，服中西药，效果不佳，遂前来就诊。就诊时症见脑鸣，头晕，失眠，心烦，记忆力下降，胃口差，舌苔滑腻，脉滑数。诊断为痰热内扰证。拟温胆汤加减：姜半夏 15 g，茯苓 15 g，炙甘草 6 g，枳壳 15 g，竹茹 10 g，陈皮 10 g，干姜 5 g，红枣 15 g，煅磁石 20 g（先煎）。7 剂，水煎服。复诊时患者自诉服 3 剂后即感症状好转，脑鸣减轻，睡眠好转，精神明显改善，能晨起锻炼。继续以原方 14 剂，诸症消失。

2. 周期性精神病

笔者曾治患者，女，27 岁，周期性发作呆滞少语，甚至出现木僵 2 年。

患者性格内向，未婚，平时郁郁寡欢，惕然易惊，于 2 年前逐渐出现神情呆滞，于经前数天开始发作，经后渐趋平静，发作后常遗忘。症状每月按期发作，十分规则。每次发作持续 1 周左右，症状相似。曾在某医院诊断为周期性精神病，用中西药物治疗，效果不明显。就诊时症见呆滞少语，痰多口黏，口苦，失眠，胸闷呕恶，平素月经 4/30 天，经量或多或少，色鲜无块，舌边尖红，苔白腻，脉沉弦略滑。诊断为经行癫证。治宜痰开窍，养心安神。拟温胆汤加减：清半夏 15 g，茯苓 15 g，炒枳壳 10 g，竹茹 15 g，陈皮 6 g，石菖蒲 10 g，郁金 10 g，浮小麦 30 g，炙甘草 6 g，生龙骨、生牡蛎各 20 g，黄连 6 g，首乌藤 15 g，远志 10 g，大枣 15 g。7 剂，水煎服。复诊，服药后诸症减轻，但纳呆、便秘较明显。上方加焦神曲、焦麦芽、焦山楂、大黄（后下）。上方服用 2 个月，月经正常，精神异常未再发作。

3. 失眠

笔者曾治患者，男，56 岁，失眠 2 年，加重 1 个月。患者患神经衰弱 2 年，病情常因情绪变化而反复。近 1 周来症状加重，前来就诊。就诊时症见失眠，整夜不能入寐，头昏，纳谷不香，口苦吐痰涎，胃脘痞满，易发怒，自觉喉中有物梗阻，舌质红、少津，苔黄腻，脉弦滑。诊断为失眠，为胆热内扰、痰浊中阻证。拟温胆汤加减：陈皮 10 g，半夏 15 g，朱茯神 20 g，枳实 10 g，竹茹 15 g，黄连 3 克，远志 10 g，肉桂 6 g，珍珠母（先煎）30 g，生龙齿（先煎）30 g。7 剂，水煎服。服药后，病情明显改善，睡眠好转。嘱再服原方 14 剂，每晚能睡 6 小时，精神渐佳。

按语：中医理论认为"胆者，中正之官，决断出焉"（《素问·灵兰秘典论》）。胆主决断，指胆在精神意识思维活动过程中，具有判断事物、做出决定的作用，可以防御和消除某些精神刺激的不良影响，以维持和控制气血的正常运行，对确保脏器之间的协调关系有着重要的作用。以上三例均属胆胃不和、痰热内扰所致的胆主决断的功能受到影响而出现的精神神经类疾病。故选择温胆汤，方证相应，取得较好疗效。

清金化痰汤

《医学统旨》

> 黄芩、山栀各一钱半，桔梗二钱，麦门冬（去心）、桑皮、贝母、知母、瓜蒌仁（炒）、橘红、茯苓各一钱，甘草四分。水二盅，煎八分，食后服。

一、方源考证

本方出自明代叶文龄的《医学统旨》："清金化痰汤，因火者，咽喉干痛，面赤，鼻出热气，其痰嗽而难出，色黄且浓，或带血丝，或出腥臭。"叶文龄，字德征，号石峰子，仁和（今浙江杭州）人。少习举子业，因不得志而改学医。后经礼部屡试，成绩优异而入太医院，初任吏目，后升院判。后因母病辞退。积二十年之经验，著成《医学统旨》八卷，内容涉及杂病妇儿诸科。

二、组方药物

本方由黄芩、山栀（栀子）、桔梗、麦门冬（麦冬）、桑皮（桑白皮）、贝母（浙贝母）、知母、瓜蒌仁（瓜蒌子）、橘红、茯苓、甘草组成。这里主要介绍瓜蒌子。

瓜蒌子为葫芦科植物栝楼或双边栝楼的干燥成熟种子。味甘、性寒，归肺、胃、大肠经，具有润肺化痰、润肠通便之功效。始载于《神农本草经》，被列为中品。该植物的果实入药即瓜蒌，其果皮为瓜蒌皮，种子即瓜蒌子，以果实入药首载于《名医别录》；在唐代的《备急千金要方》《日华子本草》中开始出现栝蒌仁、栝蒌子（即瓜蒌子）；宋代的《太平圣惠方》有了栝蒌皮（即瓜蒌皮）入药的记载。

三、用法与用量

原方剂型为汤剂。本方现代临床参考剂量如下：黄芩、栀子各 9 g，桔梗 12 g，麦冬、桑白皮、浙贝母、知母、炒瓜蒌子、橘红、茯苓各 12 g，甘草 6 g。水煎，食后服。

四、组方解析

本方具有清热化痰、润肺止咳之功效，主治痰热咳嗽证。方中桑白皮泻肺平喘，为君药。黄芩、栀子助君药清泻肺火，为臣药。橘红理气化痰，使气顺则痰降；茯苓健脾利湿，湿去则痰无以所生；瓜蒌子、浙贝母、桔梗清热化痰，宽胸散结；麦冬、知母养阴清热，润肺止咳。共为佐药。甘草和中调药，为使药。诸药合用，共奏化痰止咳、清热润肺之效，适用于痰浊不化、蕴而化热之证。

五、临床运用

本方为治疗痰热病的代表方，以咳嗽、痰黄稠、发热、胸闷、舌苔黄腻、脉滑数为辨证要点。

（一）临床治疗的常见疾病

急性支气管炎、支气管肺炎等热证之上呼吸道感染疾病。

（二）医案解读与应用

急性支气管炎

笔者曾治患者，男，74 岁，咳嗽、咳痰反复发作 3 年，加重 1 个月。3 年前因外感致咳嗽、咳痰，经治疗症状缓解，以后经常因外感或无明显诱因反复发作。1 个月前咳嗽再次发作，伴发热，在当地医院服用中西药后，发热退，但咳嗽、咳喘不缓解，前来就诊。就诊时症见咳嗽，痰黄黏，量多，不易咯出，伴胸闷痛，气短，口苦，纳差，眠差，大便干，舌质红，苔黄腻，脉滑数。胸部 X 线检查提示"双肺纹理增粗"。诊断为痰热郁肺咳嗽证。治疗拟清金化痰汤加减：瓜蒌子 20 g，黄芩 10 g，桑白皮 20 g，栀子

15 g，浙贝母 15 g，知母 15 g，橘红 10 g，苦杏仁 10 g，桔梗 15 g，僵蚕 10 g，厚朴 10 g，麦冬 15 g，茯苓 15 g，天花粉 15 g，炙甘草 6 g。服上方 7 剂后，诉咳嗽、咳喘减，但仍气喘、气短。上方加白果、紫菀各 15 g。加减服用 1 个月，咳嗽、咳喘等症状明显缓解。自诉仍纳差，喉中痰多，无明显咳嗽，予香砂六君子汤加减。服药 2 月余，症状缓解。

按语：本例为痰热壅肺所致咳嗽。大便干，表明伴有阴津不足，故在原方基础上加贝母瓜蒌散（浙贝母、瓜蒌、天花粉、茯苓、橘红、桔梗），加强其润肺止咳之力。因患者年老气虚，痰热清除后，改用香砂六君子汤加减治疗。

金水六君煎
《景岳全书》

当归二钱，熟地三五钱，陈皮一钱半，半夏二钱，茯苓二钱，炙甘草一钱。水二盅，生姜三、五、七片，煎七八分，食远温服。

一、方源考证

本方出自明代张景岳的《景岳全书》："治肺肾虚寒，水泛为痰，或年迈阴虚，血气不足，外受风寒，咳嗽呕恶，多痰喘急等证。"

二、组方药物

本方由当归、熟地（熟地黄）、陈皮、半夏、茯苓、炙甘草、生姜组成。这里主要介绍茯苓。

茯苓为多孔菌科真菌茯苓的干燥菌核，寄生于松科植物赤松或马尾松等树根上。味甘、淡，性平，归心、肺、脾、肾经，具有利水渗湿、健脾、宁心之功效。《神农本草经》将其列为上品："主胸胁逆气，忧恚惊邪恐悸，心下结痛，寒热烦满，咳逆，口焦，舌干，利小便。久服安魂，养神，不饥，延年。"《本草纲目》云："茯苓气味淡而渗，其性上行，生津液，开腠理，滋水源而下降，利小便，故张洁古谓其属阳，浮而升，言其性也；东垣谓其为阳中之阴，降而下，言其功也。"

三、用法与用量

原方剂型为汤剂。本方现代临床参考剂量如下：当归6 g，熟地黄15 g，陈皮5 g，半夏6 g，茯苓6 g，生姜6 g，炙甘草3 g。水煎服。

四、组方解析

本方具有滋补肺肾、祛湿化痰之功效，主治肺肾阴虚挟痰证。此方以二陈汤（半夏、陈皮）加熟地黄、当归组成。方中熟地黄、当归滋肺肾阴血以治本，为君药。半夏、陈皮燥湿化痰、理气和胃以治标为臣药。茯苓健脾渗理，生姜和胃化痰，标本兼治，为佐药。炙甘草和中调药，为使药。方中熟地黄用量应据虚之轻重而加减，因熟地黄滋腻之性有碍祛痰，而半夏辛燥之性亦可伤阴，故二者用量以2∶1左右为宜，使之滋补阴血而无助湿之弊，燥湿化痰又无伤阴之嫌。

五、临床运用

本方为治疗肺肾不足挟痰证的代表方，以咳嗽、痰多、脉沉为辨证要点。

（一）临床治疗的常见疾病

慢性支气管炎、支气管哮喘、浸润型肺结核、肺气肿、肺源性心脏病等属肺肾不足挟痰证者。

（二）医案解读与应用

1. 支气管哮喘

笔者曾治患者，男，76岁，哮喘反复发作3年，加重1个月。患者哮喘反复发作已有3年，当地医院诊断为支气管哮喘，服中西药治疗，效果不理想。近1个月症状加重，前来就诊。就诊时症见：咳嗽气喘，呻吟不已，伴纳呆，胸痞不舒，咯痰不爽，渴喜热饮，舌苔微白而腻，中见光剥，脉细

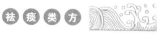

弱而虚，两尺略带涩象。诊断为哮喘，属肺肾虚弱挟痰证。拟方用金水六君煎加减：姜半夏15 g，杏仁10 g，茯苓15 g，熟地黄30 g，当归15 g，陈皮10 g，炙甘草6 g，红参10 g，五味子5 g，麦冬20 g，白芥子10 g。7 剂，水煎服。复诊，咳嗽已减，气促渐平，胸痞见舒，精神转爽。继服14 剂，症状消失。

按语：肾主气，主水，主纳气，与呼吸密切相关。本案例患者年老肾气虚，肾不纳气，肺气上逆导致咳喘；肾不主水，气化失常导致痰湿内停。治宜滋补肺肾，祛湿化痰。方证相应，故取得较好疗效。

2. 肺气肿

笔者曾治患者，男，67 岁，气急喘促反复发作已有2 年，当地医院诊断为肺气肿。服用中西药，效果不理想，近1 个月症状加重，前来就诊。就诊时症见咳嗽胸闷，气急喘促，发作时喘息抬肩不得卧，咽喉痕痒，喉间辘辘有声，胸闷气促，自觉有气从下而上，直窜喉间，且咳嗽频频，呕吐清涎，甚则喘时面红耳赤，眼泪鼻涕不止，舌红，苔腻，脉弦细。诊断为虚喘，证属肺肾两虚，兼有痰湿。治宜补虚纳气，兼化湿除痰。方用金水六君煎加减：熟地黄30 g，瓜蒌子15 g，当归15 g，苦杏仁10 g，茯苓15 g，法半夏10 g，橘红5 g，五味子5 g，葶苈子10 g，薏苡仁30 g，豆蔻仁6 g，生麦芽30 g。7 剂，水煎服。服后诸症大减。原方再服21 剂，症状全消。

按语：本例患者属肺肾亏虚、痰浊上犯所致。因患者痰湿较重，气机阻滞，用金水六君煎加减，宣上畅中渗下，助化痰降浊，止咳平喘。

3. 慢性支气管炎

笔者曾治患者，男，74 岁，胸闷气喘6 年，加重1 周。患者胸闷气急，动则气喘，反复发作已有6 年，每遇寒冷天气易受风寒而上述症状加重。当地医院诊断为慢性支气管炎，服用中西药，症状有所缓解。但1 周前症状加重，前来就诊。症见胸闷气急，呼吸气促，动则气喘，形体消瘦，语声低顿短促，口干不多饮，夜间尤甚，喉间有痰，黏稠难咯，晨起则咯出白色黏稠痰液数口，恶寒，腰酸腿软，舌质淡，苔白腻，脉沉。诊断为喘证，属肺肾亏虚、挟痰上扰。拟金水六君煎加减：熟地黄30 g，僵蚕15 g，当归15 g，苦杏仁10 g，茯苓15 g，法半夏10 g，橘红5 g，五味子5 g，葶苈子10 g，巴戟天20 g，肉桂6 g，山茱萸15 g。7 剂，水煎服。服后诸症均有缓解。原方再服30 剂，症状全消。

按语：本例为肺肾亏虚、挟痰上扰所致。患者恶寒，腰酸腿软，脉沉，表明肾阳虚衰较重。故在金水六君煎的基础上，加温补肾阳的巴戟天和温肾纳气的肉桂，以加强疗效。

半夏白术天麻汤
《医学心悟》

> 半夏一钱五分，天麻、茯苓、橘红各一钱，白术三钱，甘草五分。生姜一片，大枣二枚，水煎服。

一、方源考证

本方出自清代程国彭的《医学心悟》："眩，谓眼黑；晕者，头旋也。……有湿痰壅遏者，书云，头旋眼花，非天麻、半夏不除是也，半夏白术天麻汤主之。"

二、组方药物

本方由半夏、天麻、茯苓、橘红、白术、甘草、生姜、大枣组成。这里主要介绍天麻。

天麻为兰科植物天麻的干燥块茎。立冬后至次年清明前采挖。冬季茎枯时采挖者名"冬麻"，质量优良；春季发芽时采挖者名"春麻"，质量较差。味甘，性平，归肝经，具有息风止痉、平抑肝阳、祛风通络之功效。《神农本草经》将其列为上品，又称其为独摇芝、定风草、离母、合离草、神草、鬼督邮等。《本草纲目》载："赤箭以状而名，独摇、定风以性异而名，离母、合离以根异而名，神草、鬼督邮以功而名。天麻，乃肝经气分之药。"《素问》云："诸风掉眩，皆属于木。故天麻入厥阴之经而治诸病。"罗天益云："眼黑头旋，风虚内作，非天麻不能治。天麻乃定风草，故为治风之神药。今有久服天麻药，遍身发出红丹者，是其祛风之验也。"

三、用法与用量

原方剂型为汤剂。本方现代临床参考剂量如下：半夏9 g，天麻、茯苓、橘红各 6 g，白术 18 g，甘草 6 g，生姜 5 片，大枣 15 g。水煎服。

四、组方解析

　　本方具有化痰息风、健脾祛湿之功效，主治风痰上扰证。方中半夏味辛性温而燥，归脾胃肺经，功善燥湿化痰，且能降逆消痞；天麻甘平柔润，能入肝经，尤善平肝息风而止眩晕，与半夏相配，则化痰熄风而止眩之力尤强。二药均为治风痰眩晕头痛之要药，共为君药。白术补脾健中而燥湿，使脾运健则湿痰去，湿痰去则眩晕可除；茯苓健脾渗湿，与白术相须为用，以治生痰之源。共为臣药。橘红理气化痰，燥湿和中，既助君药以祛痰湿，又调气以消痰；生姜、大枣调和脾胃。共为佐药。甘草和中而调和诸药，为使药。诸药合用，共奏化痰熄风、健脾祛湿之效，为治风痰眩晕之良方。

五、临床运用

　　本方为治风痰眩晕头痛之主方，以眩晕、头痛、胸闷、口淡、舌苔白滑、脉弦滑为辨证要点。

（一）临床治疗的常见疾病

耳源性眩晕、神经性眩晕等属风痰上扰者。

（二）医案解读与应用

1．内耳性眩晕

　　笔者曾治患者，女，42 岁，头晕，视物昏花反复发作 1 周。患者既往有类似发作，曾在当地医院排除颈椎病、高血压等疾病，诊断为内耳性眩晕。近 1 周头晕再次发作，前来就诊。就诊时症见头晕，视物昏花，感觉天旋地转，不能视物，伴恶心、呕吐，呕吐为胃内容物及清水痰涎，身体偏胖，舌质淡，苔白腻，脉弦滑。血压 105/70 mmHg。诊断为眩晕，属风痰上扰证。拟方半夏白术天麻汤加减：法半夏 15 g，白术 10 g，天麻 15 g，陈皮 5 g，茯苓 15 g，炙甘草 6 g，石菖蒲 10 g，僵蚕 10 g，泽泻 30 g，车前草 15 g。7 剂，水煎服。服药 3 剂后，症状减轻。原方加党参 20 g，继服 14 剂，症状全消。

2. 颈性眩晕

笔者曾治患者，男，65 岁，头晕 3 天。3 天前于家中忽然发作头晕，目眩，视物旋转，恶心，欲吐，继而昏倒，后很快自行恢复神志，但不敢走动，活动后症状加重。由家人扶行前来就诊。就诊时症见头晕，眼闭不敢视物，颈项强，不敢转动，舌苔厚腻微黄，脉滑。血压 135/85 mmHg，颈椎 CT 示 "C4 ～ C5、C5 ～ C6 椎体骨质增生"。诊断为眩晕，属风痰上扰证。拟半夏白术天麻汤加减：半夏 15 g，白术 10 g，茯苓 15 g，炙甘草 6 g，黄芩 10 g，天麻 15 g，陈皮 5 克，石菖蒲 10 g，川芎 20 g，蜈蚣 1 条，全蝎 5 g。7 剂，水煎服。服药后症状缓解，但仍不能转动头部，颈部不适，活动仍有恶心、欲呕。于前方中加葛根 30 g，蜈蚣 10 g，全蝎 5 g，继服 7 剂，症状痊愈。

3. 高血压病

笔者曾治患者，男，63 岁，头晕 1 个月。患者有高血压病史 6 年，长期服用硝苯地平缓释片、马来酸依那普利等降压药，血压控制尚可，一般能保持在（130 ～ 140）／（80 ～ 90）mmHg，无明显不适。近 1 个月来，逐步出现头昏、睡眠欠佳的症状，前来就诊。就诊时症见头晕眼花，伴恶心，欲呕，但未呕出，形体肥胖，舌质暗红，苔厚腻，脉弦滑。血压控制不好，时高时低，最高达 170/110 mmHg。诊断为眩晕，属风痰上扰证。拟半夏白术天麻汤加减：法半夏 15 g，茯苓 15 g，生薏苡仁 30 g，泽泻 30 g，天麻 15 g，白术 10 g，钩藤 20 g，丹参 20 g，葛根 20 克，酸枣仁 30 g，三七片 10 克。7 剂，水煎服。二诊：头晕及伴随症状缓解，血压降为 140/90 mmHg。继服 30 剂，血压一直保持在 130/85 mmHg 左右，较为稳定。

按语：上述三例均属风痰上扰所致。第一例痰浊较重，故在原方基础上加僵蚕化痰息风，另重用泽泻，含泽泻汤之义，加强利湿降浊之功。第二例为有痰郁化热之证，故原方加黄芩清热燥湿，同时加蜈蚣、全蝎加强祛风通络之力。第三例有瘀血之证，原方加丹参、三七活血化瘀。以上 3 例也体现异病同治的中医特色。

开心散
《备急千金要方》

> 远志、人参各四分，茯苓二两，菖蒲一两。右四味治下筛，饮服方寸匕，日三服。

一、方源考证

本方出自唐代孙思邈的《备急千金要方》："开心散，主好忘方。"

二、组方药物

本方由远志、人参、茯苓、菖蒲（石菖蒲）组成。这里主要介绍远志和石菖蒲。

远志为远志科远志属多年生草本植物的干燥根。味苦、辛，性温，归心、肾、肺经，具有安神益智、解郁之功效。《神农本草经》载："主咳逆伤中，补不足，除邪气，利九窍，益智慧，耳目聪明，不忘，强志倍力。"《药性论》载："治心神健忘，坚壮阳道。主梦邪。"西晋张华在《博物志》中提出："远志苗曰小草，根曰远志。"只是后来该药逐渐偏向于只使用其根，而少用其苗了。北宋的《本草图经》有明确解说："古本通用远志、小草；今医但用远志，稀用小草。"远志临床运用时一般要去心，目的是减轻副作用。《雷公炮炙论》提出："凡使远志，先须去心，若不去心，服之令人闷。去心了，用熟甘草汤浸一宿，漉出，曝干用之。"《得配本草》也提出："（远志）米泔水浸，槌碎，去心用。"

石菖蒲为天南星科植物石菖蒲的干燥根茎。味辛、苦，性温，具有开窍豁痰、醒神益智、化湿开胃之功效。除石菖蒲外，节菖蒲和水菖蒲也称"菖蒲"，它们分别来源于不同植物，其功能、主治也不同。节菖蒲又称九节菖蒲，为毛茛科植物阿尔泰银莲花的干燥根茎。水菖蒲又称藏菖蒲，为天南星科植物藏菖蒲的干燥根茎。李时珍认为菖蒲正品应为"生于水石之间，叶具剑脊，瘦根节密，高尺余者，石菖蒲也"。民间认为菖蒲有辟邪的作用，端午期间挂菖蒲于门上，相沿成习，遂成端午风俗；饮菖蒲酒，以祛避邪疫；夏秋之夜，燃菖蒲、艾叶驱蚊灭虫的习俗保持至今。

三、用法与用量

原方剂型为散剂。本方现代临床参考剂量如下：远志、人参各 1.2 g，茯苓 6 g，石菖蒲 3 g。以上 4 味药打碎成末，温水冲服。也可作汤剂使用，药物剂量可适当增加。

四、组方解析

本方具有安神、补气、利湿化浊之功效，主治气虚痰阻心窍的健忘症。方中茯苓益气健脾，宁心安神，为君药。远志安神益智，解郁；石菖蒲开窍豁痰，醒神。两药助君药安神益智，为臣药。人参健脾益气，开心益智，为佐药。诸药合用，共奏益气健脾、化痰开窍、安神益智之效。

五、临床运用

本方为治健忘证之常用方，以失眠多梦、健忘、惊悸、神志恍惚、舌苔白滑、脉滑为辨证要点。

（一）临床治疗的常见疾病

精神性疾病如抑郁、焦虑、老年痴呆等属气虚痰阻者。

（二）医案解读与应用

1．抑郁症

笔者曾治患者，女，49 岁，情绪抑郁 3 个月。患者平时性格内向，遇事容易思前想后。近 3 个月来，失眠多梦，胸闷胀痛，幻听，心烦，情绪低落，兴趣减少并厌世寻死。当地医院诊断为抑郁症，服用抗抑郁药，病情控制不理想，前来就诊。就诊时症见自诉失眠，心烦，口干，情绪低落，表情抑郁，无欲状，舌质红，苔白腻，脉细数。治宜安神定志，益气生精。拟开心散加减：人参 15 g，茯苓 15 g，生地黄 30 g，石菖蒲 10 g，远志 10 g，郁金 15 g，白芍 30 g，百合 30 g，煅牡蛎 30 g，煅龙骨 30 g，枸杞子 15 g。7

剂，水煎服，每日1剂。二诊：服药后自觉失眠、心烦、情绪低落等症状减轻，仍多梦。效不更方，继服14剂。三诊：心情舒畅，心烦、失眠、多梦等临床症状明显减轻，幻听、厌世寻死症状消失。继续守方14剂。经1个月的治疗，临床症状缓解。嘱患者配合锻炼身体，保持心情舒畅，巩固疗效。连服2个月，症状基本消失。

按语：本例患者除气虚痰阻心窍所致外，还有阴虚症状，故在开心散的基础上，加滋阴安神的百合地黄汤及镇静安神的煅牡蛎、煅龙骨。

2. 脑萎缩

笔者曾治患者，男，76岁，头晕、记忆力下降2年，加重3个月。2年前患者丧偶，并出现头晕、记忆力下降。在当地医院检查，CT显示"右额叶小片密度局限性萎缩"，诊断为脑萎缩，服用中西药，效果不理想。近3个月症状加重，前来就诊。就诊时症见表情淡漠，精神不振，走路不稳，头昏，少寐，左耳鸣，易忘事，常丢失物件，大小便正常，体倦乏力，舌红苔白，脉细弱。证属肾虚髓空，瘀阻。投开心散加减：人参15 g，茯苓15 g，熟地黄30 g，石菖蒲10 g，远志10 g，熟地黄30 g，巴戟天20 g，五味子10 g，当归15 g，丹参20 g，枸杞子15 g。患者服药14剂后，失眠、头昏已除，腰酸腿软好转。投原方30剂，步稳，耳鸣消失。再服30剂，记忆力有明显好转。原方制丸，连服6个月，巩固疗效。

按语：肾主骨生髓，充于脑，主管记忆。本例为脑萎缩，记忆下降，除气虚痰阻外，肾精不足、髓海空虚。故在开心散的基础上加地黄饮子补精填髓，温阳益气，阴阳两补，又活血化瘀，元气有依，五脏安和，气血充旺，脑络畅通，窍开神宁，自当体神安康。

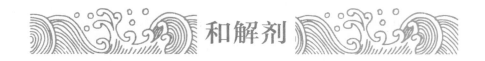

和解剂

本类方是在和法指导下，治疗少阳证、肝脾不和、寒热错杂等病证的方剂。历代医家对"和法"有不同观点，主要有以下三个方面：一是针对特殊病位疾病的治疗，如伤寒少阳证。"伤寒邪在表者，必渍形以汗；邪气在里者，必荡涤以为利；其于不外不内，半表半里，即非发汗之所宜，又非吐下之所对，是当和解则可矣。"（金代成无己《伤寒明理论》）。二是恢复阴阳平和的状态。"有清而和者，有温而和者，有消而和者，有补而和者，有燥而和者，有润而和者，有兼表而和者，有兼攻而和者，和之义则一，而和之法变化无穷焉。"（清代程钟龄《医学心悟》）。三是多种治法合用。"寒热并用之谓和，补泻合剂之谓和，表里双解之谓和，平其亢厉之谓和……凡此"和法"，虽名为和，实寓有汗、下、清、补之意。"（清代戴天章《广瘟疫论·卷四·和法》）。以下方剂即能体现上述三方面的含义。

半夏泻心汤
《伤寒论》

> 半夏（洗）半升，黄芩、干姜、人参、甘草（炙）各三两，黄连一两，大枣（擘）十二枚。上七味，以水一斗，煮取六升，去渣，再煎，取三升，温服一升，日三服。

一、方源考证

本方出自东汉张仲景的《伤寒论》："若心下满而鞕痛者，此为结胸也，大陷胸汤主之。但满而不痛者，此为痞，柴胡不中与之，宜半夏泻心汤。"

同时，《金匮要略》也提到本方"呕而肠鸣，心下痞者，半夏泻心汤主之"。

二、组方药物

本方由半夏、黄芩、干姜、人参、黄连、大枣、炙甘草组成。半夏味辛，性温，有毒，归脾、胃、肺三经，有燥湿化痰、降逆止呕、消痞散结之功效。本方原方所用半夏为生半夏，其毒性较大，故方中用生姜减其毒性。现临床多用姜半夏（用生姜汁浸润而成）代替。

三、用法与用量

原方剂型为汤剂。本方现代临床参考剂量如下：半夏 12 g，黄芩 9 g，干姜 6 g，人参 9 g，黄连 3 g，大枣 15 g，炙甘草 9 g。原方煎法较特殊，即先将 7 味药一起煎，然后去渣留汁，再将药汁单独煎。该煎服的目的一是可以使组方药物充分发挥配伍作用；二是减少药量，避免对胃产生不良影响。

四、组方解析

本方具有辛开苦降、散结除痞之功效，主治寒热互结于中焦之"心下"痞证。这里的心下是指胃脘。中焦脾胃阳虚，寒从内生，外邪化热入里，寒热互结于中焦，导致脾胃升降功能失调，气机逆乱。方中以辛温之半夏散结除痞，又善降逆止呕，为君药。以辛热之干姜温中散寒，以苦寒之黄芩、黄连苦降泻热，为臣药。君臣相伍，寒热平调，辛开苦降。然寒热互结，又源于中虚失运，升降失常，故以人参、大枣甘温益气，以补脾虚，为佐药。炙甘草补脾和中而调诸药，为佐使药。诸药相伍，使寒去热清，升降复常，则痞满可除，呕利自愈。

五、临床运用

本方为治疗寒热互结心下痞证之代表方，也是辛开苦降法的代表方，以心下痞满、呕吐泻利、苔腻微黄为辨证要点。

（一）临床治疗的常见疾病

急慢性胃肠炎、慢性结肠炎、慢性肝炎、早期肝硬化等属中气虚弱、寒热错杂者。

（二）医案解读与应用

1. 呕利痞

刘渡舟医案：患者男，素嗜酒，1969年出现呕吐、心下痞闷，大便每日两三次且不成形。经多方治疗，效不显。其脉弦滑，舌苔白。辨为酒湿伤胃，郁而生痰，痰浊为邪，胃气复虚，影响升降之机，则上见呕吐，中见痞满，下见腹泻。治以和胃降逆、去痰消痞为主。拟方：半夏12 g，干姜6 g，黄芩6 g，黄连6 g，党参9 g，炙甘草9 g，大枣7枚。服1剂，大便泻下白色胶涎甚多，呕吐十去其七。又服1剂，则痞利皆减。凡4剂痊愈。（刘渡舟. 新编伤寒论类方 [M]. 北京：人民卫生出版社，2013.）

按语：本案辨证时抓住心下痞而确定为泻心汤证，根据恶心、呕吐及有嗜酒、酿痰的病史，而确立为痰气痞，故服用半夏泻心汤后从大便泻出许多白色痰涎而愈。

2. 腹胀

岳美中医案：患者男，42岁，1958年8月起食欲不振，疲乏无力，大便每日2～4次，呈稀糊状，腹胀多矢气。曾在长春某医院就诊，诊断为慢性肝炎，治疗10个月出院。此后因病情反复发作，5年中先后住院4次，每次均有明显的肠胃症状。1964年元月住入本院，8月7日会诊。经治医师报告：肝功能正常，谷丙转氨酶略高，为150～180 U/L。消化道症状明显，8个月来多次应用"表飞鸣""胃舒平""酵母片""黄连素"等治疗，终未收效。现仍食欲不振，口微苦，食已胃脘满闷腹胀，干噫食臭，午后脘部胀甚，矢气不畅，甚则烦闷懒言，不欲室外活动，睡眠不佳，每夜2～4小时，肝区时痛。望其体形矮胖，舌苔白润微黄，脉沉而有力，右关略虚。辨为寒热夹杂、阴阳失调、升降失常的慢性胃肠功能失调病症。取用仲景半夏泻心汤以调和之：党参9 g，清半夏9 g，干姜4.5 g，炙甘草4.5 g，黄芩9 g，黄连3 g，大枣（擘）4枚。以水500 mL煎至300 mL，去渣，再煎取200毫升，早晚分服，每日1剂。

药后诸症逐渐减轻。服至40余剂时，自诉治疗月余在5个方面有明显改善：食欲增进，食已脘中胀闷未作，腹胀有时只轻微发作，此其一；精力较前充沛，喜欢散步及室外活动，时间略长也不感疲劳，此其二；大便基本上一日一次，大便时排出多量气体，消化较好，此其三；肝区疼痛基本消失，有时微作，少时即逝，此其四；睡眠增加，中午亦可睡半小时许，此其五。多年之病，功效明显，后因晚间入睡不快，转服养心安神之剂。（中国中医研究院. 岳美中医案集［M］. 北京：人民卫生出版社，2005.）

按语：本例患者病程既久，反复发作，脾胃虚弱于前；便溏腹胀，神疲懒言，口干微苦，舌苔微黄，表明寒热错杂于后。终至气机痞塞，升降失常而见心下痞满，干噫食臭，矢气不畅。半夏泻心汤补益脾胃，辛开苦降，调理寒热，方证相应，故取得较好疗效。

3. 反胃

笔者曾治患者，男，42 岁，反胃呕吐反复发作 2 个月。患者 2 个月来不时发生朝食暮吐或暮食朝吐，近来发作更频，前来就诊。症见每一二日便呕吐 1 次。呕吐物除食物外，尚有多量酸水。口淡无味，食后胃脘胀满，郁闷不舒，心中嘈杂，腰痛，肢末欠温，大便尚可，小便清长，次数增多。舌质红，舌苔薄白而滑，脉沉细弱。诊断为胃气上逆证。拟半夏泻心汤加减：半夏 15 g，党参 20 g，黄连 6 g，黄芩 10 g，干姜 5 g，吴茱萸 6 g，炙甘草6 g，大枣 15 g。7 剂，水煎服。服药后仅轻微呕吐 2 次，吐出物系清水、痰涎，夹少许食物，无酸味。心中嘈杂已除，但偶有呕吐清涎，四肢不温。唇色、舌质转正常，舌苔薄白而滑。上方减少黄芩、黄连的用量，加大干姜用量，同时加炒白术。水煎服，连服 14 剂，余症基本消除。

按语：本例反胃由脾胃虚寒、运化无权、胃气上逆所致。口淡，腹胀，四肢不温，溲清，脉沉细弱，均为虚寒之象，治宜温中补阳。但唇舌红、心中嘈杂、吐酸，又表明内有郁热之证。属虚实挟杂证，故用半夏泻心汤见效。

甘草泻心汤
《伤寒论》

甘草（炙）四两，黄芩三两，干姜三两，半夏（洗）半升，大枣（擘）十二枚，黄连一两。上六味，以水一斗，煮取六升，去滓，再煎取三升，温服一升，日三服。

一、方源考证

本方出自东汉张仲景的《伤寒论》："伤寒中风，医反下之，其人下利，日数十行，谷不化，腹中雷鸣，心下痞鞭而满，干呕，心烦不得安，医见心下痞，谓病不尽，复下之，其痞益甚，此非结热，但以胃中虚，客气上逆，故使鞭也，甘草泻心汤主之。"

《金匮要略》也有记载："狐惑之为病，状如伤寒，默默欲眠，目不得闭，卧起不安。蚀于喉为惑，蚀于阴为狐，不欲饮食，恶闻食臭，其面目乍赤，乍黑，乍白，蚀于上部则声嗄，甘草泻心汤主之；蚀于下部则咽干，苦参汤洗之；蚀于肛者，雄黄熏之。"

《金匮要略》中本方中有参，《千多要方》中本方中也有人参，故方中应用人参。

二、组方药物

本方由炙甘草、黄芩、干姜、半夏、大枣、黄连以及人参组成。这里主要介绍甘草。

甘草为豆科植物甘草、胀果甘草或光果甘草的干燥根和根茎。味甘，性平，归心、肺、脾、胃经，具有补脾益气、清热解毒、祛痰止咳、缓急止痛、调和诸药之功效。甘草的功效与炮制有关：生用偏凉，能清热解毒；炙用偏温，能补中益气。其甘缓之性又可缓急止痛，调和药性。南朝医学家陶弘景将甘草尊为"国老"，并言："此草最为众药之王，经方少有不用者，犹如香中有沉香也。""国老"，即帝师之称。把甘草推崇为药之帝师，其原因正如《本草纲目》中所释："诸药中甘草为君，治七十二种乳石毒，解一千二百草木毒，调和众药有功，故有'国老'之号。"另外，甘草调和之力较强，与温热药配伍可缓其热；与寒凉药配伍可缓其寒；寒热相杂者，则使得其平。在补益剂中配伍甘草，使得补而不至于骤；在泻下剂中配伍甘草，能使泻而不至于速。《本草正》云："甘草，味至甘，缓中和之性，有调补之功，故毒药得之解其毒，刚药得之和其性，表药得之助其外，下药得之缓其速。随气药入气，随血药入血，无往不可，故称国老。"

三、用法与用量

原方剂型为汤剂。本方现代临床参考剂量如下：半夏9 g，黄芩9 g，干姜9 g，黄连3 g，人参9 g，大枣20 g，炙甘草12 g。水煎服。原方煎法较特别，将前面6味药一起煎，然后去渣留汁，再将药汁单独煎。

四、组方解析

《医家金鉴》指出："方以甘草命名者，取其和缓之意。"方中炙甘草为君药，以补中缓急，使胃虚得补，急利得缓。半夏散结消痞，和胃降逆，为臣药。干姜温中散寒，黄连、黄芩苦降泄热，人参、大枣健脾益气和中，为佐药。炙甘草调和诸药，兼为使药。诸药相配，益气和胃，消痞之呕。

五、临床运用

本方主治胃气虚弱心下痞证，以心下痞硬而满、干呕心烦不得安、下利频作、谷不化、腹中雷鸣为辨证要点。

（一）临床治疗的常见疾病

白塞综合征、口腔溃疡、慢性胃炎等属胃气虚弱心下痞者。

（二）医案解读与应用

1. 白塞综合征

胡希恕医案：有女患者在意大利确诊为白塞综合征，主症是口腔及前阴俱有蚀疮。胡氏嘱其服甘草泻心汤加石膏，另与苦参汤熏洗下阴，不久均治。药方为：炙甘草五钱，半夏四钱，党参一钱，黄牛三钱，黄连二钱，大枣四枚，干姜二钱，石膏一两半。苦参汤即用苦参二两，煎汤坐浴。（段治钧，冯世纶，廖立行. 胡希恕医论医案集粹［M］. 北京：中国中医药出版社，2014.）

2. 口腔溃疡

笔者曾治患者，女，43 岁，反复口腔溃疡 4 年，加重 1 周。患者既往有反复发作的口腔溃疡史 4 年。近 1 周加重，前来就诊。症见口腔溃疡，双侧口腔黏膜有溃疡点，吞咽不利，胃灼热，反酸，腹胀腹痛，得食加重，体倦乏力，偶有头痛，纳差，眠可，二便调，舌淡胖，苔白腻，脉弦。诊断为口疮，属脾胃湿滞证。治宜调和脾胃，清热祛湿。拟甘草泻心汤加减：清半夏 15 g，黄芩 10 g，黄连 6 g，干姜 5 g，党参 20 g，吴茱萸 3 g，甘草 20 g。7 剂，水煎服。二诊自诉口腔溃疡明显缓解，纳可，余症均减。原方去吴茱萸，加白术 15 g、防风 15 g，继服 14 剂，症状全消。

按语：口腔溃疡形成的原因较多，其中新发者多为内热上熏所致，故临床治疗多用苦寒清热之法，多能取效，但对于复发性口腔溃疡却较难治愈。本例患者属复发性口腔溃疡，因病程日久，脾胃虚弱，与中医的狐惑病之状如伤寒、喉阴蚀烂等极为相似，病机为湿热虫毒蕴郁化火、上攻下注、蒸腐气血。甘草泻心汤寒热并用，辛开苦降，健脾清热，化痰利湿，对该证型的口腔溃疡有良好疗效。

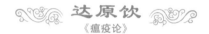

达原饮
《瘟疫论》

> 槟榔二钱，厚朴一钱，草果仁五分，知母一钱，芍药一钱，黄芩一钱，甘草五分。右用水一盅，煎八分，午后温服。

一、方源考证

本方出自明代吴又可的《瘟疫论》："瘟疫初起先憎寒而后发热，日后但热而无憎寒也，初起二三日，其脉不浮不沉而数，昼夜发热，日晡益甚，头疼身痛，其时邪在伏脊之前，肠胃之后。虽有头疼身痛，此邪热浮越于经，不可认为伤寒表证，辄用麻黄、桂枝之类强发其汗。此邪不在经，汗之徒伤表气，热亦不减。又不可下，此邪不在里，下之徒伤胃气，其渴愈甚。宜达原饮。"

二、组方药物

本方由槟榔、厚朴、草果仁（草果）、知母、芍药（白芍）、黄芩、甘草组成。这里主要介绍槟榔和草果。

槟榔为棕榈科植物槟榔的干燥成熟种子。味苦、辛，性温，归胃、大肠经，具有杀虫、消积、行气利水、截疟之功效。《本草纲目》载："除一切风、一切气，宣利脏腑。"《名医别录》载："消谷逐水，除痰，杀三虫，伏尸，疗寸白。"槟榔作用峻猛，具有独特的御瘴功能，又有"洗瘴丹"的别名，用于治疗瘴气即疫病。其主要成分生物碱是槟榔碱，口嚼有兴奋作用，

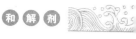

民间有"槟榔加烟，法力无边"的说法。国际癌症研究机构（International Agency for Research on Cancer，IARC）将槟榔列为Ⅰ类致癌物，确定咀嚼槟榔与口腔癌、食道癌、肝癌等疾病密切相关。我国也未批准槟榔为新食品原料，未将其纳入按照传统既是食品又是中药材的物质目录。

草果为姜科植物草果的干燥成熟果实。味辛，性温，归脾、胃经，具有燥湿温中、截疟除痰之功效。《本草纲目》载："温脾胃，止呕吐，治脾寒湿、寒痰，益真气，消一切冷气膨胀，化疟母，消宿食，解酒毒、果积。兼辟瘴解瘟。"草果属辛温燥烈之品，气味比较浓厚，无论是燥湿的作用还是温中的作用均比豆蔻强。寒湿邪气阻碍中焦时，出现脘腹冷痛、呕吐泄泻等症状，常用草果配合吴茱萸、干姜、砂仁、半夏等温中化湿。除痰截疟是草果的另一作用。草果气味芳香，芳香性属辟浊，温脾燥湿，除痰截疟。当疟疾缠身、头身疼痛、恶寒发热时，草果、常山、知母、槟榔等组成名方"草果饮"，是很好的截疟良方。

三、用法与用量

原方剂型为汤剂。本方现代临床参考剂量如下：槟榔 9 g，厚朴 6 g，知母 6 g，白芍 g，黄芩 6 g，草果、甘草各 3 g。水煎服。

四、组方解析

本方具有开达膜原、辟秽化浊之功效，主治瘟疫秽浊毒邪伏于膜原证。膜者，横膈之膜；原者，空隙之处。膜原外通肌腠，内近胃腑，即三焦之关键。疫邪入膜原半表半里，邪正相争，故见憎寒壮热、头痛；疫邪内侵，脾胃失和，导致呕恶、烦躁；苔白厚如积粉为疫邪之外候。此时乃湿疫秽浊毒邪居于膜原之半表半里，非汗、清可除，故当以开达膜原、辟秽化浊为法。方中槟榔破滞气，消痰癖，为君药。厚朴芳香化浊，理气祛湿；草果辛香化浊，辟秽止呕。共为臣药，气味辛烈，可直达膜原，逐邪外出。凡瘟疫毒邪，最易化火伤阴，故用白芍、知母清热滋阴，并可防诸辛燥药之耗散阴津；黄芩苦寒，清热燥湿。共为佐药。生甘草为使药，既能清热解毒，又可调和诸药。全方合用，可使秽浊得化，热毒得清，则邪气溃散，速离膜原，故以"达原饮"名之，为治瘟疫秽浊毒邪伏于膜原证之主方。

五、临床运用

本方为治疗瘟疫初期或疟疾、邪伏膜原之代表方,以憎寒壮热、舌红、苔垢腻如积粉为辨证要点。

(一)临床治疗的常见疾病

疟疾、流行性感冒、病毒性脑炎及新冠病毒感染等属疫毒伏于膜原者。

(二)医案解读与应用

1. 顽固性背心发热

笔者曾治患者,男性,62 岁,背心发烫如火灼 1 个月。患者有慢性支气管炎病史 3 年。感受风寒后会反复出现咳喘,每次持续 1 个月才能好转。近 1 个月咳喘再次发作,同时伴有背心发热、发烫,背部不能盖被,前来就诊。就诊时症见背部肌肤发热,夜间加重,体温 36.8 ℃,伴咳嗽痰多,胃脘胀闷,食少纳呆,口苦尿黄,大便不黏,舌边红,苔白厚腻,脉弦数。诊为痰浊壅闭、邪阻膜原。以达原饮加减:槟榔 10 g,厚朴 9 g,知母 15 g,白芍 15 g,黄芩 15 g,草果 6 g,甘草 6 g,茯苓 15 g,半夏 10 g,地骨皮 20 g。服 3 剂后,背热大减,半夜不再坐睡。继服 7 剂,背热若失。

按语:本例患者背心发热为痰浊壅闭膜原、伏而化热、不得透发、蒸于脊前胃后所致。膜原位于“夹脊之前,肠胃之后”,故见背部灼热、胃胀纳差之候。唯用达原饮开达膜原,辟浊化痰,透邪外达,则其热可愈。

2. 上呼吸道感染

笔者曾治患者,男,11 岁,发热 7 天。7 天前出现发热,发热多在午后或夜间加重,体温在 38.6 ℃左右,最高可达 39.2 ℃,伴胸痛、咳嗽、头痛,干咳无痰。有新冠病毒感染接触史(父母已感染),曾在当地社区中心诊治,拟诊急性上呼吸道感染,予抗炎等对症治疗,发热不缓解,前来就诊。就诊时症见发热(38.6 ℃),咳嗽无痰,胸痛,胸闷气逼,腹胀纳少,寐差,舌红、苔黄腻,脉弦滑数。新冠病毒检测阳性。辨证风寒疫毒外袭,聚于膜原证。拟开达膜原、清热利湿法。达原饮加减:黄芩 6 g,知母 6 g,槟榔 6 g,厚朴 6 g,草果 3 g,白芍 6 g,甘草 6 g,藿香 6 g,神曲 6 g,枳壳 6 g,苦杏仁 3 g。水煎服,3 剂。服上方 3 剂后即开始体温降,发热减轻,胸痛、咳嗽明显减轻,饮食增加,睡眠改善,二便正常,舌淡红、苔薄黄,

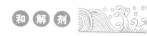

脉弦数，测体温37.5 ℃。再服1周，体温正常。

按语：本例患者发热1周不退，正值疫病流行季节，为邪聚膜原、郁而发热所致。选用达原饮，方证相应，故取得较好疗效。

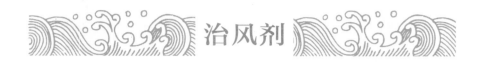

治风剂

本类方是以辛散祛风或滋潜息风药为主，具有疏散外风或平息内风的作用，主治风邪外袭或内扰所致病证的方剂。

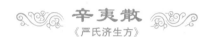

《严氏济生方》

辛夷仁、细辛（洗去土、叶）、藁本（去芦）、升麻、川芎、木通、防风（去芦）、羌活（去芦）、甘草（炙）、白芷各等分。右为细末，每服二钱，食后茶清调服。

一、方源考证

本方出自宋代严用和的《严氏济生方》："治肺虚，风寒湿热之气加之，鼻内壅塞，涕出不已，或气息不通，或不闻香臭。"

二、组方药物

本方由辛夷仁、细辛、藁本、升麻、川芎、木通、防风、羌活、炙甘草、白芷组成。这里主要介绍辛夷仁。

辛夷仁为辛夷的种子。味辛，性温，归肺、胃经，具有散风寒、通鼻窍之功效。《本草纲目》指出："肺开窍于鼻，而阳明胃脉环鼻而上行，脑为元神之府，鼻为命门之窍；人之中气不足，清阳不升，则头为之倾，九窍为之不利。辛夷之辛温走气而入肺，能助胃中清阳上行通于天，所以能温中治头面目鼻之病。"

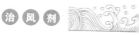

三、用法与用量

原方剂型为散剂。本方现代临床参考剂量如下：辛夷仁、细辛、藁本、升麻、川芎、川木通、防风、羌活、炙甘草、白芷各等分。打粉成细末，每次服 6 g，用清茶冲服。也可改作汤剂煎服，各药用量按常规剂量。

四、组方解析

本方具有疏散风寒、通利鼻窍之功效，主治外感受风寒、鼻内痰湿壅塞之鼻渊证，症见涕出不已、气息不通、或不闻香臭。方中辛夷仁散风寒，通鼻窍，为君药。细辛祛风散寒，通鼻窍；防风、白芷、羌活、藁本祛风散寒除湿。共为臣药。川芎为血中之气药，祛风活血，行气止痛；升麻辛凉升散，即可助散邪外出；木通苦寒，清利湿热。升麻和木通之寒凉之性也可防方中辛浊发散药之温燥太过。共为佐药。炙甘草和中调药，为使药。诸药合用，共奏疏散风寒、通利鼻窍之效。

五、临床运用

本方主治以外感受风寒、鼻内痰湿壅塞之鼻渊证，以头痛、鼻塞、涕出不畅为辨证要点。

（一）临床治疗的常见疾病

急慢性鼻炎、血管神经性头痛等属感受风寒、鼻内痰湿壅塞者。

（二）医案解读与应用

1. 鼻窦炎

笔者曾治患者，女，35 岁，鼻塞不闻香臭，涕出如脓半年，加重 1 周。患者有慢性鼻窦炎病史，半年来反复发作，近 1 周症状加重，前来就诊。就诊时症见鼻塞不闻香臭，涕出如脓，色黄气腥伴恶寒，偏头痛，以巅顶为剧，舌苔薄白，脉弦滑。诊断为鼻渊证。拟方辛夷散加减：辛夷、藁本、菊花、防风、川芎、羌活、独活、僵蚕、升麻、薄荷各 30 g，苍耳子、蔓荆子、细辛、甘草各 10 g。上方打碎研末，每次服 10 g，清茶冲服，每日 2

次。1 周后症状缓解。继服 2 周以巩固疗效。

按语：本例患者鼻塞不闻香臭，涕出如脓，其病是由风寒湿内郁、肺失宣降、邪滞鼻窍所致。治宜疏散风寒，通利鼻。选用辛夷散，方证相应，故取效。方中加僵蚕是为加强祛风化痰之力。

2. 声带息肉

笔者曾治患者，男性，55 岁，声音嘶哑半个月。患者是教师，工作繁重，长期用嗓过度。近半个月，感冒受寒后症状加重，声音嘶哑，不能讲课。在当地医院检查，确诊为声带瘜肉，须手术治疗。患者不愿接受手术，前来求治。就诊时症见声音嘶哑，说话甚为困难，恶寒，饮食、睡眠、大小便均正常，其他亦无不适感。检查咽喉，未发现有异常。拟方辛夷散加减：辛夷 10 g，白芷 15 g，升麻 5 g，细辛 3 g，藁本 10 g，防风 15 g，川芎 15 g，黄芪 15 g，白术 10 g，木通 10 g，僵蚕 10 g，甘草 6 g。水煎服，每日 1 剂。7 剂后症状减轻，觉喉中有痰上涌，吐出后，觉喉中甚为舒适，乃试发音，即能发出较为清亮的声音来。因患者工作原因，煮药不便，将汤剂改为散剂，嘱其每日早晚用清茶水冲服，每次 6 g，14 剂后，声音全出，声音洪亮，症状全消。

按语：本例患者声音嘶哑为风寒外袭、肺失宣降、痰阻于咽喉所致。患者劳力太过，卫气不足，再加上感受风寒之邪，导致肺失宣降，痰阻于咽喉。选辛夷散，方证相应，故取效。方中黄芪、白术与防风相配，即玉屏风散，目的是加强益气固表之力，扶正以助祛邪。

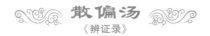

散偏汤
《辨证录》

> 白芍五钱，川芎一两，郁李仁一钱，柴胡一钱，白芥子三钱，香附二钱，甘草一钱，白芷五分。水煎服。

一、方源考证

本方出自清代陈士铎的《辨证录》："人有患半边头风者，或痛在右，或痛在左，大约痛于左者为多，百药治之罔效，人不知其故。此病得之郁气

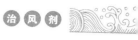

不宣，又加风邪袭之于少阳之经，遂致半边头痛也。其病有时重有时轻，大约遇顺境则痛轻，遇逆境则痛重，遇拂抑之事而更加之风寒之天，则大痛而不能出户。痛至岁久，则眼必缩小，十年之后，必至坏目，而不可救药矣。治法急宜解其肝胆之郁气。虽风入于少阳之胆，似乎解郁宜解其胆，然而胆与肝为表里，治胆者必须治肝。况郁气先伤肝而后伤胆，肝舒而胆亦舒也。方用散偏汤。"陈士铎，字敬之，号远公，浙江山阴（今浙江绍兴）人。其幼习儒术，初为乡间诸生，后因仕途不成，遂弃举子业，乃究心医学，以"良医济世"为勉，治病多奇中，从不计酬。陈士铎平生好学，上探典籍之奥，博采诸家之长，通过临床实践，擅长归纳总结。

二、组方药物

本方由白芍、川芎、郁李仁、柴胡、白芥子（芥子）、香附、甘草、白芷组成。这里主要介绍郁李仁和白芥子。

郁李仁为蔷薇科植物欧李、郁李或长柄扁桃的干燥成熟种子。味辛、苦、甘，性平，归脾、大肠、小肠经，具有润肠通便、下气利水之功效。《神农本草经》载："主大腹水肿，面目、四肢浮肿，利小便水道。"《本草纲目》载："郁李仁甘苦而润，其性降，故能下气利水。"《宋史·钱乙传》云："一乳妇因悸而病，既愈，目张不得瞑。乙曰，煮郁李酒饮之使醉，即愈。所以然者，目系内连肝胆，恐则气结，……郁李去结，随酒入胆，结去……，目则能瞑矣。此盖得肯綮之妙者也。"

白芥子即芥子，又称辣菜子，为十字花科植物白芥或芥的干燥成熟种子。味辛，性温，归肺经，内服具有理气化痰、通络止痛、温中散寒、止咳平喘之功效。芥子刺激作用较强，外用于皮肤有温暖的感觉，为外用贴敷的主要药物。因对胃黏膜有刺激作用，内服多用炒芥子。《本草纲目》指出："利气豁痰，除寒暖中，散肿止痛。治喘嗽反胃，痹木脚气，筋骨腰节诸痛。"

三、用法与用量

原方剂型为汤剂。本方现代临床参考剂量如下：白芍 15 g，川芎 30 g，郁李仁 3 g，柴胡 3 g，芥子 9 g，香附 6 g，甘草 3 g，白芷 1.5 g。水煎，饭后服。

四、组方解析

本方具有疏风行气、活血止痛之功效，主治偏头痛，因疗效好而得名。诱发偏头痛的原因较多，本方主治气郁风邪上扰证。方中川芎为血中气药，可上通于巅顶，下达于气海，祛风止痛，祛瘀通络，重用为君药。白芷祛风止痛，入阳明经，以止前额头痛为主；香附为气中血药，行气止痛，入血分以助川芎祛瘀通络止痛；郁李仁理气解郁。共为臣药。柴胡引药入于少阳，且可载药升浮，直达头面；芥子引药深入，直达病所，兼有通络蠲痰之功；白芍敛阴而防辛散太过，又有缓急止痛之长。共为佐药。甘草缓急，调和诸药，为使药。诸药合用，疏散风寒之中兼有通络祛瘀之效，疏达气血之中又寓祛痰通窍之用，且发中专攻，通中有敛，相互为用，各展其长。

五、临床运用

本方主治风邪上扰、气滞血瘀之偏头痛，以偏头痛时轻时重、遇风寒尤甚，舌淡，苔白，脉浮弦为辨证要点。

（一）临床治疗的常见疾病

以疼痛为主症的血管神经性头痛、痛经等。

（二）医案解读与应用

1. 血管神经性头痛

笔者曾治患者，女，45岁，偏头痛2年，近1个月加重。患者偏头痛已有2年，未规范治疗，头痛发作时自行服用止痛片治疗，有所缓解，但反复发作。近1个月发作次数明显增强，每天2～3次，前来就诊。就诊时症见头痛，多为一侧头痛，或两侧交替痛，为胀痛，烦躁不安，影响睡眠，怕风，遇风后头痛加重，伴恶心欲吐，月经周期紊乱，情绪较差，口干口苦，大便干结，舌质红，苔薄黄，脉弦细。诊断为偏头痛。拟散偏汤加减：白芍15 g，川芎30 g，郁李仁1 g，柴胡6 g，甘草6 g，白芥子6 g，香附6 g，白芷15 g，蔓荆子10 g，生地黄20 g。服上方7剂后，痛势大减，每天发作1次，持续数分钟即止。口不苦，大便转正常。舌脉同前。效不更方，原方加全蝎5 g，蜈蚣1条，以加强祛风止痛之力。继服14剂后，头痛已愈，诸症悉除。

按语：偏头痛是临床常见病、多发病，多与劳累和情绪变化有关。本例患者属于围绝经期，情绪不畅，肝气郁结，兼感风邪，故出现偏头痛，忽左忽右，恶心欲吐，头胀昏重，心烦，苔白，脉弦。方证相应，故获效验。另加生地黄以防温燥药伤阴；因病程较长，加全蝎、蜈蚣增强祛风止痛之效。

2．痛经

笔者曾治患者，曾某，女，23岁，反复痛经3年。3年前因高考发挥失常，就读学校不理想，入校后心情一直不好，出现月经紊乱，并伴有痛经。多在行经前2～3天，阵发性下腹胀痛，严重时自行服用止痛药。就诊时症见下腹痛，为胀痛，伴月经量少，排出不畅，夹有紫红血块，舌苔薄白，脉弦。拟散偏汤加减：白芍15 g，川芎30 g，郁李仁15 g，柴胡6 g，甘草6 g，芥子6 g，香附6 g，白芷15 g，蔓荆子10 g，生地黄20 g。服药后，症状减轻。后连续调理3个月经周期，症状全消。

按语：本例痛经为肝郁气滞所致。肝主情志，主疏泄。情绪不畅，肝气郁滞，经血不能依时而下，不通则痛。散偏汤疏肝理气，调经止痛，故取得较好疗效。

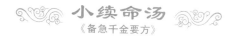

小续命汤
《备急千金要方》

麻黄、防己、人参、黄芩、桂心、甘草、芍药、川芎、杏仁各一两，附子一枚，防风一两半，生姜五两。右十二味，㕮咀，以水一斗二升，先煮麻黄三沸，去沫，内诸药，煮取三升。分三服，甚良。不瘥，更合三四剂，必佳。

一、方源考证

本方最早记载见于汉魏两晋时期著名医家陈延之的《小品方》："治卒中风欲死，身体缓急，口目不正，舌强不能语，奄奄忽忽，神情闷乱，诸风服之皆验，不令人虚方。"后唐代孙思邈将其收入《备急千金要方》："夫诸急卒病多是风，初得轻微，人所不悟，宜速与续命汤。"

二、组方药物

本方由麻黄、防己、人参、黄芩、桂心（肉桂）、甘草、芍药（白芍）、川芎、杏仁（苦杏仁）、附子、防风、生姜组成。这里主要介绍防己。

防己一直以来分为汉防己和木防己两大类。一般习惯所称的汉防己实际上是防己科的粉防己，木防己则为马兜铃科的广防己和汉中防己，有时也包括防己科的木防己。汉防己偏于利湿走里，可利小便以消肿；木防己偏于祛风而走外，用于祛风湿以止痛。广防己因含有马兜铃酸等物质，会产生严重的积蓄性中毒，2004年国家食品药品监督管理局已经取消了广防己（木防己）的药用标准。本方使用的是汉防己。

三、用法与用量

原方剂型为汤剂。先煮麻黄，去沫，主要是为了防止麻黄引起的心烦等副作用。服用方法强调要多次服用，先分三次服，如没有达到治疗效果，还可以再服多三四剂。本方现代临床参考剂量如下：麻黄、防己、人参、黄芩、肉桂、甘草、白芍、川芎、苦杏仁各9 g，附子10 g，防风15 g，生姜15 g。水煎服。

四、组方解析

汪昂的《医方集解·祛风之剂》首列此方，称其为"六经中风通剂"。但从组方药物来看，本方主治阳气亏虚、风寒外袭所致的中风。方中麻黄祛风散寒，为君药。防己、防风祛风通络，为臣药。君臣相配，增强祛风通络之力。人参、附子、肉桂温阳益气，与祛风散寒药合用，可以发挥扶正祛邪之效；川芎上行头目，以祛巅顶之风，且为"血中之气药"，能活血化瘀，取"血行风自灭"之义；苦杏仁降利肺气，与麻黄相配，宣降同用，恢复肺气功能，利于祛风；黄芩苦寒，制诸药之温热；白芍滋阴，防诸药温燥伤阴，生姜辛温，祛风散寒。共为佐药。甘草和中调药，为使药。诸药合用，共奏益气活血、祛风散寒之效。

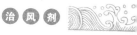

五、临床运用

本方主治阳气虚弱、风寒外袭所致中风，以身体缓急、口眼㖞斜、舌强不能语、脉虚弱为辨证要点。

该方在唐宋时期临床用于治疗中风且应用较为广泛，《备急千金要方·诸风》把小续命汤放在治风剂之首，王焘《外台秘要》也将其放在治风剂首位。但唐宋以后，中风被分为"外风"即真中风和"内风"即类中风。小续命汤为治外风之方，临床治疗中风受到限制。如明朝《普济方·诸风》认为，小续命汤治疗中风是"不治其本"，著名医家张景岳认为中风"悉由内伤""本无外感"，故用小续命汤治疗中风是"速其危耳"，完全颠覆了该方的作用。近代医家张山雷认为，小续命汤治疗中风是"不可思议"，属"侥幸图功""小续命汤之治卒中风欲死"，要知昏瞀卒中之中风既非在表之风邪，必非小续命汤之庞杂所能"侥幸图功"。近代中医名家胡希恕也认为，古人将脑血管意外视为风邪中人是错误的认识，临床脑血管意外或脑血栓形成，若真以祛风药治之，万无一愈。

关于小续命汤临床治疗中风的范围，可根据中医辨证论治理论，以此为作为基本方灵活加减。

明代的虞抟在《医学正传》指出，小续命汤"标本兼治"，可以治疗中风急性期，"故本方用附子，以其禀雄壮之资，而有斩关夺将之势，能引人参辈并行于十二经，以追复散失之元阳，又能引麻黄、防风、杏仁辈发表、开腠理，以驱散在表之风寒，引当归、芍药、川芎辈入血分，行血养血，以滋养其亏损之真阴……此急则治其标，与夫标而本之之治也"。清代汪昂认为，小续命汤是治疗中风的基本方，"通治六经中风，㖞斜不遂，语言謇涩及刚柔二痉"。清代徐灵胎也认为该方是治疗中风之主方："续命为中风之主方，因证加减，变化由人，而总不能舍此以立法。"

（一）临床治疗的常见疾病

脑梗死、高血压、面神经麻痹等病。

（二）医案解读与应用

1. 中风

丁甘仁医案：罗氏，男，年甫半百，贼风入中经腧，营卫痹塞不行，陡然跌仆成中，舌强不语，神识似明似昧，嗜卧不醒，右手足不用，脉象尺部沉细，寸关弦紧而滑，苔白腻。急拟小续命汤加减：净麻黄四分，熟附片一钱，川桂枝八分，生甘草六分，全当归三钱，川芎八分，姜半夏三钱，光杏仁三钱，生姜汁（冲服）一钱，淡竹沥（冲服）一两。两剂后神识稍清，嗜睡渐减，舌强不能语，右手足不用，脉息尺部沉细，寸关弦紧稍和，苔薄腻。再拟维阳气以祛风邪，涤痰浊而通络道。（丁甘仁．丁甘仁医案［M］．北京：人民卫生出版社，2007．）

　　唐代孙思邈本人因患中风，身体完全不能动，卧床。他要自己的徒弟帮忙将小续命汤打成粉，再煎，每日服四次，连服十天十夜。第十一天自己可以起床了。老中医李可也用该方治疗自己的中风，取得较好的疗效，他曾讲："我这次6月份在深圳中风以后，当时右侧麻木，舌头发硬，讲话困难，回去就开始吃这个药，半个月就基本恢复，恢复到目前程度。"

　　按语：上述丁甘仁、孙思邈及李可的医案表明，小续命汤可以治"内风"，即西医的脑血管意外。目前，该方临床运用治疗脑血管意外，主要担心方中麻黄、桂枝主升散，可能升高血压，不利疾病。如果从另一个方面考虑，血压高可能是血脉有阻滞，需要更高的压力，才能够供血给全身器官，特别是肢体末端，而一般的药达不到末端。小续命汤用的是宣通和温散的方法，可以疏通血脉阻滞，故治疗内风也有较好的效果。但中医强调辨证论治，如属肝阳上亢、肝炎上炎所致的中风，则应平肝潜阳、清泻肝火。

　　2．历节风

　　薛己医案：一妇人自汗盗汗，发热晡热，体倦少食，月经不调，吐痰甚多，二年矣。遍身作痛，天阴风雨益甚。用小续命汤而痛止，用补中益气、加味归脾二汤，三十余剂而愈。（薛己．女科撮要［M］．北京：中国中医药出版社，2015．）

　　按语：本例身痛为气血亏虚、风邪入中经络所致。《圣济总录》云："历节风者，由血气衰弱，为风寒所侵，血气凝涩，不得流通关节，诸筋无以滋养，真邪相搏，所历之节，悉皆疼痛，故为历节风也。痛甚则使人短气汗出，肢节不可屈伸。"此病简称"历节"，以关节肿大、剧烈疼痛、不能屈伸为特点。其病机为气血亏虚、外寒外袭。病机与小续命汤主治证病机相符，故取得较好疗效。

清上蠲痛汤
《寿世保元》

当归（酒洗）一钱，小川芎一钱，白芷一钱，细辛三分，羌活一钱，独活一钱，防风一钱，菊花五分，蔓荆子五分，苍术（米泔浸）一钱，片芩（酒炒）一钱五分，麦门冬一钱，生甘草三分。上锉一剂，生姜煎服。

一、方源考证

本方出自明代龚廷贤的《寿世保元》："论一切头痛主方，不论左右偏正新久，皆效。"

二、组方药物

本方由酒洗当归、小川芎（川芎）、白芷、细辛、羌活、独活、防风、菊花、蔓荆子、苍术、片芩（黄芩）、麦门冬（麦冬）、生甘草、生姜组成。这里主要介绍酒洗当归和片芩。

酒洗当归是临床常用的当归炮制品，即以酒为辅料炮制当归，最早见于唐代《理伤》一书，其中有"酒浸一宿阴干"的记载，后续又发展了酒炒当归、酒蒸当归、酒洗当归等多种炮制品种，但现今沿用的只有酒炒当归。因当归专入血分，酒善通利血脉，故用酒炮制当归可加强当归入血分的作用。另外，酒可"行药势"，用酒加工当归又可加强当归补血活血的作用；酒体滑性利，流动最速，用来加工当归，可促使当归上行头胸，下彻腰足，外至皮肤，内至脏腑，以治诸血分病变。

片芩即取黄芩片喷淋黄酒，拌匀，用文火微炒，取出，晾干。

三、用法与用量

原方剂型为煮散剂。本方现代临床参考剂量如下：当归 15 g，川芎

15 g，白芷 15 g，羌活 15 g，独活 15 g，防风 15 g，苍术 15 g，麦冬 15 g，细辛 5 g，甘草 5 g，菊花 10 g，蔓荆子 15 g，黄芩 6 g，生姜 6 g。水煎服。

四、组方解析

本方具有祛风散寒、除湿通络止痛之功效，主治风寒湿邪上攻所致头痛。原方虽讲"论一切头痛主方，不论左右偏正新久，皆效"，但并不是可以治所有证型的头痛。方中羌活、独活祛风散寒除湿，为君药，羌活祛上半身风寒湿邪，独活祛下半身风寒湿邪，两药相配伍，祛一身上下的风寒湿邪。苍术祛风除湿，白芷祛风散寒，细辛、防风祛风散寒止痛，蔓荆子祛风止痛，川芎活血行气止痛，共为臣药，助君药祛风散寒止痛之力。方中大队辛温药相配，易温燥伤阴。故方中配伍当归滋阴养血，麦冬滋阴清热，菊花、黄芩清热，防辛温药物伤阴，生姜温中和胃，共为佐药。甘草调和诸药，缓急止痛，为使药。诸药合用，共奏祛风散寒、除湿通络止痛之效。

五、临床运用

本方主治风寒湿邪上攻所致偏正头痛，以头痛、恶寒发热、肢体酸痛、脉浮而滑为辨证要点。

（一）临床治疗的常见疾病

顽固性疼痛、三叉神经痛、鼻窦炎等风寒湿邪上攻者。

（二）医案解读与应用

1. 三叉神经痛

笔者曾治患者，男，56 岁，头面疼痛 1 个月。平时喜欢喝啤酒，1 个月前，一次大量饮酒后出现第一次头痛发作，症状时轻时重，3 至 4 天发作一次，后来渐次加重。就诊时症见几乎每天都发作，以早上 7 点左右起床后用冷水洗脸或刷牙引发较多，发作时疼痛部位呈触电或针刺或刀割样疼痛，烧灼感，以右侧鼻腔、眼角外侧、上牙为甚，连及面颊上额。头痛，舌淡、苔白腻，脉浮数。诊断为头痛，属风寒湿上证。治宜祛风散寒，除湿通络止痛。拟清上蠲痛汤加减：当归 10 g，川芎 30 g，白芷 15 g，羌活 15 g，独活 10 g，防风 15 g，苍术 10 g，麦冬 15 g，细辛 3 g，生甘草 6 g，菊花 15 在，蔓荆子 15 g，黄芩 9 g，薄荷 10 g，蜈蚣 1 条，全蝎 10 g。7 剂，水煎服。服药后，症状明显好转。再服 3 周以巩固疗效。

按语：足阳明胃经循行起于鼻翼旁迎香穴，挟鼻上行，左右侧交会于鼻根部，旁行入目内眦，与足太阳经相交，向下沿鼻柱外侧，入上齿中，还出，挟口两旁，环绕嘴唇，在颏唇沟处左右相交，退回沿下颌骨后下缘到大处，沿下颌角上行过耳前，经过上关穴，沿发际，至额前。患者平时喜欢喝啤酒，啤酒多湿，脾喜燥而恶湿，脾阳受阻，易感风寒。风寒湿循经上犯阳明胃经，经气不利，不通则痛，故出现阳明胃经循行部位的疼痛。选用清上蠲痛汤治疗，祛风除湿通络止痛，方证相应，故取得较好疗效。方中加蜈蚣、全蝎是为增强其通络止痛之效。

2．慢性鼻窦炎

笔者曾治患者，女，35 岁，鼻塞、流涕多 1 周。患有有慢性鼻窦炎 3 年余，每次受寒后加重，曾在当地寻求中西药治疗，效果不显。1 周前，外出受寒后，鼻塞，流涕多，时黏时稀，不闻香臭，鼻中酸痛，眉棱骨痛，伴恶寒，头部困重，语言声重，舌淡苔白腻，脉浮紧。诊断为风寒湿邪上犯清阳。治宜祛风散寒，除湿通窍止痛。处方清上蠲痛汤加减：当归 15 g，川芎 30 g，白芷 15 g，羌活 15 g，独活 10 g，防风 15 g，苍术 10 g，麦冬 15 g，细辛 3 g，生甘草 6 g，菊花 15 g，蔓荆子 15 g，黄芩 9 g，荆芥 15 g，法半夏 9 g，石菖蒲 10 g。服 1 周后，症状明显好转。再服 2 周以巩固疗效。

按语：本例为风寒湿外袭所致。肺开窍于鼻，外合皮毛。风寒袭表，肺气失于宣降，不能通调水道，水湿内停，阻于鼻窍，故出现鼻窦炎症状。治宜疏散风寒，祛湿宣窍。因风寒较重，加荆芥；痰湿较重，加法半夏、石菖蒲。均取得较好疗效。

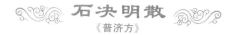

石决明散
《普济方》

石决明、羌活（去芦头）、草决明、菊花各一两，甘草（炙，锉）半两，右为散，每服二钱，水一盏，煎至六分，和滓，食后、临卧温服。

一、方源考证

本方出自明代朱橚的《普济方》："石决明散，治风毒气攻入头系眼昏暗，及头目不利。"朱橚是明太祖朱元璋第五子，作为明室宗藩，其政治生涯跌宕起伏，尽管在政治上始终没有大的建树，但在中医药学方面却做出了重要贡献。在医家滕硕、长史刘醇的配合下，朱橚从明洪武二十三年（1390 年）开始编纂我国古代最大的一部方书《普济方》，于明永乐四年（1406 年）成书。该书对明代以前的医方进行了全面的搜罗、系统的整理，几乎收录了成书前所有存世方书的内容，除当时所能见到的各家方书外，还收录了其他文史类著作，以及佛教、道教等各类书籍中的相关记载。全书168 卷，收方 61739 首，总字数近 1000 万，插图 239 幅，在中医方剂史上占有非常重要的地位。

二、组方药物

本方由石决明、羌活、草决明（决明子）、菊花、炙甘草组成。这里主要介绍石决明。

石决明为鲍科动物杂色鲍、皱纹盘鲍、羊鲍、澳洲鲍、耳鲍或白鲍的贝壳。决明子，别名草决明，为豆科植物钝叶决明或决明（小决明）的干燥成熟种子。这两味药物分别为动物药和草本药，差距很大，为什么名字会有些相似呢？这主要与它们的功效有关系。"决明"的含义：决，从水，疏通排泄之意；明，明亮之意；决明即疏通排泄污浊之物使其明亮之意。石决明味咸，性寒，归肝经，具有平肝潜阳、清肝明目之功效。决明子味甘、苦、咸，性微寒，归肝、大肠经，具有清热明目、润肠通便之功效。两者均可清肝明目，用于头痛眩晕、目赤翳障、视物昏花、青盲雀目。

三、用法与用量

原方剂型为煮散剂，即先将药物打成粉，再用水煎。本方现代临床多用汤剂，参考剂量如下：石决明、羌活、决明子、菊花各 30 g，炙甘草 15 g。水煎服。

四、组方解析

本方具有疏散风热、清肝明目之功效，主治肝经风热上扰证。方中石决明平肝清热，明目去翳，为君药。决明子清肝明目，润肠通便；菊花散风清热，平肝明目。共为臣药。羌活疏风散邪，为佐药。炙甘草清热解毒，调和诸药，兼佐使药。诸药共奏疏散风热、清肝明目之效。

五、临床运用

本方主治肝经风热上扰证，以目赤涩痛、脉弦数为辨证要点。

（一）临床治疗的常见疾病

青光眼、角膜炎等眼科疾病，以及血管神经性头痛等属肝经风热上扰者。

（二）医案解读与应用

1. 青光眼睫状体炎综合征

笔者曾治患者，女，45 岁，左眼反复胀痛、虹视 2 年。患者在当地医院检查，诊断为青睫综合征。采用可的松滴眼液配合口服乙酰唑胺片，有一定效果。但由于患者近期经常熬夜，病情反复，发作次数愈来愈频。1 周再次又发作，用原来药后，自觉心跳加快，失眠，左眼胀痛症状无明显好转，故前来就诊。就诊时见左眼反复胀痛，舌红，苔薄黄，脉弦细略数。诊断为肝经风热上扰证。拟石决明散加减：石决明 30 g，决明子 20 g，青葙子 15 g，赤芍 15 g，荆芥 10 g，栀子 15 g，麦冬 20 g，木贼 15 g，麻黄 5 g，蝉蜕 10 g，防风 15 g，钩藤 15 g，玄参 15 g。7 剂，水煎服。服药后，症状有所缓解，服药期间，大便次数增多，每日 2 ～ 3 次。原方中去栀子，加菊花、蒲公英，再服 21 剂，症状全部消失。停药观察 3 个多月后，患者因熬夜工作，左眼又感微胀及轻度虹视。重服上方 7 剂后，上述症状迅速消失。

按语：肝体阴而用阳，患者经常熬夜，肝阴耗损，肝阳化热上扰，故出现失眠、眼胀痛、舌红、苔薄黄、脉弦细略数等症状。治宜疏肝泻热明目。拟石决明散加减，方中加钩藤、荆芥、防风、麻黄以加强疏风、息风之效，加玄参、麦冬以加强滋阴清热之效。

2. 角膜炎

笔者曾治患者，男，38 岁，右眼红痛 1 周。就诊时症见右眼红痛伴头痛畏光，流泪，异物感，口苦咽干，大便秘结，小便黄赤，舌质红苔黄，脉弦数。西医诊断为左眼树枝状角膜炎。中医诊断为肝胆实火上炎证。拟石决明散加减：石决明 30 g，决明子 30 g，青葙子 15 g，栀子 10 g，大黄 5 g（后下），荆芥 10 g，防风 10 g，木贼 15 g，谷精草 20 g，麦冬 30 g。7 剂，水煎服。服药后眼诸症缓解。二诊时上方去大黄，连服 14 剂后，头、眼疼痛症状消失。

按语：肝开窍于目，肝经风热上扰，故出现眼红、头痛。口苦咽干、大便秘结、小便黄赤是肝经热盛的表现，以石决明散清肝泻火明目。热结于内，以泻代清，故加大黄、栀子通利二便，使邪有出路。热胜伤阴，故加麦冬滋阴。诸药合用，共奏清肝泻火明目之效。

3. 目劄

笔者曾治患者，男，15 岁，两目频频眨动、皱鼻、歪嘴、耸肩 1 个月。患者曾在多家医院眼科就诊，均诊为不良习惯。家长多次诱导，未见改善。就诊时自诉眼干痒，口鼻干燥难受。检查：视力正常，结膜轻度充血，余无阳性发现；时时揉眼、耸鼻、歪嘴、扭脖；舌质红，脉弦数。诊为目劄。拟石决明散加减：石决明 20 g，决明子 20 g，木贼 15 g，僵蚕 10 g，炒山楂 15 g，栀子 10 g，羌活 5 g，荆芥 5 g，麦冬 15 g，蒺藜 10 g，蝉蜕 6 g，防风 6 g，甘草 6 g，炒谷芽 15 g。连服 14 剂，症状显著改善，后以四君子汤调理 2 个月，症状完全消失。

按语：明代著名眼科医家傅仁宇在《审视瑶函》指出："目劄者，肝有风也。"本例患者感邪后见动火和动风之状，因而在治疗中以石决明散主治。因其风邪较甚，佐以僵蚕、蒺藜、蝉蜕、防风息风解痉、祛风止痒；患者脾胃较弱，加炒谷芽、炒山楂健脾和胃。方证相应，故取得较好疗效。

三甲复脉汤
《温病条辨》

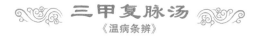

炙甘草六钱，干地黄六钱，生白芍六钱，麦冬（不去心）五钱，阿胶三钱，麻仁三钱，生牡蛎五钱，生鳖甲八钱，生龟板一两。水八杯，煮取八分三杯，分三次服。

一、方源考证

本方出自清代吴瑭的《温病条辨》：①"下焦温病，热深厥甚，脉细促，心中憺憺大动，甚则心中痛者，三甲复脉汤主之。"②"燥久伤及肝肾之阴，上盛下虚，昼凉夜热，或干咳，或不咳，甚则痉厥者，三甲复脉汤主之。"

二、组方药物

本方由炙甘草、干地黄（生地黄）、生白芍、麦冬、生牡蛎、阿胶、麻仁（火麻仁）、生鳖甲、生龟板（龟甲）组成。

该方化裁于张仲景的炙甘草汤，是将原方去人参、桂枝、生姜、大枣，加生白芍，改生地黄为干地黄，为加减复脉汤；因加生牡蛎、生龟甲、生鳖甲三种甲壳类药，故命名为"三甲复脉汤"。其中，龟甲和鳖甲相似，应注意区别。

龟甲为龟科动物乌龟的背甲及腹甲。捕捉后杀死，剥取背甲及腹甲，除去残肉，称为"血板"。或用沸水烫死，剥取背甲及腹甲，除去残肉，晒干者，称为"烫板"。味咸、甘，性微寒，归肝、肾、心经，具有滋阴潜阳、益肾强骨、养血补心、固经止崩之功效。

鳖甲为鳖科动物鳖的背甲，别名团鱼盖、脚鱼壳、上甲。味咸，性微寒，归肝、肾经，具有滋阴潜阳、退热除蒸、软坚散结之功效。

三、用法与用量

原方剂型为汤剂。本方现代临床参考剂量如下：炙甘草 18 g，生地黄 18 g，生白芍 18 g，麦冬 15 g，阿胶 9 g，火麻仁 9 g，生牡蛎 15 g，生鳖甲 24 g，生龟甲 30 g。水煎服。

四、组方解析

本方具有滋阴复脉、潜阳息风之功效，主治温病后期阴虚动风证。方以大剂甘润滋阴的药物为主，补益肝肾之阴，同时，加入"三甲"滋阴潜阳，使阴能制阳，水能济火。吴鞠通说："在仲景当日，治伤于寒者之结代，自有取于参、桂、姜、枣，复脉中之阳；今治伤于温者之阳亢阴竭，不得再补其阳也。用古法而不拘用古方，医者之化裁也。"温病后期，邪热停留在下焦，但是热势较轻，肝肾阴血损伤较重。肝阴虚，筋脉失养，筋膜拘急，出现痉厥、抽搐等。肝经上连心包经，心主神明，心主血脉出现异常，临床可出现心中憺憺大动，甚则心中痛，即心悸怔忡等。

方中阿胶滋阴养液，善于息内风，为君药。生地黄、白芍、麦冬滋阴柔肝，为臣药。生龟甲、生牡蛎、生鳖甲滋阴潜阳，善于镇痉厥，共为佐药。炙甘草补心气以复脉，与白芍配伍，酸甘化阴，以增强滋阴息风之力；火麻仁养阴润燥。共为使药。诸药合用，共奏滋阴复脉、潜阳息风之效。

五、临床运用

本方主治肝肾阴虚、虚风内动证，以头晕、心悸、肢体抽搐或瘛疭、舌红绛、少苔或无苔、脉弦细或结代为辨证要点。

（一）临床治疗的常见疾病

以眩晕、抽搐为主症的疾病，如原发性高血压、神经性眩晕、癫痫、小脑病变综合征、帕金森综合征，以及肢体抽搐、低血钙手足搐搦等。

（二）医案解读与应用

1. 高血压

笔者曾治患者，男，58 岁，阵发性眩晕 1 周。患者有 5 年高血压病史，长期口服硝苯地平控释片治疗，血压控制尚可，在 140/80 mmHg 左右。近 1 周，因工作过度劳累，出现阵发性眩晕，伴耳鸣，胸闷，心悸不安，失眠多梦，夜间偶有双下肢肌肉痉挛、抽搐。就诊时症见眩晕，伴耳鸣，胸闷，舌红少苔，脉沉弦。血压 160/95 mmHg。诊断为眩晕，属肝肾阴虚、虚风内动证，予以三甲复脉汤治疗。拟方如下：龟甲 30 g（先煎），牡蛎 30 g（先煎），鳖甲 30 g（先煎），生地黄 30 g，麦冬 20 g，白芍 15 g，火麻仁 15 g，阿胶 10 g（烊化），茯神 15 g，天麻 10 g，炙甘草 12 g。服 7 剂后，眩晕减轻，失眠好转，血压下降，为 150/92 mmHg。继服 14 剂，头晕耳鸣等症状消失，血压进一步降低，为 138/86 mmHg。

按语：本例患者症状比较典型，表现为眩晕，伴双下肢肌肉痉挛，心悸，舌红少苔，脉沉弦，可诊为肝肾阴虚、虚风内动证。因患者眩晕较重，方中加息风止眩晕的天麻；失眠多梦，加宁心安神的茯神。方证相应，故取得较好疗效。

2. 风湿性心脏病

刘渡舟医案：患者女，43 岁，有风湿性心脏病史 5 年，近日来头目眩晕，肢体颤动，站立不稳，心悸不宁，神乱少寐，舌红少苔，脉沉取弦细，举之则大而无力。处以炙甘草 12 g，党参 12 g，桂枝 6 g，大枣 7 枚，生地黄 30 g，麦冬 18 g，白芍 18 g，火麻仁 18 g，阿胶 10 g，龟板 18 g，鳖甲 18 g，牡蛎 30 g。服药 1 剂则能安卧，肢颤止，眩晕减轻，能自行步走。但有纳谷不香而脘闷，方中加米醋一大盅，又服 3 剂而症消。（王庆国. 刘渡舟医论医话 100 则［M］. 北京：人民卫生出版社，2013.）

按语：本案脉象按之弦细，举之则大而无力。结合其病史，可知其人素来心阳之气亦虚，因而病机就变得更为复杂。如果单纯用益阴方法，则有碍于阳气的流畅，故在方中加党参、桂枝、大枣等甘温之品，一方面扶助心阳之气，另一方面还有活泼气机、阴阳并调之妙。

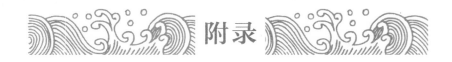

附录

古代经典名方目录（第一批）

编号	方名	原文			剂型
		出处	处方	制法及用法	
1	桃核承气汤	《伤寒论》（汉·张仲景）：太阳病不解，热结膀胱，其人如狂，血自下，下者愈。其外不解者，尚未可攻，当先解其外；外解已，但少腹急结者，乃可攻之，宜桃核承气汤	桃仁（去皮尖）五十个，大黄四两，桂枝（去皮）二两，甘草（炙）二两，芒硝二两	上五味，以水七升，煮取二升半，去滓，内芒硝，更上火，微沸下火，先食温服五合，日三服	汤剂
2	旋覆代赭汤	《伤寒论》（汉·张仲景）：伤寒发汗，若吐若下，解后，心下痞鞕，噫气不除者，属旋覆代赭石汤	旋覆花三两，人参二两，生姜五两，代赭一两，甘草（炙）三两，半夏（洗）半升，大枣（擘）十二枚	上七味，以水一斗，煮取六升，去滓，再煎取三升，温服一升，日三服	汤剂

续表

编号	方名	原 文			剂型
		出处	处方	制法及用法	
3	竹叶石膏汤	《伤寒论》（汉·张仲景）：伤寒解后，虚羸少气，气逆欲吐，竹叶石膏汤主之	竹叶二把，石膏一斤，半夏（洗）半升，麦门冬（去心）一升，人参二两，甘草（炙）二两，粳米半斤	上七味，以水一斗，煮取六升，去滓，内粳米，煮米熟，汤成去米，温服一升，日三服	汤剂
4	麻黄汤	《伤寒论》（汉·张仲景）：①太阳病，头痛发热，身疼腰痛，骨节疼痛，恶风无汗而喘者，麻黄汤主之。②太阳病，脉浮紧，无汗，发热，身疼痛，八九日不解，表证仍在，此当复发汗。服汤已，微除，其人发烦目瞑，剧者必衄，衄乃解。所以然者，阳气重故也，宜麻黄汤。③脉浮而紧，浮则为风，紧则为寒，风则伤卫，寒则伤荣，荣卫俱病，骨节烦疼，可发其汗，宜麻黄汤	麻黄（去节）三两，桂枝（去皮）二两，甘草（炙）一两，杏仁（去皮尖）七十个	上四味，以水九升，先煮麻黄，减二升，去上沫，内诸药，煮取二升半，去滓，温服八合，覆取微似汗，不须啜粥，余如桂枝法将息	汤剂
5	吴茱萸汤	《伤寒论》（汉·张仲景）：①食谷欲呕，属阳明也，吴茱萸汤主之。②干呕，吐涎沫，头痛者，吴茱萸汤主之	吴茱萸（洗）一升，人参三两，生姜（切）六两，大枣（擘）十二枚	上四味，以水七升，煮取二升，去滓，温服七合，日三服	汤剂

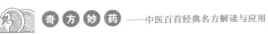

续表

编号	方名	原　　文			剂型
		出处	处方	制法及用法	
6	芍药甘草汤	《伤寒论》(汉·张仲景):伤寒脉浮,自汗出,小便数,心烦,微恶寒,脚挛急。……若厥愈足温者,更作芍药甘草汤与之,其脚即伸	白芍药、甘草(炙)各四两	上二味,以水三升,煮取一升五合,去滓,分温再服	汤剂
7	半夏泻心汤	《伤寒论》(汉·张仲景):若心下满而鞭痛者,此为结胸也,大陷胸汤主之。但满而不痛者,此为痞,柴胡不中与之,宜半夏泻心汤	半夏(洗)半升,黄芩、干姜、人参、甘草(炙)各三两,黄连一两,大枣(擘)十二枚	上七味,以水一斗,煮取六升,去滓,再煎取三升,温服一升,日三服	汤剂
8	真武汤	《伤寒论》(汉·张仲景):①太阳病发汗,汗出不解,其人仍发热,心下悸,头眩,身瞤动,振振欲擗地者,真武汤主之。②少阴病,二三日不已,至四五日,腹痛,小便不利,四肢沉重疼痛,自下利者,此为有水气,其人或咳,或小便利,或下利,或呕者,真武汤主之	茯苓、芍药、生姜(切)各三两,白术二两,附子(炮,去皮,破八片)一枚	上五味,以水八升,煮取三升,去滓,温服七合,日三服	汤剂
9	猪苓汤	《伤寒论》(汉·张仲景):①若脉浮发热,渴欲饮水,小便不利者,猪苓汤主之。②少阴病,下利六七日,咳而呕渴,心烦不得眠者,猪苓汤主之	猪苓(去皮)、茯苓、泽泻、阿胶、滑石(碎)各一两	上五味,以水四升,先煮四味,取二升,去滓,内阿胶烊消,温服七合,日三服	汤剂

续表

编号	方名	原 文			剂型
		出处	处方	制法及用法	
10	小承气汤	《伤寒论》（汉·张仲景）：①阳明病脉迟，虽汗出不恶寒者，其身必重，短气，腹满而喘，有潮热者，此外欲解，可攻里也。手足濈然而汗出者，此大便已鞕也，大承气汤主之。若汗多，微发热恶寒者，外未解也，其热不潮，未可与承气汤。若腹大满不通者，可与小承气汤，微和胃气，勿令至大泄下。②下利谵语者，有燥屎也，宜小承气汤。③若不大便六七日，恐有燥屎，欲知之法，少与小承气汤，汤入腹中，转矢气者，此有燥屎也，乃可攻之。若不转矢气者，此但初头鞕，后必溏，不可攻之，攻之必胀满，不能食也，欲饮水者，与水则哕。其后发热者，大便必复鞕而少也，以小承气汤和之。不转矢气者，慎不可攻也	大黄（酒洗）四两，厚朴（炙，去皮）二两，枳实（大者，炙）三枚	上三味，以水四升，煮取一升二合，去滓，分温二服。初服汤当更衣，不尔者，尽饮之，若更衣者，勿服之	汤剂

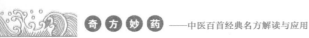

续表

编号	方名	原文			剂型
		出处	处方	制法及用法	
11	甘草泻心汤	《伤寒论》（汉·张仲景）：伤寒中风，医反下之，其人下利日数十行，谷不化，腹中雷鸣，心下痞鞭而满，干呕心烦不得安，医见心下痞，谓病不尽，复下之，其痞益甚，此非结热，但以胃中虚，客气上逆，故使鞭也，属甘草泻心汤	甘草（炙）四两，黄芩三两，干姜三两，大枣（擘）十二枚，半夏（洗）半升，黄连一两	上六味，以水一斗，煮取六升，去滓，再煎取三升，温服一升，日三服	汤剂
12	黄连汤	《伤寒论》（汉·张仲景）：伤寒胸中有热，胃中有邪气，腹中痛，欲呕吐者，黄连汤主之	黄连三两，甘草（炙）三两，干姜三两，桂枝（去皮）三两，人参二两，半夏（洗）半升，大枣（擘）十二枚	上七味，以水一斗，煮取六升，去滓，温服，昼三服夜二服	汤剂
13	当归四逆汤	《伤寒论》（汉·张仲景）：①手足厥寒，脉细欲绝者，当归四逆汤主之。②下利脉大者，虚也，以强下之故也。设脉浮革，因尔肠鸣者，属当归四逆汤	当归三两，桂枝（去皮）三两，芍药三两，细辛三两，甘草（炙）二两，通草二两，大枣（擘）二十五枚	上七味，以水八升，煮取三升，去滓，温服一升，日三服	汤剂
14	附子汤	《伤寒论》（汉·张仲景）：少阴病，得之一二日，口中和，其背恶寒者，当灸之，附子汤主之	附子（炮，去皮，破八片）二枚，茯苓三两，人参二两，白术四两，芍药三两	上五味，以水八升，煮取三升，去滓，温服一升，日三服	汤剂

续表

编号	方名	原文			剂型
		出处	处方	制法及用法	
15	桂枝芍药知母汤	《金匮要略》（汉·张仲景）：诸肢节疼痛，身体魁羸，脚肿如脱，头眩短气，温温欲吐，桂枝芍药知母汤主之	桂枝四两，芍药三两，甘草二两，麻黄二两，生姜五两，白术五两，知母四两，防风四两，附子（炮）二两	上九味，以水七升，煮取二升，温服七合，日三服	汤剂
16	黄芪桂枝五物汤	《金匮要略》（汉·张仲景）：血痹，阴阳俱微，寸口关上微，尺中小紧，外证身体不仁，如风痹状，黄芪桂枝五物汤主之	黄芪三两，芍药三两，桂枝三两，生姜六两，大枣十二枚	上五味，以水六升，煮取二升，温服七合，日三服	汤剂
17	半夏厚朴汤	《金匮要略》（汉·张仲景）：妇人咽中如有炙脔，半夏厚朴汤主之	半夏一升，厚朴三两，茯苓四两，生姜五两，干苏叶二两	上五味，以水七升，煮取四升，分温四服，日三夜一服	汤剂
18	瓜蒌薤白半夏汤	《金匮要略》（汉·张仲景）：胸痹不得卧，心痛彻背者，瓜蒌薤白半夏汤主之	瓜蒌实一枚，薤白三两，半夏半斤，白酒一斗	上四味，同煮，取四升，温服一升，日三服	汤剂
19	苓桂术甘汤	《金匮要略》（汉·张仲景）：①心下有痰饮，胸胁支满，目眩，苓桂术甘汤主之。②夫短气有微饮，当从小便去之，苓桂术甘汤主之	茯苓四两，桂枝、白术各三两，甘草二两	上四味，以水六升，煮取三升，分温三服	汤剂
20	泽泻汤	《金匮要略》（汉·张仲景）：心下有支饮，其人苦冒眩，泽泻汤主之	泽泻五两，白术二两	上二味，以水二升，煮取一升，分温再服	汤剂

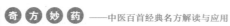
续表

编号	方名	原　文			剂型
		出处	处方	制法及用法	
21	百合地黄汤	《金匮要略》（汉·张仲景）：百合病，不经吐、下、发汗，病形如初者，百合地黄汤主之	百合（擘）七枚，生地黄汁一升	上以水洗百合，渍一宿，当白沫出，去其水，更以泉水二升，煎取一升，去滓，内地黄汁，煎取一升五合，分温再服。中病，勿更服，大便当如漆	汤剂
22	枳实薤白桂枝汤	《金匮要略》（汉·张仲景）：胸痹心中痞，留气结在胸，胸满，胁下逆抢心，枳实薤白桂枝汤主之	枳实四枚，厚朴四两，薤白半斤，桂枝一两，瓜蒌实（捣）一枚	上五味，以水五升，先煮枳实、厚朴，取二升，去滓，内诸药，煮数沸，分温三服	汤剂
23	大建中汤	《金匮要略》（汉·张仲景）：心胸中大寒痛，呕不能饮食，腹中寒，上冲皮起，出见有头足，上下痛而不可触近，大建中汤主之	蜀椒（去汗）二合，干姜四两，人参二两	上三味，以水四升，煮取二升，去滓，内胶饴一升，微火煮取一升半，分温再服；如一炊顷，可饮粥二升，后更服。当一日食糜，温覆之	汤剂
24	橘皮竹茹汤	《金匮要略》（汉·张仲景）：哕逆者，橘皮竹茹汤主之	橘皮二升，竹茹二升，大枣三十枚，生姜半斤，甘草五两，人参一两	上六味，以水一斗，煮取三升，温服一升，日三服	汤剂

续表

| 编号 | 方名 | 原　文 | | | 剂型 |
		出处	处方	制法及用法	
25	麦门冬汤	《金匮要略》（汉·张仲景）：大逆上气，咽喉不利，止逆下气者，麦门冬汤主之	麦门冬七升，半夏一升，人参二两，甘草二两，粳米三合，大枣十二枚	上六味，以水一斗二升，煮取六升，温服一升，日三夜一服	汤剂
26	甘姜苓术汤	《金匮要略》（汉·张仲景）：肾著之病，其人身体重，腰中冷，如坐水中，形如水状，反不渴，小便自利，饮食如故，病属下焦。身劳汗出，衣里冷湿，久久得之，腰以下冷痛，腹重如带五千钱，甘姜苓术汤主之	甘草、白术各二两，干姜、茯苓各四两	上四味，以水五升，煮取三升，分温三服	汤剂
27	厚朴七物汤	《金匮要略》（汉·张仲景）：病腹满，发热十日，脉浮而数，饮食如故，厚朴七物汤主之	厚朴半斤，甘草、大黄各三两，大枣十枚，枳实五枚，桂枝二两，生姜五两	上七味，以水一斗，煮取四升，温服八合，日三服	汤剂
28	厚朴麻黄汤	《金匮要略》（汉·张仲景）：咳而脉浮者，厚朴麻黄汤主之	厚朴五两，麻黄四两，石膏如鸡子大，杏仁半升，半夏半升，干姜二两，细辛二两，小麦一升，五味子半升	上九味，以水一斗二升，先煮小麦熟，去滓，内诸药，煮取三升，温服一升，日三服	汤剂

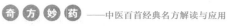

续表

编号	方名	原　文			剂型
		出处	处方	制法及用法	
29	当归建中汤	《千金翼方》（唐·孙思邈）：治产后虚羸不足，腹中疾痛不止，吸吸少气，或若小腹拘急挛痛引腰背，不能饮食产后一月，日得服四五剂为善，令人强壮内补方	当归四两，桂心三两，甘草（炙）二两，芍药六两，生姜三两，大枣（擘）十二枚	右六味，㕮咀，以水一斗，煮取三升，分为三服，一日令尽	汤剂
30	温脾汤	《备急千金要方》（唐·孙思邈）：治下久赤白连年不止，及霍乱，脾胃冷，实不消	大黄四两，人参、甘草、干姜各二两，附子（大者）一枚	右五味，㕮咀，以水八升煮取二升半，分三服。临熟下大黄	汤剂
31	温胆汤	《备急千金要方》（唐·孙思邈）：治大病后，虚烦不得眠，此胆寒故也，宜服温胆汤	半夏、竹茹、枳实各二两，橘皮三两，生姜四两，甘草一两	右六味，㕮咀，以水八升煮取二升，分三服	汤剂
32	小续命汤	《备急千金要方》（唐·孙思邈）：治卒中风欲死，身体缓急，口目不正，舌强不能语，奄奄忽忽，神情闷乱，诸风服之皆验，不令人虚方	麻黄、防己、人参、黄芩、桂心、甘草、芍药、川芎、杏仁各一两，附子一枚，防风一两半，生姜五两	右十二味，㕮咀，以水一斗二升，先煮麻黄三沸，去沫，内诸药，煮取三升。分三服，甚良。不瘥，更合三四剂，必佳	汤剂
33	开心散	《备急千金要方》（唐·孙思邈）：开心散，主好忘方	远志、人参各四分，茯苓二两，菖蒲一两	右四味治下筛，饮服方寸匕，日三	散剂

296

续表

编号	方名	原　　文			剂型
		出处	处方	制法及用法	
34	槐花散	《普济本事方》（宋·许叔微）：治肠风脏毒，槐花散	槐花（炒），柏叶（烂杵焙），荆芥穗，枳壳（去穰细切，麸炒黄）	右修事了，方秤等分，细末，用清米饮调下二钱，空心食前服	散剂
35	竹茹汤	《普济本事方》（宋·许叔微）：治胃热呕吐，竹茹汤	干葛三两，甘草（炙）三分，半夏（姜汁半盏，浆水一升煮耗半）三分	右粗末，每服五钱，水二盏，生姜三片，竹茹一弹大，枣一个，同煎至一盏，去滓温服	煮散
36	辛夷散	《严氏济生方》（宋·严用和）：治肺虚，风寒湿热之气加之，鼻内壅塞，涕出不已，或气息不通，或不闻香臭	辛夷仁、细辛（洗去土、叶）、藁本（去芦）、升麻、川芎、木通（去节）、防风（去芦）、羌活（去芦）、甘草（炙）、白芷各等分	右为细末，每服二钱。食后茶清调服	散剂
37	当归饮子	《严氏济生方》（宋·严用和）：治心血凝滞，内蕴风热，发见皮肤，遍身疮疥，或肿或痒，或脓水浸淫，或发赤疹瘩瘤	当归（去芦）、白芍药、川芎、生地黄（洗）、白蒺藜（炒，去尖）、防风（去芦）、荆芥穗各一两，何首乌、黄芪（去芦）、甘草（炙）各半两	右㕮咀，每服四钱，水一盏半，姜五片，煎至八分，去滓温服。不拘时候	煮散

续表

编号	方名	原文			剂型
		出处	处方	制法及用法	
38	实脾散	《严氏济生方》（宋·严用和）：治阴水，先实脾土	厚朴（去皮，姜制，炒）、白术、木瓜（去瓤）、木香（不见火）、草果仁、大腹子、附子（炮、去皮脐）、白茯苓（去皮）、干姜（炮）各一两，甘草（炙）半两	右㕮咀，每服四钱，水一盏半，生姜五片，枣子一枚，煎至七分，去滓温服，不拘时候	煮散
39	温经汤	《妇人大全良方》（宋·陈自明）：若经道不通，绕脐寒疝痛彻，其脉沉紧。此由寒气客于血室，血凝不行，结积血为气所冲，新血与故血相搏，所以发痛。譬如天寒地冻，水凝成冰。宜温经汤及桂枝桃仁汤、万病丸	当归、川芎、芍药、桂心、牡丹皮、莪术各半两，人参、甘草、牛膝各一两	右㕮咀，每服五钱。水一盏半，煎至八分，去滓温服	煮散
40	泻白散	《小儿药证直诀》（宋·钱乙）：治小儿肺盛，气急喘嗽	地骨皮（洗去土，焙）、桑白皮（细锉炒黄）各一两，甘草（炙）一钱	上锉散，入粳米一撮，水二小盏，煎七分，食前服	煮散

续表

编号	方名	原　文			剂型
		出处	处方	制法及用法	
41	清心莲子饮	《太平惠民和剂局方》（宋·太平惠民和剂局）：治心中蓄积，时常烦躁，因而思虑劳力，忧愁抑郁，是致小便白浊，或有沙膜，夜梦走泄，遗沥涩痛，便赤如血；或因酒色过度，上盛下虚，心火炎上，肺金受克，口舌干燥，渐成消渴，睡卧不安，四肢倦怠，男子五淋，妇人带下赤白；及病后气不收敛，阳浮于外，五心烦热。药性温平，不冷不热，常服清心养神，秘精补虚，滋润肠胃，调顺血气	黄芩、麦门冬（去心）、地骨皮、车前子、甘草（炙）各半两，石莲肉（去心）、白茯苓、黄芪（蜜炙）、人参各七钱半	右剉散。每三钱，麦门冬十粒，水一盏半，煎取八分，去滓，水中沉冷，空心，食前服	煮散
42	甘露饮	《太平惠民和剂局方》（宋·太平惠民和剂局）：治丈夫、妇人、小儿胃中客热，牙宣口气，齿龈肿烂，时出脓血，目睑垂重，常欲合闭；或频饥烦，不欲饮食，及赤目肿痛，不任凉药，口舌生疮，咽喉肿痛，疮疹已发、未发，皆可服之。又疗脾胃受湿，瘀热在里，或醉饱房劳，湿热相搏，致生疸病，身面皆黄，肢体微肿，胸满气短，大便不调，小便黄涩，或时身热，并皆治之	枇杷叶（刷去毛）、干熟地黄（去土）、天门冬（去心，焙）、枳壳（去瓤，麸炒）、山茵陈（去梗）、生干地黄、麦门冬（去心，焙）、石斛（去芦）、甘草（炙）、黄芩	右等分，为末。每服二钱，水一盏，煎至七分，去滓温服，食后，临卧。小儿一服分两服，仍量岁数加减与之	煮散

续表

编号	方名	原　文			剂型
		出处	处方	制法及用法	
43	华盖散	《太平惠民和剂局方》（宋·太平惠民和剂局）：治肺感寒邪，咳嗽上气，胸膈烦满，项背拘急，声重鼻塞，头昏目眩，痰气不利，呀呷有声	紫苏子（炒）、赤茯苓（去皮）、桑白皮（炙）、陈皮（去白）、杏仁（去皮、尖，炒）、麻黄（去根、节）各一两，甘草（炙）半两	右七味为末。每服二钱，水一盏，煎至七分，去滓，食后温服	煮散
44	三痹汤	《妇人大全良方》（宋·陈自明）：治血气凝滞，手足拘挛，风痹，气痹等疾皆疗	川续断、杜仲（去皮，切，姜汁炒）、防风、桂心、细辛、人参、茯苓、当归、白芍药、甘草各一两，秦艽、生地黄、川芎、川独活各半两，黄芪、川牛膝各一两	右㕮咀为末，每服五钱。水二盏，姜三片，枣一枚，煎至一盏，去滓热服，无时候，但腹稍空服	煮散
45	升阳益胃汤	《脾胃论》（金·李东垣）：脾胃之虚，怠惰嗜卧，四肢不收，时值秋燥令行，湿热少退，体重节痛，口苦舌干，食无味，大便不调，小便频数，不嗜食，食不消。兼见肺病，洒淅恶寒，惨惨不乐，面色恶而不和，乃阳气不伸故也。当升阳益胃，名之曰升阳益胃汤	黄芪二两，半夏（汤洗）、人参（去芦）、甘草（炙）各一两，防风、白芍药、羌活、独活各五钱，橘皮（连穰）四钱，茯苓、泽泻、柴胡、白术各三钱，黄连二钱	上㕮咀，每服三钱，生姜五片，枣二枚，去核，水三盏，同煎至一盏，去渣，温服，早饭、午饭之间服之，禁忌如前。其药渐加至五钱止	煮散

续表

编号	方名	原 文			剂型
		出处	处方	制法及用法	
46	清胃散	《兰室秘藏》（金·李东垣）：治因服补胃热药，致使上下牙疼痛不可忍，牵引头脑，满面发热，大痛。足阳明之别络入脑，喜寒恶热，乃是手足阳明经中热盛而作也。其齿喜冷恶热	当归身、择细黄连、生地黄（酒制）各三分，牡丹皮五分，升麻一钱	上为细末，都作一服，水一盏半，煎至一盏，去滓，带冷服之	煮散
47	当归六黄汤	《兰室秘藏》（金·李东垣）：治盗汗之圣药也	当归、生地黄、熟地黄、黄柏、黄芩、黄连各等分，黄芪加一倍	上为粗末，每服五钱，水二盏，煎至一盏，食前服。小儿减半服之	煮散
48	圣愈汤	《兰室秘藏》（金·李东垣）：治诸恶疮，血出多而心烦不安，不得睡眠，亡血故也，以此药主之	生地黄、熟地黄、川芎、人参各三分，当归身、黄芪各五分	上㕮咀，如麻豆大，都作一服。水二大盏，煎至一盏，去滓，稍热无时服	煮散
49	乌药汤	《兰室秘藏》（金·李东垣）：治妇人血海疼痛	当归、甘草、木香各五钱，乌药一两，香附子（炒）二两	上㕮咀，每服五钱，水二大盏，去滓，温服，食前	煮散
50	羌活胜湿汤	《内外伤辨惑论》（金·李东垣）：肩背痛不可回顾者，此手太阳气郁而不行，以风药散之。脊痛项强，腰似折，项似拔，此足太阳经不通行，以羌活胜湿汤主之	羌活、独活各一钱，藁本、防风、甘草（炙）、川芎各五分，蔓荆子三分	上㕮咀，都作一服，水二盏，煎至一盏，去渣，大温服，空心食前	煮散

续表

编号	方名	原　文			剂型
		出处	处方	制法及用法	
51	当归补血汤	《内外伤辨惑论》（金·李东垣）：治肌热，燥热，困渴引饮，目赤面红，昼夜不息。其脉洪大而虚，重按全无	黄芪一两，当归（酒洗）二钱	上件㕮咀，都作一服。水二盏，煎至一盏，去渣，温服，空心食前	煮散
52	厚朴温中汤	《内外伤辨惑论》（金·李东垣）：治脾胃虚寒，心腹胀满，及秋冬客寒犯胃，时作疼痛	厚朴（姜制）、橘皮（去白）各一两，甘草（炙）、草豆蔻仁、茯苓（去皮）、木香各五钱，干姜七分	上为粗散，每服五钱匕。水二盏，生姜三片，煎至一盏，去渣，温服，食前。忌一切冷物	煮散
53	地黄饮子	《黄帝素问宣明论方》（金·刘完素）：暗痱证，主肾虚。内夺而厥，舌暗不能言，二足废不为用。肾脉虚弱，其气厥不至，舌不仁。经云：暗痱，足不履用，音声不出者。地黄饮子主之，治暗痱，肾虚弱厥逆，语声不出，足废不用	熟干地黄、巴戟（去心）、山茱萸、石斛、肉苁蓉（酒浸，焙）、附子（炮）、五味子、官桂、白茯苓、麦门冬（去心）、菖蒲、远志（去心）各等分	右为末，每服三钱，水一盏半，生姜五片，枣一枚，薄荷，同煎至八分，不计时候	煮散

续表

编号	方名	原　　文			剂型
		出处	处方	制法及用法	
54	大秦艽汤	《素问病机气宜保命集》（金·刘完素）：中风，外无六经之形证，内无便溺之阻格，知血弱不能养筋，故手足不能运动，舌强不能言语，宜养血而筋自荣，大秦艽汤主之	秦艽三两，甘草二两，川芎二两，当归二两，白芍药二两，细辛半两，川羌活、防风、黄芩各一两，石膏二两，吴白芷一两，白术一两，生地黄一两，熟地黄一两，白茯苓一两，川独活二两	右十六味，剉，每服一两，水煎，去渣，温服，无时	煮散
55	三化汤	《素问病机气宜保命集》（金·刘完素）：中风外有六经之形证，先以加减续命汤，随证治之，内有便溺之阻格，复以三化汤主之	厚朴、大黄、枳实、羌活各等分	右剉如麻豆大，每服三两，水三升，煎至一升半，终日服之。以微利为度，无时	汤剂
56	清金化痰汤	《医学统旨》（明·叶文龄）：清金化痰汤，因火者，咽喉干痛，面赤，鼻出热气，其痰嗽而难出，色黄且浓，或带血丝，或出腥臭	黄芩、山栀各一钱半，桔梗二钱，麦门冬（去心）、桑皮、贝母、知母、瓜蒌仁（炒）、橘红、茯苓各一钱，甘草四分	水二盅，煎八分，食后服	汤剂

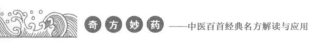

续表

编号	方名	原　文			剂型
		出处	处方	制法及用法	
57	桑白皮汤	《景岳全书》（明·张景岳）：治肺气有余，火炎痰盛作喘	桑白皮、半夏、苏子、杏仁、贝母、山栀、黄芩、黄连各八分	水二盅，姜三片，煎八分，温服	汤剂
58	金水六君煎	《景岳全书》（明·张景岳）：治肺肾虚寒，水泛为痰，或年迈阴虚，血气不足，外受风寒，咳嗽呕恶，多痰喘急等证	当归二钱，熟地三五钱，陈皮一钱半，半夏二钱，茯苓二钱，炙甘草一钱	水二盅，生姜三、五、七片，煎七八分，食远温服	汤剂
59	暖肝煎	《景岳全书》（明·张景岳）：治肝肾阴寒，小腹疼痛，疝气等证	当归二三钱，枸杞三钱，茯苓二钱，小茴香二钱，肉桂一二钱，乌药二钱，沉香一钱或木香亦可	水一盅半，加生姜三五片，煎七分，食远温服	汤剂
60	玉女煎	《景岳全书》（明·张景岳）：治水亏火盛，六脉浮洪滑大，少阴不足，阳明有余，烦热干渴，头痛牙疼，失血等证。若大便溏泄者，乃非所宜	生石膏三五钱，熟地三五钱或一两，麦冬二钱，知母、牛膝各一钱半	水一盅半，煎七分，温服或冷服	汤剂
61	保阴煎	《景岳全书》（明·张景岳）：治男妇带浊遗淋，色赤带血，脉滑多热，便血不止，及血崩血淋，或经期太早，凡一切阴虚内热动血等证	生地、熟地、芍药各二钱，山药、川续断、黄芩、黄柏各一钱半，生甘草一钱	水二盅，煎七分。食远温服	汤剂

续表

编号	方名	原　文			剂型
		出处	处方	制法及用法	
62	化肝煎	《景岳全书》（明·张景岳）：治怒气伤肝，因而气逆动火，致为烦热胁痛，胀满动血等证	青皮、陈皮各二钱，芍药二钱，丹皮、栀子（炒）、泽泻各一钱半，土贝母二三钱	水一盅半，煎七八分。食远温服	汤剂
63	济川煎	《景岳全书》（明·张景岳）：凡病涉虚损，而大便闭结不通，则硝、黄攻击等剂必不可用，若势有不得不通者，宜此主之	当归三五钱，牛膝二钱，肉苁蓉（酒洗去咸）二三钱，泽泻一钱半，升麻五分、七分或一钱，枳壳一钱	水一盅半，煎七八分，食前服	汤剂
64	固阴煎	《景岳全书》（明·张景岳）：治阴虚滑泄，带浊淋遗，及经水因虚不固等证。此方专主肝肾	人参随宜，熟地三五钱，山药（炒）二钱，山茱萸一钱半，远志（炒）七分，炙甘草一二钱，五味子十四粒，菟丝子（炒香）二三钱	水二盅，煎七分，食远温服	汤剂
65	托里消毒散	《外科正宗》（明·陈实功）：治痈疽已成不得内消者，宜服此药以托之，未成者可消，已成者即溃，腐肉易去，新肉易生，此时不可用内消泄气、寒凉等药致伤脾胃为要	人参、川芎、白芍、黄芪、当归、白术、茯苓、金银花各一钱，白芷、甘草、皂角针、桔梗各五分	水二盅，煎八分，食远服	汤剂

续表

编号	方名	原 文			剂型
		出处	处方	制法及用法	
66	清上蠲痛汤	《寿世保元》（明·龚廷贤）：论一切头痛主方，不论左右偏正新久，皆效	当归（酒洗）一钱，小川芎一钱，白芷一钱，细辛三分，羌活一钱，独活一钱，防风一钱，菊花五分，蔓荆子五分，苍术（米泔浸）一钱，片芩（酒炒）一钱五分，麦门冬一钱，生甘草三分	上锉一剂，生姜煎服	煮散
67	清肺汤	《万病回春》（明·龚廷贤）：治一切咳嗽，上焦痰盛	黄芩（去朽心）一钱半，桔梗（去芦）、茯苓（去皮）、陈皮（去白）、贝母（去心）、桑白皮各一钱，当归、天门冬（去心）、山栀、杏仁（去皮尖）、麦门冬（去心）各七分，五味子七粒，甘草三分	上锉，生姜、枣子煎，食后服	煮散

续表

编号	方名	原　文			剂型
		出处	处方	制法及用法	
68	养胃汤	《证治准绳》（明·王肯堂）：治外感风寒，内伤生冷，憎寒壮热，头目昏疼，不问风寒二证，夹食停痰，俱能治之，但感风邪，以微汗为好	半夏（汤洗七次）、厚朴（去粗皮，姜汁炒）、苍术（米泔浸一宿，洗切，炒）各一两，橘红七钱半，藿香叶（洗去土）、草果（去皮膜）、茯苓（去黑皮）、人参（去芦）各半两，炙甘草二钱半	右㕮咀，每服四钱，水一盏半，姜七片，乌梅一个，煎六分，热服	煮散
69	清骨散	《证治准绳》（明·王肯堂）：专退骨蒸劳热	银柴胡一钱五分，胡黄连、秦艽、鳖甲（醋炙）、地骨皮、青蒿、知母各一钱，甘草五分	水二盅，煎八分，食远服	汤剂
70	石决明散	《普济方》（明·朱橚）：石决明散，治风毒气攻入头系眼昏暗，及头目不利	石决明、羌活（去芦头）、草决明、菊花各一两，甘草（炙，剉）半两	右为散，每服二钱，以水一盏。煎六分，和滓，食后、临卧温服	煮散
71	保元汤	《简明医彀》（明·孙志宏）：治元气虚弱，精神倦怠，肌肉柔慢，饮食少进，面青㿠白，睡卧宁静，……及有杂证，皆属虚弱，宜服	人参一钱，黄芪二钱，甘草五分，肉桂二分	右加生姜一片，水煎服	汤剂

续表

编号	方名	原文			剂型
		出处	处方	制法及用法	
72	达原饮	《瘟疫论》（明·吴又可）：瘟疫初起先憎寒而后发热，日后但热而无憎寒也，初起二三日，其脉不浮不沉而数，昼夜发热，日晡益甚，头疼身痛，其时邪在伏脊之前，肠胃之后。虽有头疼身痛，此邪热浮越于经，不可认为伤寒表证，辄用麻黄、桂枝之类强发其汗。此邪不在经，汗之徒伤表气，热亦不减。又不可下，此邪不在里，下之徒伤胃气，其渴愈甚。宜达原饮	槟榔二钱，厚朴一钱，草果仁五分，知母一钱，芍药一钱，黄芩一钱，甘草五分	右用水一盅，煎八分，午后温服	汤剂
73	升陷汤	《医学衷中参西录》（清·张锡纯）：治胸中大气下陷，气短不足以息……	生黄芪六钱，知母三钱，柴胡一钱五分，桔梗一钱五分，升麻一钱	水煎服	汤剂
74	三甲复脉汤	《温病条辨》（清·吴瑭）：①下焦温病，热深厥甚，脉细促，心中憺憺大动，甚则心中痛者，三甲复脉汤主之。②燥久伤及肝肾之阴，上盛下虚，昼凉夜热，或干咳，或不咳，甚则痉厥者，三甲复脉汤主之	炙甘草六钱，干地黄六钱，生白芍六钱，麦冬（不去心）五钱，阿胶三钱，麻仁三钱，生牡蛎五钱，生鳖甲八钱，生龟板一两	水八杯，煮取八分三杯，分三次服	汤剂

续表

编号	方名	原　文			剂型
		出处	处方	制法及用法	
75	沙参麦冬汤	《温病条辨》（清·吴瑭）：燥伤肺胃阴分，或热或咳者，沙参麦冬汤主之	沙参三钱，玉竹二钱，生甘草一钱，冬桑叶一钱五分，麦冬三钱，生扁豆一钱五分，花粉一钱五分	水五杯，煮取二杯，日再服	汤剂
76	新加香薷饮	《温病条辨》（清·吴瑭）：手太阴暑温，如上条证，但汗不出者，新加香薷饮主之	香薷二钱，银花三钱，鲜扁豆花三钱，厚朴二钱，连翘二钱	水五杯，煮取二杯，先服一杯，得汗止后服，不汗再服，服尽不汗，再作服	汤剂
77	桑杏汤	《温病条辨》（清·吴瑭）：秋感燥气，右脉数大，伤手太阴气分者，桑杏汤主之	桑叶一钱，杏仁一钱五分，沙参二钱，象贝一钱，香豉一钱，栀皮一钱，梨皮一钱	水二杯，煮取一杯，顿服之，重者再作服	汤剂
78	益胃汤	《温病条辨》（清·吴瑭）：阳明温病，下后汗出，当复其阴，益胃汤主之	沙参三钱，麦冬五钱，冰糖一钱，细生地五钱，玉竹（炒香）一钱五分	水五杯，煮取二杯，分二次服，渣再煮一杯服	汤剂

续表

编号	方名	原文			剂型
		出处	处方	制法及用法	
79	蠲痹汤	《医学心悟》（清·程国彭）：通治风、寒、湿三气，合而成痹	羌活、独活各一钱，桂心五分，秦艽一钱，当归三钱，川芎七分，甘草（炙）五分，海风藤二钱，桑枝三钱，乳香、木香各八分	水煎服	汤剂
80	二冬汤	《医学心悟》（清·程国彭）：治上消者，宜润其肺，兼清其胃，二冬汤主之	天冬（去心）二钱，麦冬（去心）三钱，花粉一钱，黄芩一钱，知母一钱，甘草五分，人参五分，荷叶一钱	水煎服	汤剂
81	半夏白术天麻汤	《医学心悟》（清·程国彭）：眩，谓眼黑；晕者，头旋也。……有湿痰壅遏者，书云，头旋眼花，非天麻、半夏不除是也，半夏白术天麻汤主之	半夏一钱五分，天麻、茯苓、橘红各一钱，白术三钱，甘草五分	生姜一片，大枣二枚，水煎服	汤剂

续表

编号	方名	原 文			剂型
		出处	处方	制法及用法	
82	藿朴夏苓汤	《医原》（清·石寿棠）：湿之化气，为阴中之阳，氤氲浊腻，故兼证最多，变迁最幻，愈期最缓。其见证也，面色混浊如油腻，口气浊腻不知味，或生甜水，舌苔白腻，膜原邪重则舌苔满布，厚如积粉，板贴不松，脉息模糊不清，或沉细似伏，断续不匀，神多沉困嗜睡。斯时也，邪在气分，即当分别湿多热多	杜藿香二钱，真川朴一钱，姜半夏钱半，赤苓三钱，光杏仁三钱，生薏仁四钱，白蔻末六分，猪苓钱半，淡香豉三钱，建泽泻钱半	选用丝通草三钱，或五钱煎汤代水，煎上药服	汤剂
83	丁香柿蒂散	《伤寒瘟疫条辨》（清·杨栗山）：治久病呃逆，因下寒者	丁香、柿蒂各二钱，人参一钱，生姜三钱	水煎温服	汤剂
84	一贯煎	《医方絜度》（清·钱敏捷）：一贯煎（柳州）主肝血衰少，脘痛，胁疼	北沙参、麦冬、当归各一钱五分，枸杞、生地各三钱，川楝子二钱	水煎服	汤剂
85	易黄汤	《傅青主女科》（清·傅山）：妇人有带下而色黄者，宛如黄茶浓汁，其气腥秽，所谓黄带也。……法宜补任脉之虚，而清肾火之炎，则庶几矣。方用易黄汤	山药（炒）一两，芡实（炒）一两，黄柏（盐水炒）二钱，车前子（酒炒）一钱，白果（碎）十枚	水煎服	汤剂

续表

编号	方名	原　文			剂型
		出处	处方	制法及用法	
86	宣郁通经汤	《傅青主女科》（清·傅山）：妇人有经前腹疼数日，而后经水行者，其经来多是紫黑块，人以为寒极而然也，谁知是热极而火不化乎！……治法似宜大泄肝中之火，然泄肝之火，而不解肝之郁，则热之标可去，而热之本未除也，其何能益！方用宣郁通经汤	白芍（酒炒）五钱，当归（酒洗）五钱，丹皮五钱，山栀子（炒）三钱，白芥子（炒研）二钱，柴胡一钱，香附（酒炒）一钱，川郁金（醋炒）一钱，黄芩（酒炒）一钱，生甘草一钱	水煎服	汤剂
87	完带汤	《傅青主女科》（清·傅山）：妇人有终年累月下流白物，如涕如唾，不能禁止，甚则臭秽者，所谓白带也。……治法宜大补脾胃之气，稍佐以舒肝之品，使风木不闭塞于地中，则地气自升腾于天上，脾气健而湿气消，自无白带之患矣。方用完带汤	白术（土炒）一两，山药（炒）一两，人参二钱，白芍（酒炒）五钱，车前子（酒炒）三钱，苍术（制）三钱，甘草一钱，陈皮五分，黑芥穗五分，柴胡六分	水煎服	汤剂

续表

编号	方名	原文			剂型
		出处	处方	制法及用法	
88	清经散	《傅青主女科》（清·傅山）：妇人有先期经来者，其经甚多，人以为血热之极也，谁知是肾中水火太旺乎。……治之法但少清其热，不必泄其水也。方用清经散	丹皮三钱，地骨皮五钱，白芍（酒炒）三钱，大熟地（九蒸）三钱，青蒿二钱，白茯苓一钱，黄柏（盐水浸，炒）五分	水煎服	汤剂
89	清肝止淋汤	《傅青主女科》（清·傅山）：妇人有带下而色红者，似血非血，淋漓不断，所谓赤带也。……治法须清肝火而扶脾气，则庶几可愈。方用清肝止淋汤	白芍（醋炒）一两，当归（酒洗）一两，生地（酒炒）五钱，阿胶（白面炒）三钱，粉丹皮三钱，黄柏二钱，牛膝二钱，香附（酒炒）一钱，红枣十个，小黑豆一两	水煎服	汤剂
90	两地汤	《傅青主女科》（清·傅山）：又有先期经来只一、二点者，人以为血热之极也，谁知肾中火旺而阴水亏乎。……治之法不必泄火，只专补水，水既足而火自消矣，亦既济之道也。方用两地汤	大生地（酒炒）一两，元参一两，白芍药（酒炒）五钱，麦冬肉五钱，地骨皮三钱，阿胶三钱	水煎服	汤剂

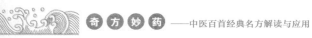

奇方妙药——中医百首经典名方解读与应用

续表

编号	方名	原文			剂型
		出处	处方	制法及用法	
91	四妙勇安汤	《验方新编》（清·鲍相璈）：此症生手、足各指，或生指头，或生指节、指缝。初生或白色痛极，或如粟米起一黄泡。其皮或如煮熟红枣黑色不退，久则溃烂，节节脱落，延至手足背腐烂黑陷痛不可忍。……宜用顶大甘草，研极细末，用香麻油调敷。……再用金银花、元参各三两，当归二两，甘草一两，水煎服	金银花、元参各三两，当归二两，甘草一两	水煎服	汤剂
92	身痛逐瘀汤	《医林改错》（清·王清任）：凡肩痛、臂痛、腰痛、腿痛，或周身疼痛，总名曰痹症。明知受风寒，用温热发散药不愈；明知有湿热，用利湿降火药无功。久而肌肉消瘦，议论阴亏，随用滋阴药又不效。至此便云：病在皮脉，易于为功；病在筋骨，实难见效。因不思风寒湿热入皮肤，何处作痛。入于气管，痛必流走；入于血管，痛不移处。如论虚弱，是因病而致虚，非因虚而致病。……古方颇多，如古方治之不效，用身痛逐瘀汤	秦艽一钱，川芎二钱，桃仁三钱，红花三钱，甘草二钱，羌活一钱，没药二钱，当归三钱，灵脂（炒）二钱，香附一钱，牛膝三钱，地龙（去土）二钱	水煎服	汤剂

314

续表

编号	方名	原　文			剂型
		出处	处方	制法及用法	
93	除湿胃苓汤	《医宗金鉴》（清·吴谦）：此证俗名蛇串疮，有干湿不同，红黄之异，皆如累累珠形。……湿者色黄白，水疱大小不等，作烂流水，较干者多疼，此属脾肺二经湿热，治宜除湿胃苓汤	苍术（炒）、厚朴（姜炒）、陈皮、猪苓、泽泻、赤茯苓、白术（土炒）、滑石、防风、山栀子（生研）、木通各一钱，肉桂、甘草（生）各三分	水二盅，灯心五十寸，煎八分，食前服	汤剂
94	枇杷清肺饮	《医宗金鉴》（清·吴谦）：此证由肺经血热而成。每发于面鼻，起碎疙瘩，形如黍屑，色赤肿痛，破出白粉汁，日久皆成白屑，形如黍米白屑。宜内服枇杷清肺饮	人参三分，枇杷叶二钱（刷去毛，蜜炙），甘草（生）三分，黄连一钱，桑白皮（鲜者佳）二钱，黄柏一钱	水一盅半，煎七分，食远服	汤剂
95	黄连膏	《医宗金鉴》（清·吴谦）：此证生于鼻窍内，初觉干燥疼痛，状如粟粒，甚则鼻外色红微肿，痛似火灸。由肺经壅热，上攻鼻窍，聚而不散，致成此疮。内宜黄芩汤清之，外用油纸捻粘辰砂定痛散，送入鼻孔内。若干燥者，黄连膏抹之立效	黄连三钱，当归尾五钱，生地一两，黄柏三钱，姜黄三钱	香油十二两，将药炸枯，捞去渣；下黄蜡四两溶化尽，用夏布将油滤净，倾入瓷碗内，以柳枝不时搅之，候凝为度	膏剂

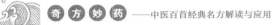

续表

编号	方名	原文			剂型
		出处	处方	制法及用法	
96	五味消毒饮	《医宗金鉴》（清·吴谦）：夫疔疮者，乃火证也。……初起俱宜服蟾酥丸汗之；毒势不尽，憎寒壮热仍作者，宜服五味消毒饮汗之	金银花三钱，野菊花、蒲公英、紫花地丁、紫背天葵子各一钱二分	水二盅，煎八分，加无灰酒半钟，再滚二三沸时，热服。渣，如法再煎服，被盖出汗为度	汤剂
97	桃红四物汤	《妇科冰鉴》（清·柴得华）：血多有块，色紫稠粘者，有瘀停也，桃红四物汤随其流以逐之	生地（酒洗）三钱，当归（酒洗）四钱，白芍钱（酒炒）五分，川芎一钱，桃仁（去皮尖研泥）十四粒，红花（酒洗）一钱	水煎温服	汤剂
98	散偏汤	《辨证录》（清·陈士铎）：人有患半边头风者，或痛在右，或痛在左，大约痛于左者为多，百药治之罔效，人不知其故。此病得之郁气不宣，又加风邪袭之于少阳之经，遂致半边头痛也。其病有时重有时轻，大约遇顺境则痛轻，遇逆境则痛重，遇拂抑之事而更加之风寒之天，则大痛而不能出户。痛至岁久，则眼必缩小，十年之后，必至坏目，而不可救药矣。治法急宜解其肝胆之郁气。虽风入于少阳之胆，似乎解郁宜解其胆，然而胆与肝为表里，治胆者必须治肝。况郁气先伤肝而后伤胆，肝舒而胆亦舒也。方用散偏汤	白芍五钱，川芎一两，郁李仁一钱，柴胡一钱，白芥子三钱，香附二钱，甘草一钱，白芷五分	水煎服	汤剂

316

续表

编号	方名	原　文			剂型
		出处	处方	制法及用法	
99	清燥救肺汤	《医门法律》（清·喻嘉言）：治诸气膹郁，诸痿喘呕	桑叶（去枝梗）三钱，石膏（煅）二钱五分，甘草一钱，人参七分，胡麻仁（炒，研）一钱，真阿胶八分，麦门冬（去心）一钱二分，杏仁（炮，去皮尖，炒黄）七分，枇杷叶（刷去毛，蜜涂炙黄）一片	水一碗，煎六分，频频二三次滚热服	汤剂
100	凉血地黄汤	《外科大成》（清·祁坤）：治痔肿痛出血	归尾一钱五分，生地二钱，赤芍一钱，黄连（炒）二钱，枳壳一钱，黄芩（炒黑）一钱，槐角（炒黑）三钱，地榆（炒黑）二钱，荆芥（炒黑）一钱，升麻五分，天花粉八分，甘草五分	右一剂。加生侧柏二钱，用水二大盅，煎一盅，空心服三四剂，则痛止肿消，更外兼熏洗	汤剂